AF649539

Misteln – Kraftvolle Krebsheiler aus der Natur

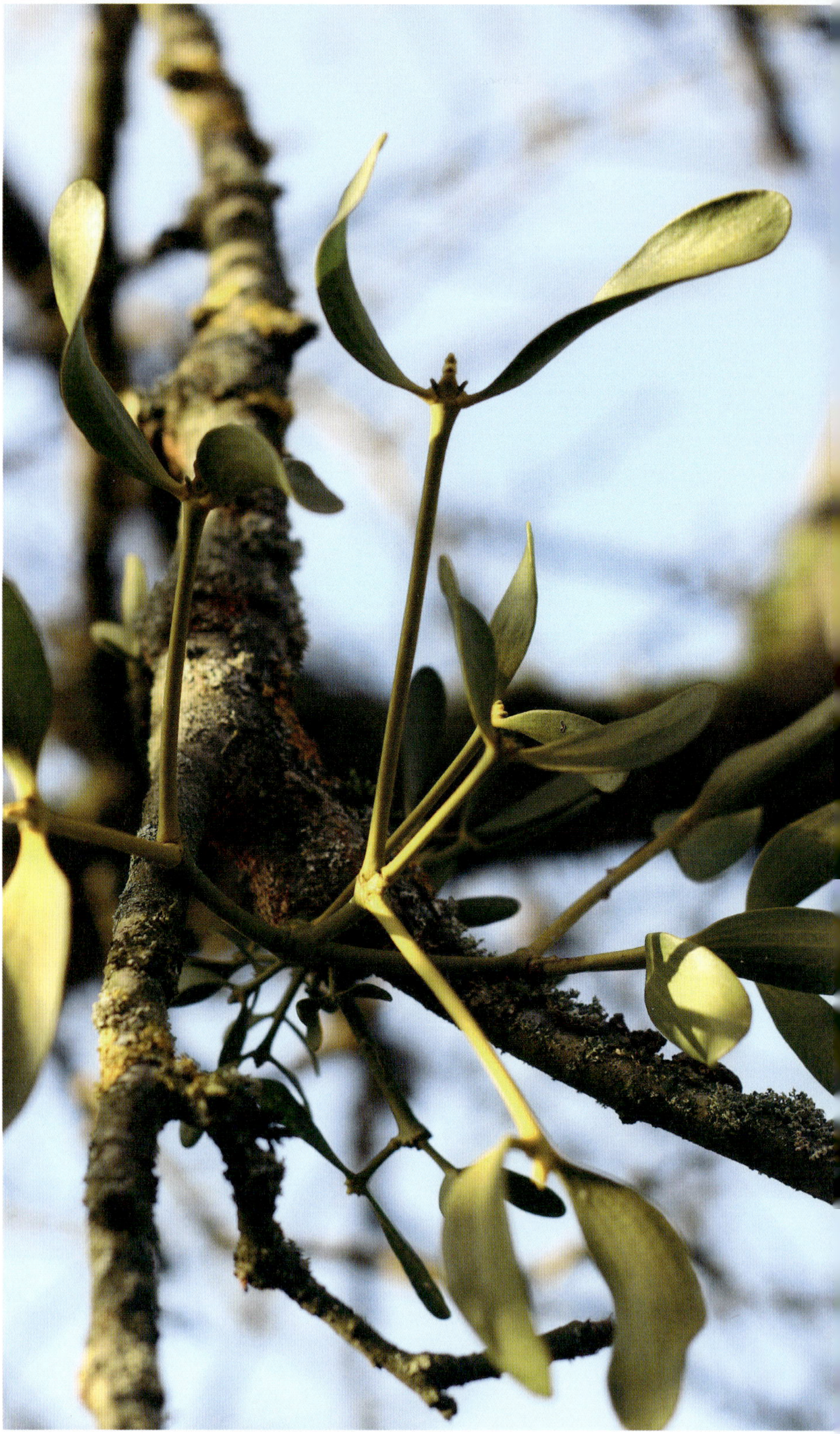

Johannes Wilkens
Gert Böhm

Misteln

Kraftvolle Krebsheiler aus der Natur

Vorbeugen, lindern, heilen

at VERLAG

Inhalt

Wir widmen dieses Buch der Stiftung Integrative Medizin und der Karl und Veronica Carstens-Stiftung – mit der Hoffnung, dass durch die Förderung dieser beiden Stiftungen weltweit zahlreiche Forschungsprojekte, besonders im Hinblick auf die Mistel, angestoßen werden und unser Buch dazu einen kleinen Beitrag leisten kann.

Dr. Johannes Wilkens und Gert Böhm

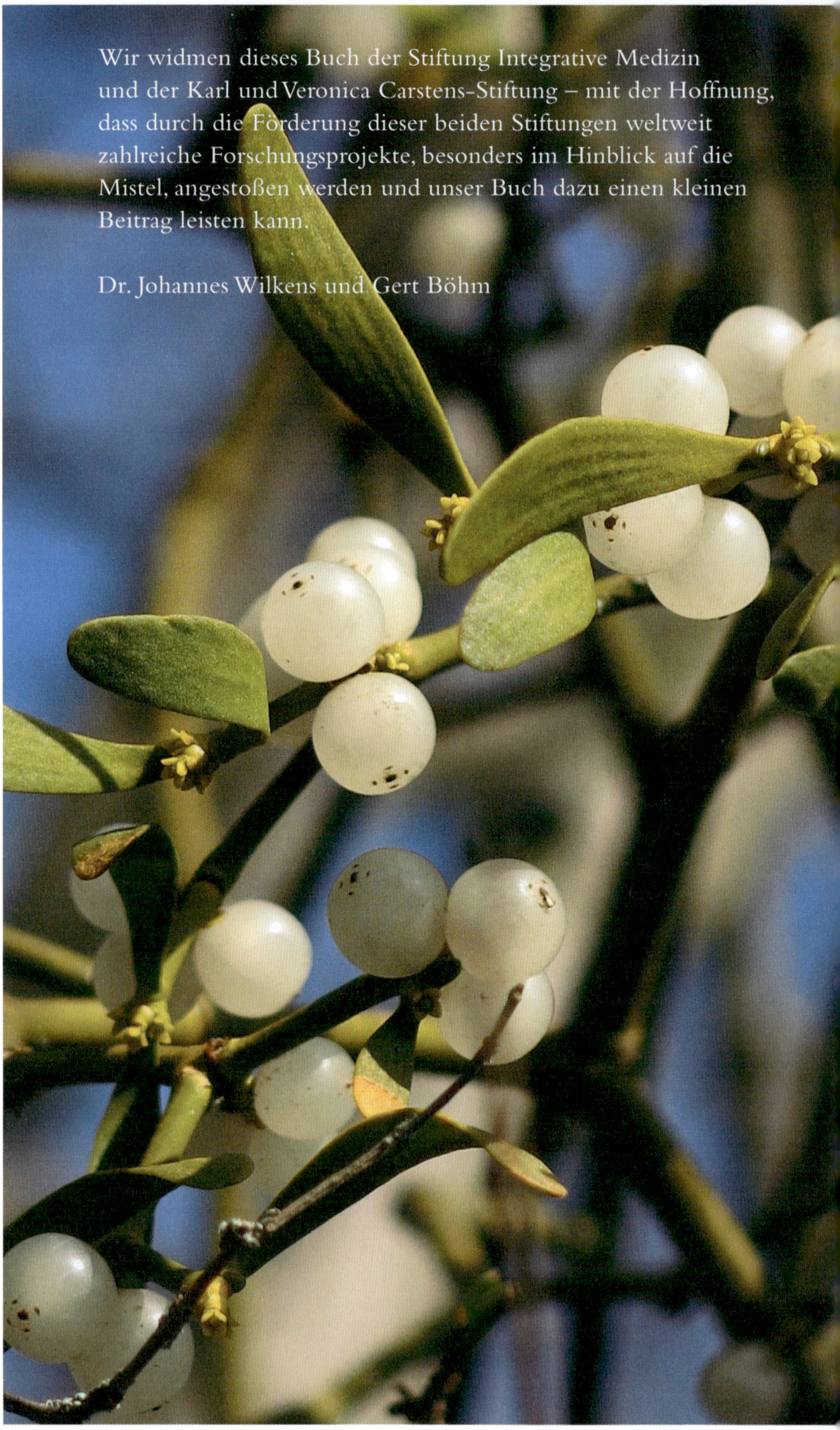

Vorwort

Neue Wege in der Krebstherapie sind nicht nur für die betroffenen Patienten wünschenswert, sondern auch zur Kostendämpfung im Gesundheitswesen dringend erforderlich. Deshalb arbeiten weltweit Forscher und Ärzte in den Labors fieberhaft an neuen, besseren Behandlungsverfahren. Doch der erhoffte Sieg über den Krebs allein durch schulmedizinische Methoden ist nicht sehr wahrscheinlich – zumindest gibt es derzeit keine Hinweise auf einen solchen Erfolg. Die Bevölkerungsentwicklung macht dieses Problem zusätzlich brisant. Denn die wachsende Zahl alter Menschen führt zwangsläufig auch zu immer mehr Krebserkrankungen, weil diese Krankheit meistens erst jenseits des sechzigsten Lebensjahres ausbricht.

Die Gefahr, an Krebs zu erkranken, wird von vielen Menschen zu wenig ernst genommen. Denn so sehr die Ursachen noch im Dunkeln liegen – die meisten Risikofaktoren, die das Entstehen von Karzinomen begünstigen, sind längst bekannt: Rauchen erzeugt Lungenkrebs, zu viel Sonne – direkt vom Himmel oder auf der Liegebank im Sonnenstudio – zerstört die Haut, ein Übermaß an Alkohol führt zu Leberkarzinomen, der falsche Essrhythmus und ungesunde Nahrungsmittel schaden dem Magen-Darm-Trakt, Stress und ein aus den Fugen geratener Lebensrhythmus hetzen den Menschen und schwächen seine Abwehrkräfte. Wenn dann noch im Erbgut beziehungsweise in der Generationenfolge eine Disposition für Krebs besteht, wächst das Risiko, dass die Krankheit tatsächlich ausbricht.

Merkwürdigerweise kennen die meisten Menschen diese Gefahren und ignorieren sie dennoch. Dabei könnten viele Krebsleiden durch eine bewusste Vorbeugung vermieden werden. Doch der Blick auf zig Millionen, die sich von Fertiggerichten, Chips und Süßigkeiten, von Fast Food voller Geschmacksverstärker und Aromastoffe ernähren, der Blick auf Zigarettenraucher und auf ein nachwachsendes Heer unsportlicher, dickleibiger Kinder ist ernüchternd – zu viele Menschen sind nicht bereit, die Vorbeugung gegen den Krebs ernsthaft in ihr Leben zu integrieren.

Eine vernünftige Lebensweise, die gleichermaßen dem Leib, der Seele und dem Geist guttut, wäre die wohl wirkungsvollste Maßnahme, um den Krebs langfristig einzudämmen. Eine zweite Möglichkeit ist die Früherkennung. Regelmäßige Vorsorgeuntersuchungen haben bereits Millionen Frauen und Männern das Leben gerettet, weil die Karzinome in einem sehr frühen Stadium entdeckt wurden. Die Heilungschancen sind dann besonders hoch. Neben der Prophylaxe und der Früherkennung liegt gegenwärtig auch große Hoffnung in einer Entwicklung, die viele Forscher und Ärzte allerdings immer noch kategorisch ablehnen: die Zusammenführung von altem und neuem Heilwissen.

Erfreulicherweise scheint jedoch ein Umdenken zu beginnen. Das »Deutsche Ärzteblatt« veröffentlichte 2015, illustriert mit einer Mistelfotografie, einen umfangreichen Fachartikel, in dem die sechs Autoren – allesamt renommierte deutsche Mediziner – feststellten, dass die »Akzeptanz komplementärer Methoden sehr groß ist«. Bei einer Umfrage in von der Deutschen Krebsgesellschaft zertifizierten onkologischen Zentren waren über 90 Prozent der Mitarbeiter der Meinung, dass die komplementäre und alternative Medizin (KAM) für die psychische Gesundheit der Patienten sehr wichtig sei. Und zwei Drittel der Mitglieder der Deutschen Gesellschaft für Palliativmedizin sagten bei einer Umfrage, dass sie die komplementäre Medizin »voll akzeptieren«. In dem Fachbeitrag der Ärztezeitschrift hieß es auch: »Zunehmend entdecken Klinikverwaltungen, dass mit einem zusätzlichen (ob komplementären oder alternativen) Angebot Wettbewerbsvorteile auf einem immer enger werdenden Markt entstehen.« Am Ende des Artikels forderten die Autoren »ein qualitätsgesichertes, auf die Onkologie zugeschnittenes Weiterbildungsprogramm«, das engagierten Ärzten und Pflegekräften die Möglichkeiten der komplementären Medizin frei von Vorurteilen aufzeigt. Das sind erfreuliche Perspektiven.

Vielleicht erwächst aus der Bündelung von reichem Erfahrungswissen mit den Erfolgen der konventionellen und komplementären Medizin sogar die stärkste Kraft gegen die Krebserkrankung. Die Misteltherapie ist dafür schon heute eine wegweisende Methode: Sie wird in der modernen Krebstherapie bereits in zwei von drei Fällen als ergänzende Behandlung eingesetzt – und diese Kombination von schulmedizinischem Know-how und anthroposophischen Erkenntnissen wirkt sich für die Patienten segensreich aus. In diesem Buch gehen wir ausführlich auf die Erfolge der Misteltherapie ein – bis hin zu der These, dass sich diese Methode sogar für prophylaktische »Impfungen« gegen Krebs eignet.

Verfasst wurde dieses Buch von einem Autorenduo: Dr. Johannes Wilkens studierte zunächst Theologie, unter anderem bei Professor Hans Küng in Tübingen, danach Humanmedizin in Erlangen. Er arbeitet heute als ärztlicher Leiter der geriatrischen Rehabilitationsklinik Alexander-von-Humboldt-Klinik in Bad Steben und in seiner der Klinik angeschlossenen Privatpraxis. Dr. Wilkens ist für die im engeren Sinne medizinische Seite des Themas verantwortlich. Er bekam für seine wegweisenden Forschungen im Bereich der Komplementärmedizin höchste Auszeichnungen. Als anthroposophisch und homöopathisch arbeitender Spezialist hat er die von Rudolf Steiner erarbeiteten Grundlagen einer differenzierten und optimierten Misteltherapie weiterentwickelt und bringt in den folgenden Kapiteln viele Erkenntnisse und Beispiele aus seiner langjährigen Forschung und Praxis einem breiteren Publikum zur Kenntnis. Der mit mehreren Kulturpreisen ausgezeichnete Journalist und Buchautor Gert Böhm setzt sich seit Jahrzehnten intensiv mit ganzheitlich orientierten Lebensweisen auseinander – vor allem mit den spirituellen Zusammenhängen von Leib und Seele sowie mit dem Einfluss des Lebensrhythmus auf Krankheiten.

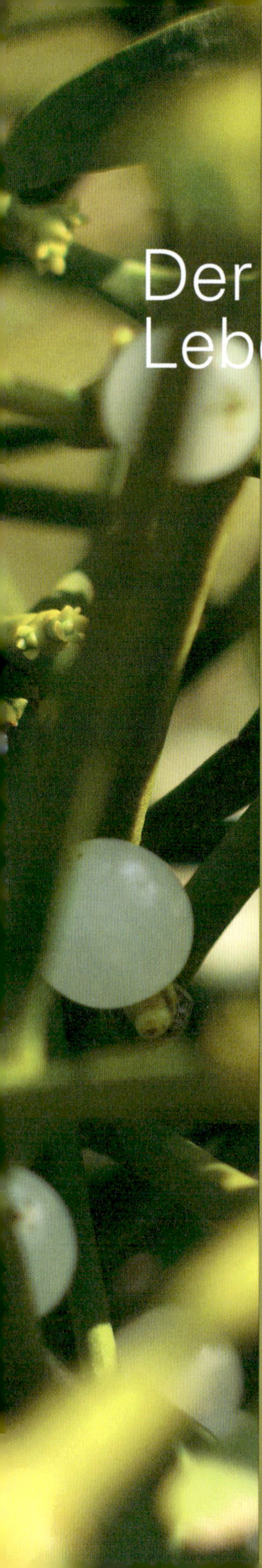

Der verlorene Lebensrhythmus

▶ Jede Epoche hat offensichtlich ihre speziellen Krankheiten. Sie sind die Folge der jeweiligen Verhaltensweisen und Einstellungen der Menschen – von der Ernährung über die Hygiene bis hin zum gelebten Wertesystem und zur Spiritualität. In der Gegenwart sind die »modernen« Menschen übermäßig stark geprägt von materiellem Denken und unentwegtem Tun. Der Mangel an Liebe und Wärme sowie der wachsende Egoismus (ein »soziales Karzinom«) erzeugen körperliche und seelische Krankheiten, die typisch sind für die Veräußerlichung des Lebens: Kalt gewordene, gebrochene Herzen verursachen Infarkte und andere koronare Leiden. Stress, Aggressivität und unser viel zu hohes Lebenstempo verwandeln sich im Körper immer häufiger zu bösartigen Tumoren, in denen entartete Zellen zügellos und ungebremst wuchern.

Unsere modernen Gesellschaften scheinen ein Nährboden für diese »Zivilisationskrankheiten« zu sein, die es in so großer Zahl noch nie gegeben hat. Noch um 1930 erkrankten in den USA lediglich 3 von 100 000 Menschen an einem Lungenkarzinom – heute sind es 80. Im Krebsgeschehen spiegeln sich die Aggressionen und das unbarmherzige, wilde Wachstum des gesellschaftlichen Lebens wider. Vermutlich ist den meisten Menschen das rechte Maß verloren gegangen, der Urrhythmus ihres Lebens ist zerstört. Sie ernähren sich falsch und leben ohne den gesunden Wechsel von Schlafen und Wachsein, von Ruhe und Bewegung, von Spannung und Entspannung, von Arbeit und Pause. Viele übernehmen auch nicht mehr die Verantwortung für ihr eigenes Leben und lassen sich fast nur noch von materiellen Wünschen und Begierden steuern. Diese einseitige Haltung ist gefährlich, weil sie etwas sehr Wichtiges vergisst: dass nämlich im Menschen die Organe mit ihren unterschiedlichen Funktionen, die Zellverbände und die einzelnen Zellen auf schwer durchschaubare, aber wunderbare Weise zueinander in Beziehung stehen. Leib, Seele und Geist sind ein Gesamtkunstwerk des Lebens, in dem alles miteinander verflochten und verwoben ist. Ob kleinste Körperzelle, Gefühle oder das faszinierende Ineinandergreifen einer universalen Ordnung: Alles steht mit allem in Beziehung – der ganze

Mensch ist eingebunden in die großen Zusammenhänge der Schöpfung. Deshalb ist es unklug, wenn man eine Krebserkrankung nur punktuell als Tumor behandelt, statt den Blick auf den ganzen Menschen zu erweitern.

Zu Beginn des 20. Jahrhunderts lag Krebs in der Todesursachen-Statistik noch an siebter Stelle, heute stehen die bösartigen Tumore gemeinsam mit Herz- und Kreislaufkrankheiten an der traurigen Spitze. Wegen der steigenden Lebenserwartung in der westlichen Welt und weil sich die Menschen in der Zukunft vermutlich noch ungesünder ernähren werden als heute, ist sogar zu befürchten, dass die Zahl der Neuerkrankungen weiter drastisch steigt – Fachleute halten in den nächsten zwanzig Jahren eine Zunahme um 50 Prozent für wahrscheinlich. In Deutschland erkranken jedes Jahr rund 500 000 Menschen an Krebs, in der Schweiz und in Österreich jeweils knapp 40 000, vor allem an Karzinomen in Darm, Brust, Lunge und Prostata.

Die Diagnose Krebs schockiert. Sie wird immer noch mit Hoffnungslosigkeit, meist mit Unheilbarkeit in Verbindung gebracht. Doch die aktuellen Zahlen und Statistiken widerlegen diese Befürchtungen. Vor 1980 starben zwei Drittel aller Krebspatienten an ihrer Krankheit, heute kann mehr als die Hälfte auf dauerhafte Heilung hoffen. So schlimm die Diagnose für die Betroffenen in jedem Einzelfall auch sein mag: Krebs ist kein Todesurteil mehr! Das ist erfreulich – und trotzdem unbefriedigend, weil die meisten Menschen von unserer Hochleistungsmedizin mehr erwarten. Pro Jahr 200 000 Krebstote allein in Deutschland – eine Schreckensbilanz! Angesichts der Milliardeninvestitionen in die Forschung und Entwicklung neuer Therapien erscheinen deshalb die Erfolge der Onkologen eher bescheiden. Mit Operationen, Bestrahlungen und den zunehmend umstrittenen Chemotherapien gewinnt zwar die moderne Medizin in vielen Fällen den Kampf gegen den Krebs, aber von einem Durchbruch, gar von der Ausrottung dieser Volksseuche kann keine Rede sein. Hinzu kommt leider, dass die modernen Krebstherapien für die Patienten fast immer mit schlimmen »Nebenwirkungen« einhergehen. Während Chemotherapien und Bestrahlungen gehen die Menschen oft lebendig durch die Hölle: Sie verlieren ihren Appetit und die Haare, sie leiden an Brechreiz, an Durchfall, Verstopfung und Abgeschlagenheit. Ihre Lebensqualität sinkt dramatisch, weil ihr Immunsystem zusammenbricht.

Es sind aber nicht nur die körperlichen Schmerzen, die die Patienten quälen. Krebs ist eben mehr als »nur« ein Tumor. Für die meisten Menschen, bei denen der Arzt ein Karzinom festgestellt hat, bricht sofort eine Welt zusammen. Sie fallen in ein schwarzes Loch und kommen von ihren Gedanken nicht mehr los: Wie weit ist der Krebs in mir schon fortgeschritten? Haben sich bereits Metastasen gebildet – in der Lunge, im Kopf, im Darm? Habe ich überhaupt Chancen auf Heilung? Wie lange werde ich noch leben?

In den ersten Tagen nach der Diagnose, in denen der betroffene Mensch unter Schock steht, muss er bereits entscheiden, ob er der vom Arzt empfohlenen Behandlungsmethode zustimmt. Aber was bleibt ihm auch anderes übrig, als diesen Rat des Schulmediziners anzunehmen?

Damit beginnt für den Patienten häufig ein Leidensweg, der auch eine Stigmatisierung seines Lebens mit sich bringt. Ein Mann, eine Frau, die während der Chemo- oder Strahlentherapie abmagern und die Haare verlieren, leiden unter diesem Stigma oft mehr als unter den körperlichen Schmerzen. Meistens verändert sich auch noch von einem Tag auf den anderen das Verhältnis zu Freunden, Bekannten und Arbeitskollegen, weil diese unsicher werden und nicht wissen, wie sie mit der neuen Situation umgehen sollen: Muss man beim Zusammentreffen das Thema Krebs möglichst vermeiden oder ist es besser, offen darüber zu sprechen? Soll man mit dem Betroffenen vom Tod reden, von Schmerzen – oder das Gespräch lieber auf harmlose Themen lenken? So ist es kein Wunder, dass alte Bekannte und Freunde sich zurückziehen aus Angst, in der Begegnung mit dem Krebskranken falsch zu reagieren. Für den Betroffenen führt dieses Ausweichen leider zu einer Isolation, in der sich die jetzt dringend notwendigen Selbstheilungskräfte nur schwer entfalten können. Es beginnt ein Teufelskreis, in dem der Patient in einem ständigen Stimmungswechsel zwischen Hoch und Tief nicht selten seine berechtigte Hoffnung auf Heilung verliert.

Ein Blick zurück

Alle früheren Seuchen entstanden, weil Bakterien und Viren von außen in den menschlichen Körper einfielen und ihn zerstörten. Mit prophylaktischen Impfungen konnten die Ärzte gezielt gegen virale Infektionen vorgehen und den Ausbruch der tödlichen Krankheiten verhindern. Bei Krebs jedoch dringt der feindliche Erreger nicht von außen in den Körper ein, sondern entsteht im Inneren des Menschen und schwächt sein Immunsystem. Falsche Ernährung, zu wenig Bewegung, Stress in der Arbeit und im Privatleben und nicht verarbeitete Verlusterlebnisse verwandeln sich offenbar auf noch unbekannte Weise im Menschen zu einer hochexplosiven Mischung, die die Zellen verändert und zu Schädigungen und Entartungen führt.

Ein Blick in die Medizingeschichte zeigt: Die großen Seuchen der Menschheit wie Pocken, Pest, Lepra, Cholera, Typhus, Ruhr, Tuberkulose, Kinderlähmung, Syphilis und so weiter konnten durch hygienische Maßnahmen und Impfungen beherrscht, meist sogar ausgerottet werden. So stellt sich in einer Zeit höchstentwickelter Medizin- und Apparatetechnik sogar die Frage: Warum soll es nicht möglich sein, den Krebs durch Impfungen zu besiegen?

Auch mit diesem Thema beschäftigen wir uns im vorliegenden Buch. Dabei kann vor allem das Erfahrungswissen von der Heilkraft der Mistel das Tor zu einer neuartigen Krebsbehandlung öffnen. Diese »Zauberpflanze« weist derzeit den wohl hoffnungsvollsten Pfad zur Zähmung der Krebsleiden. In der Schulmedizin werden Mistelpräparate als ergänzende Therapie bereits sehr erfolgreich gegen Karzinome eingesetzt – und die gegenwärtig entwickelte und teilweise schon eingesetzte Mistelimpfung könnte vielleicht schon bald auf breiter Grundlage den Ausbruch der Volksseuche Krebs eindämmen. Wir werden sehen, dass sich die Mistel als »Impfung« schon in den Vorstadien der Krebserkrankung sehr gut einsetzen lässt. Oft werden dann Patienten frühzeitig aktiver und ändern unter dem Einfluss der Mistel ihre ungesunde Lebensweise.

In der Vergangenheit wurde aus den Forschungslabors immer wieder gemeldet, dass die Entwicklung eines Impfstoffs gegen Krebs unmittelbar vor dem Abschluss stände. Leider haben sich diese Hoffnungen bisher nicht erfüllt. Das mag auch daran liegen, dass Impfstoffe wegen ihrer Nebenwirkungen sehr gefährlich sind – meistens sind zeitraubende Forschungen und klinische Studien notwendig, bevor die Impfungen beim Menschen durchgeführt werden können. Bei einem so komplexen Krankheitsbild wie Krebs gestaltet sich dieser Prozess besonders schwierig. Deshalb kommt einer vorbeugenden Impfung nach den Grundsätzen der Misteltherapie schon jetzt eine große Bedeutung zu, denn Mistelpräparate sind in der Krebstherapie sehr erfolgreich und haben keine schädlichen Nebenwirkungen. Menschen, bei denen eine Veranlagung für Krebs erkennbar ist, können sich etwa um die Lebensmitte heute bereits vorbeugend einer kurzzeitigen Misteltherapie unterziehen, die einer individuellen Impfung gleichkommt und den späteren Ausbruch der Krankheit verhindern kann.

Was ist nach der Diagnose zu tun?

Wenn ein Mensch mit der Diagnose Krebs konfrontiert wird, stellt sich sofort die Frage: Was tun? Das erste und wichtigste Ziel der konventionellen Krebsbehandlung ist die Zerstörung des Tumors. Dazu gibt es die drei »klassischen« Methoden: Stahl (Skalpell), Strahl (Bestrahlung) und Chemo (Chemotherapie). Sie werden oft auch gebündelt, paarweise oder zeitlich nacheinander angewendet. In den letzten Jahrzehnten hat sich das Wissen über Krebs durch neue Erkenntnisse der Tumorbiologie und der Immunologie geweitet und zur Entwicklung von monoklonalen Antikörpern und Neoangiogenese-Hemmern geführt – ein therapeutischer Fortschritt, der aber leider die Behandlungskosten in astronomische Höhen treibt, sodass selbst in reichen Ländern die Medizinsysteme überfordert werden.

Erfreulich in der Schulmedizin ist, dass sich für fast alle Krebserkrankungen die Überlebenschancen von Jahr zu Jahr verbessern – auch dank der zunehmenden Früherkennung, weil immer mehr Männer und Frauen zu Vorsorgeuntersuchungen bereit sind. Von einem Durchbruch kann dennoch keine Rede sein. Die Schulmedizin erzielt ihre Erfolge ausschließlich aufgrund der ständig verbesserten Diagnose- und Therapiemethoden in den Labors und direkt am Krankheitsherd. Aber diese punktuelle Betrachtung des Tumors spiegelt nur ein eingeschränktes Krankheitsbild wider. Denn das Krebsgeschehen umfasst den ganzen Menschen – nicht nur seinen Körper. Deshalb könnte eine erweiterte, ganzheitliche Behandlung die Heilungschancen wesentlich verbessern. Die klassische Medizin ist in ihrem Kampf gegen Krebs zwar auf einem guten Weg. Sie könnte aber noch erfolgreicher sein, wenn sie ihre Behandlungsmethoden nicht auf den Körper beschränkte, sondern beim Patienten ganz bewusst auch die feinstofflichen Aspekte auf der Ebene des Willens, der Gefühle und des Denkens in den Genesungsprozess einbezöge.

Alternative und ergänzende Krebstherapien tun das. Von der uralten tibetischen Heilkunde bis zur anthroposophischen Medizin – allen ganzheitlichen Heilsystemen ist eines gemeinsam: Sie sehen die physische Krankheit – auch Krebs – als eine elementare Störung, die ihren Urgrund in der Seele hat. Dieser Zusammenhang erfordert auch für das Krebsgeschehen ein grundlegend anderes Verständnis: Ohne Heilung der Seele keine körperliche Heilung!

Der Mensch ist ein Wesen, in dem sich körperliche, emotionale und geistige Zustände zu einem komplizierten Beziehungsgeflecht vernetzen. Die Zusammenhänge zwischen diesen drei Ebenen sind oft nur schwer durchschaubar, aber es scheint wirklich alles mit allem in Verbindung zu sein. Wenn beim Menschen auf einer der drei Ebenen eine Krankheit auftritt, dann hat das auch Folgen für die anderen Ebenen. So bedeutet Heilung nicht nur das »Beseitigen« des körperlichen Leidens, sondern eine »Kräftigung« der Seele – einschließlich der Überwindung von seelischen Traumen, die auch bei der Krebserkrankung eine wesentliche Rolle spielen, leider aber kaum beachtet werden.

Das alte Heilwissen hat den Menschen immer als Einheit gesehen, eine Trennung von Leib, Seele und Geist gab es nicht. Es ist erfreulich, dass auch in der Gegenwart immer mehr Forscher, Ärzte und Pharmazeuten der wissenschaftlichen Avantgarde zu dieser Einsicht neigen – sie gehen in der Krebsbehandlung mit neuen Methoden weit über die eindimensionalen Ansätze der Schulmedizin hinaus. Die bekanntesten Methoden einer ganzheitlichen Krebsbehandlung finden sich in der Anthroposophischen Medizin (Misteltherapie), in der Homöopathie, in der Traditionellen Chinesischen Medizin (TCM), in der Phytotherapie, in der Hyperthermie, in der Enzymtherapie und in der so genannten Selbstregulationsmethode. Wir fokussieren uns hier auf die vielfältigen Aspekte der Misteltherapie. Im Anhang finden Sie die anderen gegenwärtig häufigsten Krebstherapien zusammengestellt und kurz erläutert.

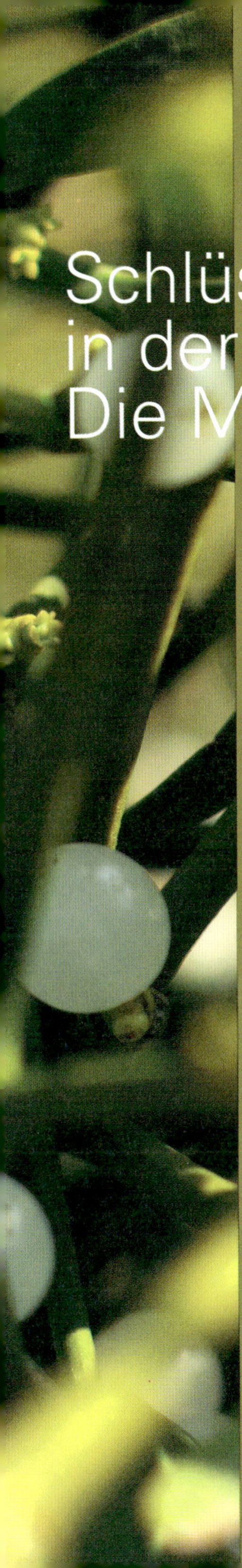

Schlüsselrolle in der Krebstherapie: Die Mistel

▶ Im Zusammenspiel mit den schulmedizinischen Behandlungen ist die Misteltherapie wahrscheinlich die bedeutendste Methode, um dem Krebs in Zukunft seinen Schrecken zu nehmen. Sie kommt aus der Anthroposophischen Medizin, die auf den österreichischen Geisteswissenschaftler Dr. Rudolf Steiner (1861–1925) zurückgeht und heute mit ihren Kliniken und Instituten über die ganze Welt verbreitet ist. Steiners Modell ist im Grunde sehr einfach: Es stützt sich auf die naturwissenschaftliche, klassische Medizin, ergänzt deren Methoden und Ergebnisse jedoch um geisteswissenschaftliche Erkenntnisse, die auch die Seele und die individuelle Persönlichkeit des Menschen einbeziehen. Beides gehört nach Auffassung der Anthroposophischen Medizin zusammen. Insofern ist sie keine »Alternativmedizin«, sondern ein den Blick erweiterndes Heilsystem. Die Anthroposophische Medizin setzt alles ein, was die naturwissenschaftliche Forschung bereithält: Medizintechnik, Laboruntersuchungen, Medikamente, Operationen, Intensivmedizin. Aber sie geht in einem zweiten Schritt darüber hinaus und erfasst den Menschen auch in seinem funktionellen und seelischen Zustand – in seiner Sprache und seinen Bewegungen, in der Atmung und in den wichtigsten Lebensrhythmen wie Schlafen und Wachsein, Ruhe und Bewegung, Spannung und Entspannung, Arbeit und Pause, im Rhythmus des Essens und Verdauens, der Freude und des Leids.

Der anthroposophische Arzt lässt sich in der Behandlung von Krebspatienten von wissenschaftlichen Erkenntnissen leiten, aber zusätzlich berücksichtigt er auch den seelischen, emotionalen Zustand des Kranken – immer mit dem Ziel, die Lebenskräfte des Menschen zu stärken. Dabei ist der Patient nicht nur das Objekt medizinischer Kunst, sondern ein eigenverantwortlicher Partner des Arztes.

Die therapeutische Vielfalt ist groß – auch Musik, Malen, Gesprächstherapien, Entspannungsverfahren, Meditation, die Umstellung der Ernährung und eine Ordnung der Lebensweise gehören dazu. Natürlich verordnet der anthroposophische Arzt bei schweren akuten oder lebensbedrohlichen Erkrankungen auch allopathische Medikamente wie sein Kollege aus der Schulmedizin, aber wenn es sich vermeiden lässt, geht er sanfter vor. Bei der Wahl der anthroposophischen Medikamente wird vor allem darauf geachtet, dass sie die Selbstheilungskräfte des Menschen anregen. Das geschieht meist mit natürlichen, pflanzlichen, oft homöopathischen Arzneien, die sowohl auf den Tumor als auch auf die Gemütslage des Patienten wirken.

Der Schulmediziner findet das Medikament, das er dem Patienten verabreicht, allein auf der Grundlage der wissenschaftlichen Befunde. Dagegen versucht der anthroposophische Arzt, die innere »Verwandtschaft« zwischen dem erkrankten Menschen und dem Medikament zu entdecken. Der Patient muss also in seinem seelisch-geistigen Zustand ein ähnliches Grundmuster in sich tragen wie die Pflanze, deren Wirkstoffe gegen die Krankheit eingesetzt werden.

Diese Zusammenhänge lassen erahnen, wie umfassend ausgebildet und erfahren ein anthroposophischer Arzt sein sollte: Er muss den Patienten in seiner körperlichen und seelischen Verfassung wahrnehmen, begreifen und beurteilen – und gleichzeitig die subtilen Zusammenhänge zwischen dem Charakter der Krankheit und den besonderen Wirkkräften einer bestimmten Pflanze erkennen. Die richtige Zuordnung der stofflichen und seelisch-geistigen Kräfte des Menschen zu den entsprechenden Eigenschaften einer speziellen Pflanze ist nicht allein mit Logik zu bewältigen, sondern erfordert vom Arzt auch Intuition.

Nach anthroposophischer Erkenntnis sind die Wirkstoffe der Mistel das vielleicht stärkste Medikament gegen Krebs. Daraus entwickelte Rudolf Steiner 1920 seine Misteltherapie, die sich inzwischen als Ergänzung zu den konventionellen Krebsbehandlungen auf breiter Basis durchgesetzt hat. Laut Statistik bekommen heute bereits zwei von drei Krebspatienten zusätzlich zur klassischen Therapie auch Mistelpräparate. In klinischen Studien wurde nachgewiesen, dass die Extrakte der Mistel die Lebensqualität der Patienten deutlich erhöhen – dank einer Zunahme des Appetits und der Leistungsfähigkeit, dank verbessertem Schlaf und einer geringeren Anfälligkeit für Infekte. Auch die Rückbildung von Tumoren und die Lebensverlängerung durch Mistelwirkstoffe wurden beobachtet.

Seit Rudolf Steiners visionären Hinweisen im Jahr 1920 gilt die Mistel als hochwirksames Krebsmedikament. Aus den Zweigen mit Stängeln, Blättern, Blüten und Beeren wird – nach intensiver maschineller Aufbereitung und Durchmischung des Sommer- und

Wintersaftes – ein Extrakt hergestellt, das meist unter die Bauchhaut gespritzt wird. Das Präparat kann in bestimmten Fällen auch direkt in den Tumor injiziert oder über Infusionen verabreicht werden. Die sehr häufige Injektion unter die Haut kann der Patient schon nach kurzer Zeit – ähnlich wie bei Diabetes – selber vornehmen. In der Regel kommt es kurz danach rund um die Einstichstelle zur erwünschten Reaktion: Die Haut rötet sich, juckt manchmal, schwillt leicht an und erwärmt sich – Zeichen dafür, dass die Mistel zu wirken beginnt. Sie erzeugt anfänglich eine Art Fieber und reizt den Organismus, der daraufhin seine Selbstheilungskräfte stimuliert und das Immunsystem kräftigt. Im Tumor selbst hemmen zur selben Zeit die Inhaltsstoffe der Mistel das wilde Wachstum der Krebszellen, sie können die Geschwulst häufig wieder verkleinern oder manchmal sogar ganz zum Verschwinden bringen.

Trotz aller Erfolge: In der Forschung zur Mistel ist vieles noch nicht erschöpfend geklärt. Nach wie vor ist es den Wissenschaftlern ein Rätsel, warum die Mistel bestimmte Körperzellen (Tumorgewebe) zerstört – und gleichzeitig andere Zellen, die das Immunsystem stärken, in ihrem Wachstum fördert. Auch die Gründe für die positiven Auswirkungen der Mistelbehandlung auf den Gemützustand des Patienten liegen noch weitgehend im Dunkeln. Doch manchem fehlenden wissenschaftlichen Nachweis stehen die jahrzehntelangen Erfolge in der ärztlichen Praxis gegenüber – in zigtausend Fällen konnte die konventionelle Krebstherapie zum Wohle der Patienten durch Mistelpräparate ergänzt werden. Sie führten nachweislich zur Linderung von Schmerzen, zur Besserung des allgemeinen Befindens, nicht selten sogar zur Rückbildung der Geschwulst oder zur Heilung.

Ein besonderer Vorteil der Misteltherapie liegt auch in ihrer außerordentlich guten Verträglichkeit. Schädliche Nebenwirkungen, wie sie vor allem bei Chemotherapien und Bestrahlungen auftreten, sind bei Mistelbehandlungen nicht bekannt. Bisher wurden in keinem einzigen Fall Veränderungen in der Erbmasse (Mutagenität) festgestellt, es gab weder irgendwelche Missbildungen (Teratogenität) noch führten Mistelinjektionen jemals zur Entstehung neuer Krebsgeschwüre (Kanzerogenität). Die strengen Prüfungen nach den gültigen internationalen Standards ergaben, dass die Mistelpräparate unbedenklich eingesetzt werden können.

Die Mistel ist voller Geheimnisse

Die Misteltherapie bietet – in Ergänzung zur Schulmedizin – derzeit und in Zukunft die vielleicht größten Heilchancen für Krebspatienten. Warum ist das so?

Wer sich mit dieser uralten Pflanze beschäftigt, kommt schnell zu der überraschenden Erkenntnis: An der Mistel ist nichts normal! Sie unterscheidet sich deutlich von allen anderen Pflanzen. Das auffallendste Phänomen: Sie wächst nicht auf der Erde, sondern auf Bäumen und hat statt Wurzeln nur einen pfahlartigen »Senker«, mit dem sie sich im Holz ihres Wirtsbaums verankert. Über diesen Senker holt sich die Mistel ihre Nährstoffe aus dem Baum. Dabei wäre sie durchaus in der Lage, sich wie jede andere Pflanze dank der Sonne über ihre grünen Blätter und Stängel selbst zu versorgen – doch sie tut es nicht, sondern ernährt sich stattdessen überwiegend von ihrem »angezapften« Wirtsbaum. Wie ein Geschwür wächst die Mistel in der Krone ihres Baumes, der unter dem Schmarotzer allmählich seine Kraft verlieren und absterben kann.

Dabei fällt auf: Die Mistel kümmert sich nicht um die irdische Schwerkraft, sondern breitet sich mit ihren Ästen und Zweigen in alle Richtungen aus. Sie nimmt – in scheinbarer Missachtung der Gesetze der Erde und des Sonnenstandes – eine kugelige Gestalt an und richtet sich im wahrsten Sinne »ego-zentrisch« aus.

Die Mistel wächst nur von April bis Mitte Juni, dann hält sie inne und ruht fast bis Weihnachten. Erst wenn die Natur im Winterschlaf liegt, blüht sie auf und trägt ihre Früchte, die charakteristischen weißen Beeren. In der Mitte jeder Beere befindet sich unter der durchscheinenden Haut ein sofort keimfähiger Embryo. Doch dieser Same keimt nicht von selbst aus – er ist in der Beere »eingesperrt« und kann die ledrige Fruchthülle nicht ohne fremde Hilfe verlassen. Die Verbreitung des Samens übernehmen in Mitteleuropa Vögel, unter anderem die Misteldrosseln. Die Vögel fressen die Beeren, und mit dem Kot (»Mistel« ist vom Wort her urverwandt mit »Mist«) gelangt der Samen auf die Äste der Bäume. Das Mistelhaustorium, ein Saugorgan, wächst dann langsam in die Lebensschicht des Baumes, das Kambium, ein. Der Baum selbst bildet den Senker, weil er von der Mistel in seinem Wachstum »umgestimmt« wurde. Ein merkwürdiger Vorgang!

Doch es gibt noch mehr Merkwürdigkeiten. Nicht jeder Mistelembryo gedeiht auf jeder Rinde, sondern braucht immer einen passenden Wirtsbaum: Tannenmistel-Embryos die Tannen, Kiefernmistel-Embryos die Kiefern. Hingegen gilt bei den Laubbäumen das Prinzip, dass die Laubbaummistel fast jeden Laubbaum befallen kann. Nur beim Ginster ist es anders: Auf ihm wachsen sowohl die Mistelsamen von Nadelbäumen als auch von Laubbäumen. Und um die Verwirrung noch größer zu machen: Laubbaummisteln streuen weit – man findet sie auf Birken, Pappeln, Ulmen und sogar Eichen, auf denen Misteln sonst nur äußerst selten ansiedeln. Inzwischen ist fast kein Baum mehr vor einer Besiedlung durch eine Mistel sicher. Nur Buchen und Eiben meidet sie.

In der universalen Ordnung der Natur spielt die Mistel die Rolle des »outlaw«, des Gesetzlosen, der sich eine total verkehrte Welt

Der Mythos um die Mistel

Die Unterweltfahrt des trojanischen Helden Aeneas, der mit seinen Gefährten aus Troja entkommen konnte und dann die Stadt Rom gründete, ist in mythischer Form von großer Bedeutung: Sie macht die Wirkung der Mistel in Bildersprache verständlich. Aeneas möchte in der Unterwelt seinen toten Vater Anchises besuchen, um von ihm Ratschläge für seine Fahrt nach Italien zu bekommen. Laut Auskunft der Sibylle ist dies aber nur möglich, wenn er einen goldenen Zweig der Mistel sucht und auf seiner Fahrt trägt. Was tief in der Erde und im Dunkel verborgen ist, wo schreckliche Ungeheuer und finstere Gestalten zu Hause sind und die Toten wohnen – dorthin kommt nur, wer diesen Zweig, der der Göttin Persephone geweiht ist, mitnimmt. Mit ihm wird möglich, was sonst nur nach dem Tod sich eröffnet: Licht ins Dunkle der Triebe und Leidenschaften, ins eigene Schicksal zu bringen. In ähnlicher Form kann das bei einer Misteltherapie erlebt werden, wenn in den Höllenschlunden der Krebserkrankung ein Licht der Klarheit aufstrahlt und ein neues Bewusstsein hervorbringt.[1]

1 Ausführlich in: Rippe, Olaf (Hrsg.): Die Mistel, eine Heilpflanze für die Krankheiten unserer Zeit, Pflaumverlag, 2012

geschaffen hat – kein Wunder, dass diese geheimnisvolle Pflanze seit jeher auch als Mythos in der Götter- und Sagenwelt auftaucht. Schon in der alten griechischen Sage um den Heilgott Aesculap wird berichtet, dass Krankheiten mit Eichenmisteln geheilt wurden. Im Heldenepos »Aeneas« des römischen Dichters Vergil öffnet die Mistel das Tor zu einer Unterwelt, in der die Verstorbenen leben, und ermöglicht wieder die Rückkehr aus dem Hades – so steht die Mistel symbolisch für den Sieg des Lebens über den Tod.

Diese Symbolik von Tod und Auferstehung findet sich noch eindrucksvoller in der germanischen Mythologie. Baldur, der Gott des Lichts und der Schönheit, wird von allen Göttern geliebt. Keiner der anderen Asen kommt ihm an Weisheit, Reinheit und Barmherzigkeit gleich. Darum wollen ihn die Götter vor Gewalttaten schützen. Die Göttin Frigg nimmt allen Geschöpfen den Eid ab, Baldur nicht zu schaden. Alle schwören – mit Ausnahme der Mistel. Der listenreiche Loki, der Baldur hasst, erfährt davon. Er reißt einen Mistelzweig ab und gibt ihn Baldurs blindem Bruder. Der, von Loki getäuscht, schießt den Pfeil auf Baldur und durchbohrt ihm damit die Brust. Er stirbt. Bei den Germanen galt dieser Tod als das größte Unglück, das je über Götter und Menschen gekommen war. So trug die Mistel die Schuld an der schwersten aller Zerstörungen. Und vielleicht entspricht es einer modernen Mythologie, dass die Mistel heute mit einer Art Wiedergutmachung dazu beitragen kann, die gegenwärtig schlimmste Zerstörung der Gesundheit, nämlich Krebs, zu heilen.
Dass der Mistel besondere Kräfte innewohnen, glaubten auch die Kelten. Für sie waren die Mistelbeeren vor allem ein Fruchtbarkeitssymbol, ein allmächtiger göttlicher Samen – eine Vorstellung, die vielleicht damit zusammenhängt, dass die weißliche Frucht an Sperma erinnert. Die Priester der Kelten, Druiden, brauten aus Eichenmisteln, die sie in geheimnisvollen Kulthandlungen zu bestimmten Zeiten mit einer goldenen Sichel abschnitten, einen Zaubertrank, der den Menschen Fruchtbarkeit, Kraft und Heilung schenken sollte. Die Magie der Mistel wird heute vor allem in den Asterix-Comics geschildert, wenn der Druide Miraculix seinen Zaubertrank anrührt, um den Galliern übernatürliche Kräfte zu verleihen.

Auch viele Christen glaubten im Mittelalter an die magischen Kräfte der Mistel. Sie trugen Kreuze und Amulette aus Mistelholz auf ihrer Brust oder ließen beim Beten die Mistelholzperlen des Rosenkranzes durch die Finger gleiten. In Europa – vor allem in den skandinavischen und angelsächsischen Ländern – hat sich ein alter Mistelbrauch bis heute erhalten: In der Weihnachtszeit hängen viele Menschen Mistelzweige an die Tür – sie sollen für das kommende Jahr Glück, Kraft, Gesundheit und reichen Kindersegen bringen.

In der Heilkunde spielte die Mistel vor Rudolf Steiners Entdeckung Anfang des 20. Jahrhunderts allerdings nur eine bescheidene Rolle. Der berühmte Arzt Paracelsus übernahm aus der Antike die Empfehlung, die Mistel bei Epilepsie einzusetzen – ein Verfahren, das auch in der Gegenwart noch in der anthroposophischen Medizin erfolgreich angewendet wird. Die berühmte christliche Mystikerin Hildegard von Bingen verwendete im 12. Jahrhundert die (Birnen-)Mistel gegen Lungenerkrankungen, und 1543 wurde in einem »Kreutterbuch« empfohlen, Mistelbrei auf Geschwüre zu legen, um sie zu heilen. Andere Forschungen ergaben, dass sich die krampflösende Wirkung der Mistel auf das Blutsystem übertragen lässt und den Blutdruck senkt. Und nach einer Empfehlung der Volksmedizin sollen schwangere Frauen Misteln an ihrem Körper tragen, um später die Niederkunft zu erleichtern.

Wie wirkt die Mistel?

In der Krebstherapie war diese geheimnisvolle Pflanze vor Steiners Entdeckung praktisch unbekannt. Offensichtlich war sie den kritischen Blicken der Ärzte, Wissenschaftler und Forscher entgangen.

Die Einsatzmöglichkeiten von *Viscum album* (Mistel) bei Krebs, auf die Steiner vor etwa hundert Jahren erstmals hingewiesen hatte, wurden 1938 durch die Forschungen von Fr. E. Koch bestätigt, der Experimente mit über einhundert Heilpflanzen machte. Koch suchte damals nach Wirkstoffen, die zur Behandlung lokaler Krebsgeschwüre besser geeignet waren als die seinerzeit eingesetzten Mittel wie Arsen, Quecksilber und Ätzkalk. Die Behandlung mit diesen Stoffen führte zwar dazu, dass lokale Tumore zerstört werden konnten, aber dabei wurde immer auch das angrenzende Gewebe erheblich geschädigt. Außerdem bereitete der nekrotisch zerfallende Tumor den Patienten selten dauerhafte Heilung, aber immer starke Schmerzen. Koch wollte deshalb eine Substanz finden, die den Tumor beseitigte, jedoch das benachbarte Gewebe nicht angriff und für den Gesamtorganismus möglichst ungiftig war. Tatsächlich bestätigten Kochs Untersuchungen, was Steiner verkündet hatte: Die eindeutig stärksten antikarzinomatösen Eigenschaften hatte die Mistel. Aber es sollte noch ein halbes Jahrhundert vergehen, bis die Thesen von Steiner und Koch ernst genommen wurden.

Heute gilt die Misteltherapie fast schon als »klassische« Ergänzung zur schulmedizinischen Krebsbehandlung, obwohl viele Ärzte die inzwischen in großer Zahl vorliegenden wissenschaftlichen Studien anzweifeln und nach wie vor kritisch betrachten. Das mag vielleicht auch daran liegen, dass diese Ärzte generell zur Anthroposophischen Medizin, aus der die Misteltherapie kommt, ein zwiespältiges Verhältnis haben.

Doch immer mehr Wissenschaftler und Ärzte akzeptieren die Misteltherapien, weil sie nachweislich erfolgreich sind. In Deutschland, Österreich und der Schweiz wächst das Vertrauen in diese sanfte Methode unaufhörlich weiter. Trotz aller Erfolge muss jedoch festgestellt werden: Vieles über die Wirkweise der Mistelextrakte gegen Krebs liegt noch im Dunkeln.

Heute weiß man, dass die antitumoralen Wirkungen der Mistelsubstanzen auf zweierlei Weise geschehen: Sie zerstören direkt die Tumorzellen oder hemmen deren Wachstum – und gleichzeitig stimulieren sie die Abwehrzellen im Immunsystem, sodass der Körper aus eigener Kraft das Karzinom zähmen und die Zellen wieder zu einer geordneten Entwicklung bringen kann.

In einem noch unerklärlichen Prozess lösen die Mistelsubstanzen in den Krebszellen die sogenannte Apoptose aus, also den in den Erbanlagen programmierten Selbstmord der Zellen. Die Apoptose gehört zum Ordnungsprinzip des menschlichen Lebens. Im normalen Körper erneuern sich ständig Millionen und Milliarden von Zellen. Ohne diesen Austausch könnte der Mensch nicht lange leben. Die zerstörten Zellen werden dann auf natürliche Weise abgebaut. Der Mensch ist in seinen Genen auf wunderbare Weise programmiert: Eine apoptotisch abgestorbene Zelle beseitigt ihre Überreste selbst, sodass die Umgebung des Gewebes nicht in Mitleidenschaft gezogen wird. Das Gegenteil ist die Nekrose, also der Zelltod aufgrund einer schweren Schädigung (Gifte, zu hohe Temperaturen und so weiter). Bei Nekrosen verbleiben die toten Zellen im Körper, es kommt zu heftigen Entzündungen.

Krebs entsteht, wenn die Apoptose nicht mehr funktioniert, wenn also eine entartete, kranke Zelle die Fähigkeit verloren hat,

ihren natürlichen Tod einzuleiten. Dann ist die Apoptoseregulation »entgleist«, die aussortierten Zellen verbleiben im Körper und wachsen weiter. Mit der Chemotherapie oder mit Bestrahlungen der Krebszellen versucht man, die apoptotische Reaktion wiederherzustellen – ein schwieriger und meist auch schmerzhafter Prozess. Mistelpräparate können dabei, wie man aus der Erfahrung zigtausender Krankenberichte weiß, segensreiche Heilwirkungen entfalten.
Doch die einzelnen Vorgänge, die zur Apoptose führen, sind weitgehend ungeklärt – die Einleitung des Tumorzellen-Selbstmords ist noch immer ein großes Geheimnis. Trotz der vielen Untersuchungen, die es mittlerweile gibt, weiß man nicht, warum die Heilerfolge so unterschiedlich sind und was in den Tumorzellen bei deren Selbsttötung wirklich passiert.

Was aber können Misteln dazu beitragen, damit der Mensch seine Krebserkrankung überwindet? Aus den Stängeln, Blättern und den weißen Beeren der Mistel wird ein Extrakt hergestellt, in dem weit über tausend verschiedene Inhaltsstoffe vereint sind. Diese Substanzen wirken häufig einzeln, mehr noch in bestimmten Verbindungen oder in ihrer Gesamtheit gegen Krebs. Von den überaus komplizierten Zusammenhängen zwischen den einzelnen Wirkstoffen ist zwar vieles noch unerforscht, aber die Wirksamkeit gegen Karzinome ist längst erwiesen.

Es sind vor allem die Lektine (Zucker-Eiweiß-Stoffe) der Mistel, die gegen Krebs helfen. In Pflanzen wirken diese Lektine wie eine Schutzimpfung gegen Infektionen und Kälteschäden – und Ähnliches scheint im menschlichen Körper zu geschehen. Allerdings machen die Lektine bei der Mistel nur einen Anteil von etwa 1 Prozent aus – und der Lektingehalt schwankt sogar in Abhängigkeit vom Wirtsbaum, von der Jahreszeit und von der Kälte des Winters, in dem die Mistelbeeren heranwachsen. In jüngster Zeit gibt es sogar Versuche, die Tumorzellen zu »markieren« und dann die Mistellektine wie Geschosse mit einem Zielsuchkopf (»magic bullets«) einzusetzen – die Treffer sollen in der kranken Zelle die Selbsttötung auslösen.

Welche Beziehungen zwischen den Lektinen und den anderen Substanzen bestehen, ist weitgehend unbekannt – wahrscheinlich verbirgt sich gerade in diesem Zusammenspiel der einzelnen Wirkstoffe die erstaunliche Heilkraft der Mistel. Dabei scheinen die in der Mistel gebündelten Wirkstoffe in ihrer Gesamtheit wesentlich stärker zu sein als die Summe ihrer einzelnen Bestandteile.

Die vielfältigen und sehr komplexen Wechselwirkungen der über tausend Mistelsubstanzen untereinander vermischen sich nach der Verabreichung beim Menschen mit den mikrokosmischen Vernetzungen von Zellen, Geweben und Organen innerhalb des Körpers. So entsteht ein gigantisches Beziehungsgeflecht zwischen den Mistelwirkstoffen und dem menschlichen Organismus. Diese Kaskaden von Wechselwirkungen und Vernetzungen machen es unmöglich, beim heutigen Stand der Wissenschaft klare Aussagen über die Heilwirkung der Mistelextrakte zu treffen – bestenfalls lassen sich Vermutungen anstellen.

Auch das Krebsgewebe selbst ist außerordentlich heterogen. In ihm sind zahlreiche Tumorzellen nachgewiesen worden, die sich voneinander unterscheiden – im Wachstumstempo, in ihrer Ausdifferenzierung, in ihrer Neigung zu Metastasen und auch in ihrem Verhalten gegenüber Chemotherapien, Bestrahlungen, Hyperthermie und anderen Methoden. Dieses Geflecht von wechselweisen Beziehungen ist der Grund dafür, dass man derzeit die Misteltherapie in der Tiefe noch nicht verstehen, erklären oder gar in einem wissenschaftlichen Modell beweisen kann. Alles beruht auf systemischen Annahmen, die zwar in der Praxis zu erstaunlichen Erfolgen führen, aber letztendlich unwissenschaftlich sind. Das gilt auch für die sogenannten Spontanremissionen, wenn sich ein Karzinom auf scheinbar unerklärbare Weise zurückbildet oder ganz verschwindet. Spontanremissionen sind außerordentlich selten. Das könnte allerdings auch daran liegen, dass sie bislang meist weniger genau dokumentiert worden sind.

Spontanremissionen

Spontanremissionen sind natürlich der Wunschtraum eines jeden Krebspatienten und eines jeden Arztes. Häufig gehen sie einher mit ausgefallenen Therapieformen, mit fiebrigen Infektionen, mit einer Allergie, manchmal auch mit Hormoneinflüssen (zum Beispiel bei einer Schwangerschaft oder einer Geburt) aber auch mit psychischen Erlebnissen und Veränderungen. Bei Spontanremission von Tumoren wird angenommen, dass der geordnete Zelltod durch irgendwelche Ereignisse wieder richtig programmiert werden konnte. Diese Fähigkeit wird vor allem Mistelextrakten zugesprochen.

Besonders häufig und auffallend sind Spontanremissionen in Verbindung mit fieberhaften Infektionen (hier könnte auch eine Brücke zum »Mistelfieber« bestehen, das als erwünschte Reaktion bei einer Misteltherapie auftritt). Im Zeitalter der sehr häufig eingesetzten Antibiotika kommt es allerdings kaum noch zu fiebrigen Erkrankungen, sodass Spontanremissionen im Zusammenhang mit Fieber eher selten sind.

Lange Zeit wurde der Nutzen einer Überwärmungsbehandlung bei Krebspatienten eher kritisch gesehen. Das hat sich in den letzten Jahren erheblich verändert. Kaum eine Klinik, die nicht eine Chemotherapie mit einer lokalen Überwärmung verbindet. Die Therapie basiert auf der Erkenntnis, dass Krebszellen – ähnlich wie Viren – bei 40 bis 42 Grad Celsius absterben und dass andererseits eine Chemotherapie oft erst in Kombination mit der Überwärmung einen Nutzen zeigt. Nach einer Studie der Universität Düsseldorf war eine anfänglich nur mäßig wirkende Chemotherapie in Verbindung mit Fieber dann fast zu 100 Prozent erfolgreich. Doch auch in anderen Zentren hat sich die Erkenntnis durchgesetzt, dass eine erfolgreiche Krebstherapie der Überwärmung bedarf. Bei Knochen- und Weichteiltumoren, den Sarkomen, ist die Wirksamkeit belegt. Einer der deutschen Pioniere der Hyperthermiebehandlung, Rolf Issels, sagt sogar, dass sich die Chancen in der Kombination

Masernviren gegen Krebs?

Sie sind ein heiß diskutiertes, manchmal fast hysterisch aufgeblähtes Thema, das vielleicht ein neues Zeitalter der Impfpflicht einläuten wird: die Masernviren. Jetzt haben Forscher bei Zellversuchen herausgefunden, dass bestimmte Masernviren auch Krebszellen zum Verschwinden bringen können. Eigentlich ein zu erwartendes Phänomen, weil man schon seit Jahrzehnten weiß, dass »durchgemachte« Masern das Risiko für bestimmte Krebserkrankungen, besonders Lymphdrüsenkrebs, signifikant verringern. Es klingt paradox, könnte aber in wenigen Jahren schon zur Realität werden: die Masernimpfung bei Kindern verbieten, sie aber für Krebskranke einführen.

aus Hyperthermie und Chemotherapie verdoppeln. Beeindruckend sind auch Zahlen holländischer Forscher, die bei dem gefürchteten Gebärmutterhalskarzinom zeigen konnten, dass sich in der Kombination aus Strahlentherapie und Hyperthermie ganz erstaunliche, langfristige Verbesserungen ergeben.

Die Misteltherapie ist von ihrem Ursprung her eine aktive Hyperthermiemethode, die anfangs Fieber zu erzeugen versucht. Dadurch wachsen die Chancen, den Tumor zu besiegen. Nach den Erfahrungen an der Humboldt-Klinik in Bad Steben zeigen sich in Fällen, die über viele Jahre nachverfolgt werden konnten, sehr gute Fieberreaktionen. Niemand muss aber vor dem »Mistelfieber« Angst haben. Obgleich die Temperaturen oft auf 40 Grad Celsius ansteigen, vertragen selbst ältere Patienten diese Kur in der Regel sehr gut.

Interessant ist in diesem Zusammenhang auch: Bei Untersuchungen wurde eine besondere Anfälligkeit für Krebs immer dann festgestellt, wenn die Patienten früher selten oder nie an Infektionskrankheiten litten – weder als Kinder noch im Erwachsenenalter. Bei diesen Menschen gab es also kaum Fieber oder erhöhte Körpertemperaturen – ein Mangel, der sich später offenbar fatal auswirken kann. Denn beim Menschen sind die körpereigenen Abwehrkräfte gegen Krebs immer dann besonders stark, wenn früher fieberhafte Infektionen auftraten. Das gilt vor allem im Kindesalter für Mumps, Masern und Windpocken, aber auch – bei Frauen mit Eierstock-Karzinomen – für Lungenentzündungen und Influenza. Paradoxerweise impft man heute gegen Masern und warnt vor ihrer Gefährlichkeit – und versucht gleichzeitig ausgerechnet aus dem Masernvirus einen Impfstoff gegen Krebs zu entwickeln. Allerdings dürfen Schlussfolgerungen aus solchen immunologischen Prozessen nur unter Vorbehalt gezogen werden.

Noch vieles im Dunkeln

In den letzten Jahren hat die Mistelforschung riesige Fortschritte gemacht. Es gibt inzwischen etwa 2000 wissenschaftliche Arbeiten und Studien. Die wichtigsten Erfahrungen wurden 2014 nach der Auswertung von 65 klinischen Studien sowie mehreren systematischen Reviews und Meta-Analysen zusammengefasst. Im Fazit hieß es, dass die Behandlung mit Misteln bei Krebspatienten nachweislich zu einer Lebensverlängerung führt, dass die negativen Symptome einer Chemotherapie gemindert werden und dass sich insgesamt die Lebensqualität erhöht. Auch die gute Verträglichkeit der Mistelpräparate wurde festgestellt.

Trotzdem existiert von den Mistelextrakten noch kein klares Bild. Die Wirkung ist von Tumorzelle zu Tumorzelle unterschiedlich, die Reaktion auf die vielfältigen Immunzellen ist nicht immer gleich – und die Prozesse im Inneren der Zellen unterscheiden sich ebenfalls von Fall zu Fall. Auch die Heilkraft von Mistelpräparaten wirkt nicht einheitlich, sondern schwankt von Mensch zu Mensch. Die Unkenntnis und noch nicht ergründete Logik über die Wirksamkeit betrifft auch die Wirtsbäume und deren Einfluss auf die Mistel – und später auf den Menschen. Die klinischen Forschungen für die Misteltherapien sind mittlerweile zwar sehr umfangreich, aber sie entsprechen meist nicht allen wissenschaftlichen Anforderungen der Schulmedizin. So gilt oft nur die Volksweisheit: »Wer heilt, hat recht.«

Anthroposophische Grundlagen der Misteltherapie

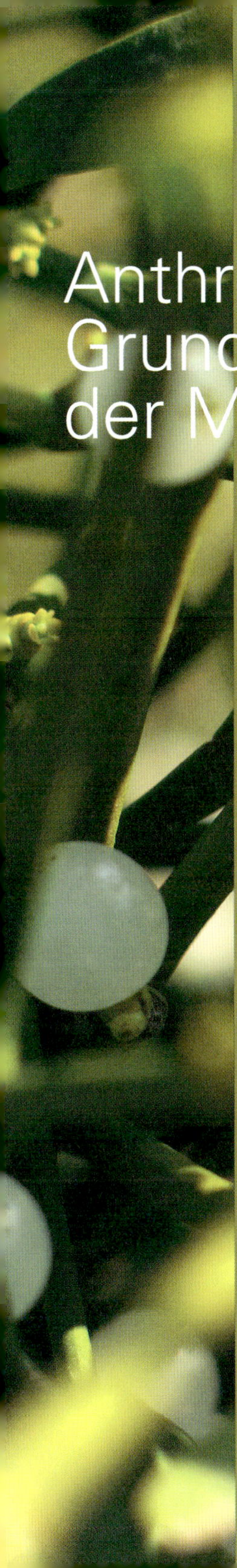

► Die Geburtsstunde der Misteltherapie bei Krebserkrankungen war der 2. April 1920, ein Karfreitag. Damals hielt Dr. Rudolf Steiner, Begründer der Anthroposophie, einen Vortragszyklus für Ärzte und Medizinstudenten, nachdem er sich bereits jahrelang mit Misteln beschäftigt hatte. Im 13. Referat nahm er zum Krebs und zu einer Therapie mit Mistelextrakten Stellung. Steiners Überlegungen beruhten auf dem von ihm entwickelten anthroposophischen Menschenbild, das neben dem Körper auch die Seele und den Geist umfasst. Es gliedert den Menschen – ähnlich der alten hippokratischen Lehre – in vier Bereiche: in den physischen Leib, den Flüssigkeitsleib (in seiner Sprache: Ätherleib), in die Seele (in seiner Sprache: Astralleib) und in das Ich. Tatsächlich sind die wenigsten Strukturen im Menschen – was auch vielen Mediziner nur selten bewusst ist – physisch fest. Fast alle Körperprozesse spielen sich im Flüssigen, im Luftigen (zum Beispiel der Sauerstoff- und Kohlensäuretransport) oder im Wärmehaften (ohne geregelte Körpertemperatur kein menschliches Leben) ab.

Dabei kommt dem Flüssigkeits- beziehungsweise Ätherleib eine wichtige Rolle zu: Nach Steiner stecken darin alle Kräfte, die das Körperwachstum steuern. Wenn dieses Wachstum das gesunde Maß überschreitet, entsteht im Ätherleib eine Disharmonie, die sich zur Krebserkrankung wandeln kann. Die Symptome treten meist schon viele Jahre vor dem Ausbruch der Krankheit auf – es sind Signale, die auf einen aus der Balance geratenden Lebensrhythmus aufmerksam machen: ein schlechter, unruhiger und oft unterbrochener Schlaf, der dem Körper und der Seele nicht mehr genügend Kraft zuführt, ferner Verdauungsstörungen, Durchfall oder Verstopfungen, auch die Unverträglichkeit bestimmter Speisen. Doch auch seelische Vorboten können den Tumor ankündigen: Gefühlskälte und innere Verbitterung, eine zunehmende Beziehungslosigkeit zu sich selbst, zu anderen Menschen, zur Natur und zur Schöpfung, oft auch ungelöste Probleme und Konflikte, nicht ausgelebte Gefühle oder Depressionen.

Ein Karzinom hat also eine lange Vorgeschichte und ist schließlich als eine körperliche Revolution physischer und funktionell wirkender Kräfte zu verstehen, die beim Menschen jeden harmonischen Rhythmus mit sich selbst und mit der Schöpfung zerstören. Die Geschwulst koppelt sich von der Grundordnung der Organe und Zellen ab und führt mit ihrem ungestümen Wuchern ein rücksichtsloses Eigenleben.

Diese Erkenntnis übertrug der Anthroposoph Steiner auf ein Gleichnis aus der Natur: Auch die Mistel löst sich vom normalen Jahreskreislauf, rebelliert gegen die Natur und gegen alle vernünftigen Gesetzmäßigkeiten des Wachstums. Deshalb wird die Mistel von Steiner als »irrsinnig« charakterisiert. Nach seiner Auffassung ähnelt die Entwicklung der Mistel dem Entstehen eines Karzinoms im Körper.

In seinem legendären 13. Vortrag sagte Steiner dazu wörtlich: »Nun ist die Mistel zweifellos dasjenige, durch dessen Potenzierung man erreichen wird müssen das Ersetzen des Chirurgenmessers bei den Geschwulstbildungen. Es wird sich dann nur darum handeln, dass man namentlich die Mistelfrucht, aber durchaus im Zusammenhang mit anderen Kräften der Mistel selber, in der richtigen Weise wird behandeln können, um sie zum Heilmittel zu machen.«

Die Mistel, so erkannte Steiner, hat einen Hang zum egoistischen Eigenleben und widersetzt sich fast allem, was die Organisationskräfte im Menschen erreichen wollen – auch der Neubildung von Zellen. Sowohl den Ätherleib als auch den physischen Körper ergreift die Mistel in einem so starken Maß, dass es zu Krampfanfällen kommen kann. Bei anderen Patienten treten unter der Mistelwirkung Schwindelgefühle oder »pollutionsfördernde« Reaktionen im Sexualverhalten auf.

Eine zentrale Passage des Steiner-Vortrags findet sich in folgendem Satz: »Es handelt sich dann darum, dass man namentlich die Leimsubstanz, die leimartige Substanz der Mistel, in den richtigen Zusammenhang bringt mit einem Verreibungsmittel und man allmählich eine sehr hohe Potenzierung dieser mistelartigen Substanz herausbringt.« Steiner wies also darauf hin, dass die Mistelsubstanzen dem Krebspatienten nicht nur als einzelner Wirkstoff oder als Mixtur gegeben werden sollen, sondern vor allem in Form einer potenzierten homöopathischen Dosis. Tatsächlich wurde der Aspekt einer Wirkung der Mistel selbst in homöopathischer Dosierung lange Zeit wenig beachtet – es wurde vor allem mit physiologischen Dosierungen therapiert. Heute zeigt sich, dass beide Möglichkeiten sinnvoll sind. Man kann also sowohl mit physiologischen Dosierungen wie auch mit potenzierten Mistelpräparaten Heilung erzielen. Auf nachfolgenden Seiten dieses Buches wird die weniger bekannte homöopathische Wirkung in Fallbeispielen belegt. Von diesen Erkenntnissen leitet sich die Schlussfolgerung ab, dass es für die Therapie ganz wesentlich ist, auf welchem Wirtsbaum die Mistel herangewachsen ist. Diese Gedanken finden sich schon bei Steiner. An einer anderen Stelle seines Vortrags wird die Wirksamkeit der Mistel nach den verschiedenen Wirtsbäumen spezifiziert: Er sah einen engen Zusammenhang zwischen den jeweiligen Mistelbäumen und bestimmten Organen oder auch Organsystemen im menschlichen Körper.

Steiner war davon überzeugt, dass die besondere Charakteristik des Wirtsbaumes mit dem zu behandelnden Menschen übereinstimmen muss, damit die Misteln ihre volle Wirkkraft entfalten können. Auch die Metallsubstanzen brachte er in einen Bezug zu bestimmten Krebsformen – zum Beispiel empfahl er die Kombination der Apfelbaum-Mistel mit Silbersalzen als heilsames Mittel gegen alle Formen von Unterleibskrebs.

Der Wirtsbaum

Rudolf Steiner zeigte auf, dass die Mistel wie ein Transformator der Kräfte des Baumes wirkt, auf dem sie wuchs. Wer ein Mistelpräparat injiziert bekommt, erhält vor allem die Kräfte des jeweiligen Wirtsbaumes übertragen – seine Wahl ist also extrem wichtig. Nach Steiners Darstellung wächst die Mistel auf Bäumen, die einen Überschuss an Kräften besitzen. Das ähnelt der Krebserkrankung eines Menschen, der ebenfalls zu viel wuchernde Kräfte in sich trägt. Die Mistel hat die Fähigkeit, diese überschüssigen Kräfte in eine ordnende Struktur zu bringen. Dieses Ordnungsprinzip überträgt die Mistel auf den krebskranken Menschen – mit dem Ergebnis, dass die entarteten Zellen umgewandelt werden.

Die Kernaussagen seiner Misteltherapie fasste Rudolf Steiner in drei Punkten zusammen:

- Pharmakologisch ist die Potenzierung der Mistel beziehungsweise einzelner Bestandteile (insbesondere der Frucht) wichtig.
- Zwischen dem Wirtsbaum der Mistel und den einzelnen Organen im menschlichen Körper gibt es Zusammenhänge, die für die richtige Auswahl der Mistelpräparate ausschlaggebend sind.
- Die Heilkraft einer Misteltherapie wird erhöht, wenn man sie mit einer Metalltherapie kombiniert.

Von der These zur praktischen Anwendung

Bereits 1921 konnte Steiners ärztliche Mitarbeiterin Dr. med. Ita Wegman (1876–1943) erste Therapieergebnisse mit der Mistel vorweisen. Sie hatte bei allen Krebspatienten eine Besserung des subjektiven Befindens festgestellt. Schlaflosigkeit und Müdigkeit waren allmählich zurückgegangen, und nach der Injektion wurde bei den Krebskranken meistens sogar eine Euphorie beobachtet – die Menschen bekamen wieder Mut zu leben. Bei Patienten im letzten Krebsstadium führte die Mistelbehandlung zur Linderung der Schmerzen, sodass Frau Dr. Wegman fast nie zu Morphium greifen musste.

Die vermutlich erste Krankengeschichte, die Ita Wegman im Zusammenhang mit der neuen Misteltherapie dokumentiert hat, ereignete sich drei Jahre vor Steiners Vortrag – hier der Wortlaut:

»1914 Frau W., 56 Jahre alt. Radikal-Operation wegen Mamma-Carcinom. 1917 Metastasen in den supra- und infraclaviculären Drüsen (das heißt am Schlüsselbein, Anm. d. A.) und operative Entfernung derselben mit nachfolgenden Röntgenbestrahlungen. Dann äusserst elend mit Klagen über dauernde Müdigkeit, absolute Schlaflosigkeit und Arbeitsunfähigkeit.

Etwa zwei Monate nach dieser zweiten Operation Beginn der Viscum-Behandlung und nach etwa 28 Injektionen vollkommene Genesung von allen Beschwerden. Die folgenden sechs Jahre war die Patientin wieder voll arbeitsfähig. Sie wurde dann 1923 von neuem mit Viscum behandelt und hat ein hohes Alter erreicht.«[2]

2 Zitiert nach Kiene und Kienle 2003.

Ita Wegman 1921 über ihre Erfahrungen mit Mistelbehandlungen[3]

- Absolut einwandfreie Heilungen, mit denen man der medizinischen Wissenschaft imponieren könnte, sind bis jetzt noch nicht erreicht.
- Eine Besserung des subjektiven Befindens tritt immer ein. Die Schlaflosigkeit und Müdigkeit gingen allmählich zurück, sodass man sogar von einer Euphorie nach der Injektion sprechen kann. Die Patienten bekommen wieder Mut, zu leben.
- Habe ich bei den im letzten Stadium sich befindlichen Kranken eine Linderung der Schmerzen beobachtet, sodass ich bei diesen hoffnungslosen Patienten wenig, ja fast nie zu Morphium zu greifen brauchte.
- Bei denjenigen Patienten, die durch Vererbung (Karzinom in der Familie) zur Karzinombildung veranlagt sind und anfangen zu kränkeln, über Müdigkeit, Schlaflosigkeit klagen, Magenverstimmungen haben, ein alterndes Aussehen bekommen, obgleich physisch nichts bestimmtes, kein Tumor an irgendeinem Organ, keine Schleimhautveränderungen noch zu konstatieren sind: bei dieser Sorte von Patienten hat die Viscum-Behandlung eine außerordentlich gute Wirkung. Hier kann man infolgedessen sprechen von einer Vorbeugungstherapie.

3 Zitat aus Wegman: Die ersten Krebsbehandlungen mit *Viscum album*.

Erste Hinweise auf eine Impfung gegen Krebs

Vergleicht man die Erfahrungen Ita Wegmans mit den Aussagen Rudolf Steiners im erwähnten 13. Ärztevortrag von 1920, so scheint sich zu bestätigen, dass die Mistel vor allem die Seele aktiviert und stärkt. Zwar konnte man nach Ita Wegmans Beobachtungen damals noch nicht auf das Messer des Chirurgen verzichten, aber interessanterweise sprach die Ärztin der Mistel sogar eine vorbeugende Wirkung gegen Krebs zu – eine Feststellung, die erstmals Hinweise auf eine prophylaktische Impfung gibt. Im Kapitel »Mistelimpfung gegen Krebs« behandeln wir diese These aufgrund aktueller Erfahrungen sehr ausführlich; denn eine Anti-Krebs-Impfung mit Mistelpräparaten ist heute keine Utopie mehr, sondern aus anthroposophischer Sicht bereits ein hoffnungsvoller, realistischer Weg in dem Bemühen, den Krebs zu zähmen. Eine vorbeugende Misteltherapie ist schon heute zu empfehlen, wenn Patienten vorgealtert aussehen und wenn in ihrer Familiengeschichte Vorfahren an Karzinomen erkrankt sind.

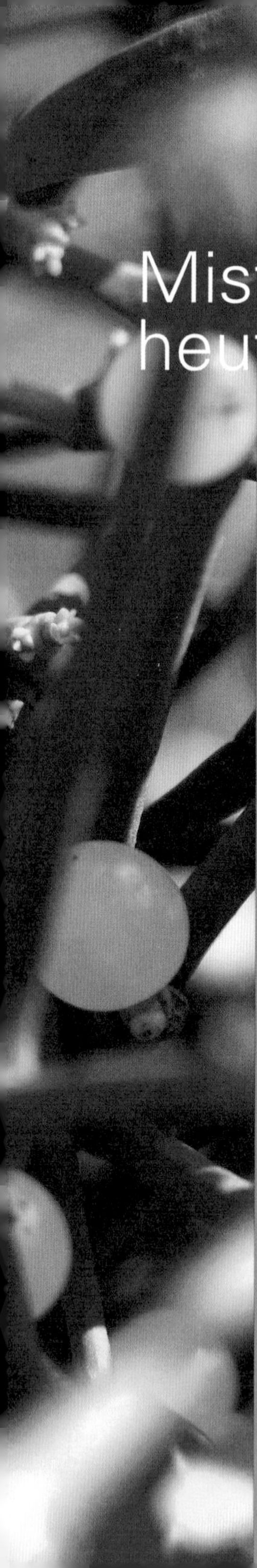

Misteltherapie heute – Fallbeispiele

▶ Vergleicht man die derzeit im Markt angebotenen Mistelprodukte mit den Anforderungen Rudolf Steiners, so fällt auf: Es werden nur wenige potenzierte Mistelpräparate angeboten, überwiegend sind nicht potenzierte Arzneien im Einsatz. Auch der Zusammenhang zwischen dem Wirtsbaum der Mistel und dem Wesen des Patienten wird kaum berücksichtigt. Noch seltener sind Bemühungen, die Mistelwirksamkeit durch die heilsame Ergänzung eines Metalls zu steigern. Für eine Misteltherapie, die den Ansprüchen Rudolf Steiners genügt, sind aber die Potenzierung der Wirkstoffe, ferner die richtige Wahl des Wirtsbaums und nicht zuletzt die Optimierung der Therapie durch Metallsubstanzen notwendig.

Obwohl also gegenwärtig Steiners Forderungen nur teilweise erfüllt werden, hat sich die Misteltherapie im Laufe der Jahrzehnte bereits zu einem Segen für Krebspatienten entwickelt, vor allem als komplementäre Therapie zu Stahl, Strahl und Chemie. Doch ihre wahren Möglichkeiten sind offenbar noch lange nicht ausgeschöpft. Die bisherigen Erfolge lassen erahnen, welche Heilkraft tatsächlich in der Mistel steckt, sobald auch die Wechselwirkung zwischen dem Wirtsbaum und dem kranken Menschen beachtet und in die Behandlung einbezogen wird. Nicht auszudenken, was möglich ist, wenn die Misteltherapie weiter optimiert wird – bis hin zur Impfung krebsgefährdeter Menschen.

Um beispielhaft aufzuzeigen, welche Heilwirkung die Misteltherapien gegen Krebs bereits in der Gegenwart besitzen, haben wir aus den zahlreichen dokumentierten Krankengeschichten einige herausgesucht; die Quelle der meisten Beispiele ist das Buch »Die Mistel in der Onkologie« von Kiene und Kienle.

Beispiel: Blutendes Magenkarzinom

Eine 57-jährige Patientin mit blutendem Magenkarzinom befand sich in einem anämischen (blutarmen) Zustand. Eine Operation war nicht erfolgt, weil man röntgenologisch wie optisch ausgedehnte

Knochen- und Hautmetastasen feststellen konnte. Nach Bluttransfusion und einjähriger Mistelbehandlung bildeten sich die Hautmetastasen vollständig zurück, die Magenblutungen hörten auf, die verschiedenen Knochenmetastasen verursachten keinerlei Schmerzen mehr. Der gute Zustand hielt sich fast drei Jahre – bei guter Arbeitsfähigkeit. Röntgenologisch wurde auch ein Rückgang der Knochenmetastasen beobachtet. Dann verstarb die Patientin nach vorherigem Wohlbefinden ganz plötzlich an Nierenversagen, dessen Ursache nicht abgeklärt werden konnte.

Beispiel: Pankreaskarzinom

Eine 65-jährige Patientin litt an einem nicht operierbaren, in die Leber metastasiertem Karzinom des Pankreas (Bauchspeicheldrüse). Dieser Frau war von der Klinik eine Überlebenszeit von drei Monaten in Aussicht gestellt worden. Sie erhielt eine Misteltherapie, mit der der anfangs sehr hohe Tumormarker auf normale Werte gesenkt wurde. Auch andere Werte verringerten sich, was auf eine Rückbildung beziehungsweise Stabilisierung des Karzinoms hindeutete. Die Patientin lebte noch 18 Monate und konnte bis drei Tage vor ihrem Tod ein normales Familienleben führen. Es war keine Schmerztherapie notwendig – allein das ist ungewöhnlich für ein metastasierendes Pankreaskarzinom, das zu jenen Tumoren gehört, die am häufigsten starke Schmerzmittel erfordern.

Beispiel: Pankreaskopftumor

Bei einer 1923 geborenen Patientin wurde ein mehr als faustgroßer Tumor am Pankreaskopf mit einer Riesenmetastase im Bereich des linken Leberlappens und weiteren Metastasen im rechten Leberlappen festgestellt. Von einer Chemotherapie wurde ebenso Abstand genommen wie von einer radiologischen Behandlung, da kein wesentlicher Einfluss auf den Krankheitsverlauf zu erwarten war. Die Patientin behandelte sich selbst mit Mistelinjektionen – alle zwei Tage in auf- und absteigender Dosierung –, außerdem nahm sie weitere anthroposophische Arzneimittel ein.

Nach vier Monaten konnte im Ultraschallbefund eine leichte Tumorrückbildung sowohl im Pankreas wie auch im Leberlappen festgestellt werden. Die Patientin fühlte sich wohl. Auch in den nächsten zwei Jahren stabilisierten sich der Allgemeinzustand und das Wohlbefinden. Nach zweieinhalb Jahren beendete die Frau ihre Mistelinjektionen. Prompt verschlechterte sich ihr Allgemeinbefinden, und im Ultraschall wurde nachgewiesen, dass der Tumor wieder wuchs. Daraufhin begann die Patientin erneut mit der Mistelbehandlung – und nach zwei Monaten war sie wieder beschwerdefrei, ihr Körpergewicht stieg an.

Vier Jahre nach der Erstdiagnose war bei der Frau kein weiteres Tumorwachstum zu erkennen, und es ging ihr gut, was angesichts des ursprünglichen Befundes beachtlich ist.

Beispiel: Dickdarmkarzinom

Bei einer 33-jährigen Patientin wurde ein Dickdarmkarzinom operiert. Im weiteren Verlauf infiltrierte aber ein neuer Tumor die Gebärmutter und die Scheide. Daraufhin erfolgte eine Nachbehandlung mit Chemotherapie und Bestrahlung. In einem Computertomogramm (CT) wurden ein Jahr später Metastasen im Bereich des rechten Beckens und der Harnröhre festgestellt, auch die Leber war von Metastasen befallen. Nun begann die Patientin mit einer Mistelbehandlung. Sie erhielt einmal in der Woche eine Infusion mit 40 Ampullen eines Apfelmistel-Präparats. Zusätzlich injizierte die Frau täglich drei Ampullen einer zweiten Apfelmistel-Substanz unter die Haut. Zwei Jahre später erfolgte wieder eine Computertomografie, bei der sich keinerlei Metastasen mehr zeigten. Auch diejenigen im kleinen Becken und in der Leber waren nicht mehr feststellbar. Das Allgemeinbefinden der Patientin war außergewöhnlich gut, sie hatte an Gewicht zugenommen, ihre Lebensqualität hatte sich entschieden verbessert – und das Aussehen der ursprünglich morbid wirkenden Patientin konnte 20 Jahre danach als ausgesprochen gut bezeichnet werden.

Beispiel: Bronchialkarzinom (Lungenkrebs)

Eine sehr angesehene Universitätsklinik berichtete von der Rückbildung eines Bronchialkarzinoms. Bei einem 68-jährigen Patienten war dieses inoperable Bronchialkarzinom im rechten Lungenflügel festgestellt worden. Bei deutlich reduziertem Allgemeinzustand und Bluthusten wurde eine subkutane Behandlung mit einem Mistelpräparat eingeleitet. Nach zwei Monaten gab es bereits eine deutliche Verbesserung des Befundes, im rechten Lungenflügel konnte ein Rückgang des Tumors festgestellt werden. Dieser Zustand war unter der weiteren Verabreichung der Mistelsubstanz ein Jahr stabil. Dann verschlechterte sich der Allgemeinzustand. Der Patient erhielt eine intravenöse Behandlung mit hochdosierten Mistelinfusionen. Daraufhin besserte sich das Allgemeinbefinden wesentlich und der Tumor bildete sich deutlich zurück.

Nach einem dreiviertel Jahr kam es aber zu einer Verschlechterung, auch im Bereich der rechten Lunge. Wieder wurden hochdosierte Mistelinfusionen durchgeführt – und wieder erholte sich der Patient. Sein gutes Allgemeinbefinden hält nunmehr schon seit drei Jahren an.

Beispiel: Brustkrebs

Bei einer 63 Jahre alten Frau wurden beidseitig Brustkarzinome festgestellt, die schon die Knochen befallen hatten. Es fanden sich zahlreiche Metastasen in allen Brustwirbeln, in den Beckenschaufeln, in den Sitzbeinen und in den Oberschenkelknochen. Die Patientin hatte starke Schmerzen, ihre Bewegungsfreiheit war erheblich eingeschränkt, sie konnte kaum noch gehen. Die Ärzte begannen mit Mistelinfusionen. Bereits nach zwei Behandlungsmonaten besserte sich das Befinden, die Patientin konnte längere Strecken zu Fuß zurücklegen – und nach drei Monaten war sie vollständig schmerzfrei. Bei weiteren Untersuchungen wurden keine Metastasen mehr diagnostiziert.

Beispiel: Brustkrebs und Lymphknotenmetastasen

Eine 56-jährige Frau litt an einem metastasierenden Mammakarzinom. Außerdem fanden sich im Bereich des linken Halses Lymphknotenmetastasen, die zwei Jahre nach Abschluss der ersten schulmedizinischen Therapie mit Brustentfernung, Chemotherapie und Bestrahlung aufgetreten waren. Eine weitere Chemotherapie lehnte die Patientin ab, da sie nicht bereit war, den Schrecken dieser Behandlung ein weiteres Mal zu durchleben. Die befallenen Lymphknoten gingen im Verlauf der Behandlung mit einem Mistelpräparat innerhalb von einem Jahr komplett zurück, die Werte des Tumormarkers halbierten sich. Die Patientin hat auch in der Zwischenzeit keine weiteren klinischen oder radiologisch nachweisbaren Metastasen entwickelt.

Beispiel: Brustkrebs und Knochenmetastasen

Bei einer 41-jährigen Patientin mit einem Mammakarzinom musste vor drei Jahren eine Brust entfernt werden. Unter einer Hormontherapie waren schon im Folgejahr Knochenmetastasen aufgetreten, die mit Chemotherapie und mit anderen Hormonen behandelt wurden – doch das weitere Wachsen der Knochenmetastasen konnte nicht eingedämmt werden.

Zwei Jahre nach der Erstdiagnose fanden sich mehrere Metastasen an den Halswirbeln, in der Brustwirbelsäule sowie in den vorderen Rippen, in beiden Schulterblättern und in der rechten Beckenschaufel. Die Patientin hatte bei jeder Bewegung starke Schmerzen und war an den Rollstuhl gefesselt.

Es wurde eine Mistelinfusionstherapie eingeleitet, die zu einem deutlichen Rückgang der Schmerzen und einer spürbaren Verbesserung der Beweglichkeit führte. Die Patientin konnte ihre beruflichen Aktivitäten wieder aufnehmen, ihre Familie versorgen, auch wieder Fahrrad fahren und schwere Einkaufstaschen tragen. Nach viereinhalb Monaten Misteltherapie ergab eine Kontrolluntersuchung, dass das Metastasenwachstum gestoppt war.

Beispiel: Prostatakrebs

Ein 44-jähriger Patient litt an einem Prostatakarzinom. Es bestanden bereits Knochenmetastasen, doch der Mann weigerte sich, eine schulmedizinische Behandlung durchführen zu lassen. Seine starken Schmerzattacken im Bereich der Lendenwirbelsäule wurden von verschiedenen Orthopäden medikamentös behandelt – die Rückenschmerzen wurden durch die Knochenmetastasen hervorgerufen. Die Ärzte führten eine Misteltherapie durch – mit dem Ergebnis, dass die anfangs sehr hohen Werte des Tumormarkers auf ein Viertel sanken, im folgenden Jahr gingen sie noch weiter zurück. Dabei ging es dem Patienten klinisch gut, er hatte keinerlei Schmerzen mehr. Einem Skelettszintigramm (Röntgen-Kontrolluntersuchung mit radioaktiven Substanzen) stimmte der Patient allerdings nicht zu, aber es darf davon ausgegangen werden, dass kein weiteres Tumorwachstum eingetreten ist.

Beispiel: Nierenkrebs

Die Diagnose bei einer 56-jährigen Frau lautete Nierenkrebs. Das Karzinom an der linken Niere wurde operiert, danach gab es Bestrahlungen. Der Allgemeinzustand der Frau blieb jedoch weiterhin schlecht. Ein Jahr später zeigten sich Metastasen in den Knochen, und zwar im Bereich des rechten Rippenbogens und am Oberschenkelhals. Hierauf erfolgte eine Mistelinfusionstherapie, die bei der Patientin zu einer erheblichen Besserung des Allgemeinbefindens führte. Im Computertomogramm zeigte sich ein halbes Jahr später eine komplette Rückbildung der Knochenmetastasen – und auch zwei Jahre später fanden sich keine weiteren Knochenmetastasen.

Beispiel: Bösartiger Hautkrebs

Bei einer 59-jährigen Patientin hatte ein bösartiges Melanom (Hautkrebs) Hirnmetastasen verursacht, die operativ entfernt wurden. Doch wenige Monate später kam es erneut zu Hirnmetastasen. Dieses Mal wurden die Karzinome bestrahlt, sie wuchsen jedoch trotzdem weiter. Nach einem halben Jahr zeigten sich außerdem Lungenmetastasen. Die Ärzte führten eine Misteltherapie durch, die jedoch zunächst keinen Einfluss auf das Tumorwachstum nahm. Ungefähr einen Monat später wurde damit begonnen, das Mistelpräparat direkt in eine Melanommetastase zu spritzen, die unter der Haut der rechten Achsel heranwuchs. Es kam zu einer starken Entzündungsreaktion und zu Schmerzen. Gleichzeitig bildeten sich alle drei Hirnmetastasen vollständig zurück. Die lokale Mistelbehandlung wurde fortgesetzt, doch zwei Jahre später entwickelten sich erneut Hirnmetastasen und eine weitere Hautmetastase. Erneut wurde die Mistel in die Hautmetastase injiziert. Wieder bildete sich die Hirnmetastase zurück, bei der Hautmetastase hingegen sprach das Mistelpräparat nicht an – sie musste operativ entfernt werden. Vier Jahre nach Beginn der Misteltherapie war der Befund unverändert gut.

Beispiel: Lymphknotenkrebs

Eine 34-jährige Patientin mit einem Non-Hodgkin-Lymphom (Lymphknotenkrebs) hatte in den letzten vier Jahren zwar sieben verschiedene Chemotherapien durchgemacht, aber es kam jeweils nur zu vorübergehenden, drei bis vier Monate andauernden Rückbildungen des Lymphoms. Medizinisch galt die Patientin deshalb als »austherapiert«. So wurde sie drei verschiedenen onkologischen Zentren vorgestellt mit der Frage, ob eine weitere chemotherapeutische Behandlung sinnvoll sei. Alle drei Fachkliniken lehnten eine weitere Therapie als nicht erfolgversprechend ab.

Um die Frau in der ihr verbleibenden Lebenszeit nicht weiter zu belasten, erfolgte nur noch eine Misteltherapie. Ihre Befindlichkeit war durch starke Hitzewallungen, Juckreiz und Schlafstörungen schwer gestört – ihr Zustand wurde auf der medizinischen Skala mit der untersten Bewertung 6 (»sehr schlecht«) eingestuft. Die Tumormasse fand sich vor allem im Bereich der Lymphknoten in der linken Achselhöhle, und es gab einen Tumor, der die linke Brustwand bis zum Herzen durchsetzte und sogar schon bis zur Herzaußenwand vorgedrungen war.

Nach einem Jahr Misteltherapie zeigt das Computertomogramm eine fast völlige Rückbildung des Tumors, wobei besonders auch die innerhalb der Brust gelegenen Anteile zurückgegangen waren. Dieser Befund war auch drei Jahre später konstant, die Patientin war nahezu beschwerdefrei, Schmerzmittel wurden nicht benötigt, eine Progression trat nicht ein, es wurden auch keine weiteren Metastasen festgestellt.

Beispiel: Blasenwandkrebs

In diesem Fall handelte es sich um eine 49-jährige Patientin mit einem Tumor, der die hintere Blasenwand fast vollständig durchdrungen hatte. Die Blase war bereits mit dem Schambein verwachsen. Wegen starker Beschwerden wurde eine Bestrahlungstherapie abgebrochen. In der Folge bestanden starke Schmerzen im Unterbauch und im Bereich des Steißbeins, die Patientin litt unter häufigem Wasserlassen und war nicht mehr arbeitsfähig.

Nach Beginn einer Mistelbehandlung gingen die Schmerzen zurück. Innerhalb von vier Monaten betrug die Gewichtszunahme sieben Kilo – und vier Wochen später konnte die Frau wieder arbeiten. Während der nächsten elfeinhalb Jahre kam es unter der Misteltherapie zur allmählichen Rückbildung der Tumormassen und zur weitgehenden Normalisierung des Blasenbefundes. Die Patientin war während der gesamten Krankheitsdauer arbeitsfähig.

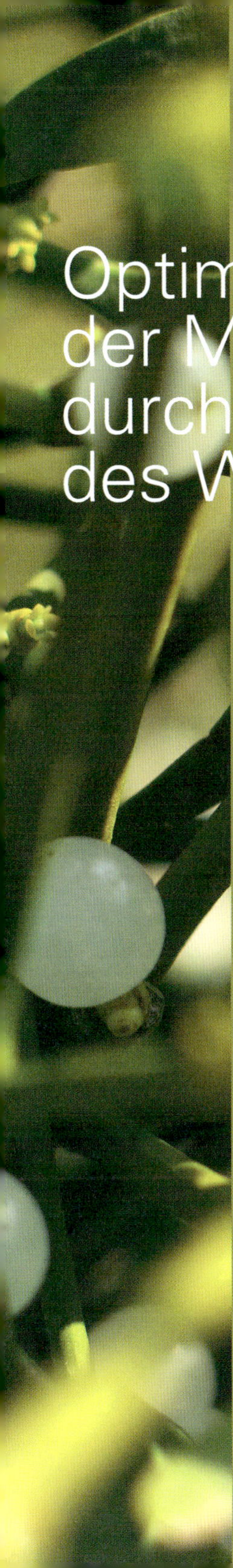

Optimierung der Misteltherapie durch bewusste Wahl des Wirtsbaums

▶ Trotz der bisher erzielten Erfolge der Misteltherapie sind die Möglichkeiten, die Rudolf Steiner aufgezeigt hat, noch längst nicht ausgeschöpft. Anthroposophische Ärzte schätzen, dass gegenwärtig erst 30 bis 50 Prozent des tatsächlich möglichen Wirkungsgrades erreicht werden – in den Mistelbehandlungen stecken also noch gewaltige Potenziale.

Doch schon die bisherigen Ergebnisse können sich sehen lassen, wie auch die Beispiele zeigen, die im vorigen Kapitel beschrieben sind. Die Mistelextrakte aktivieren nachweislich das Immunsystem der Krebspatienten und können das Tumorwachstum stoppen oder sogar dafür sorgen, dass es sich zurückbildet. Die Lebensqualität der Kranken wird verbessert, meistens wirkt die Mistel auch lebensverlängernd. Fast immer führt die Misteltherapie dazu, dass die Patienten leistungsfähiger werden, wieder Appetit bekommen und an Gewicht zunehmen. Sie schlafen wieder ruhiger und tiefer und sind weniger anfällig für Infektionen. Die Krankengeschichten zeigen auch, dass die Misteln die Stimmung der Patienten aufhellen und zur Linderung der Schmerzen beitragen, die der Tumor verursacht.

Jede Misteltherapie ist natürlich eine sehr individuelle Behandlung – die verabreichten Substanzen, die Dosis und die zeitlichen Kriterien bei den gegebenen Medikamenten lassen sich nicht in ein einheitliches Schema pressen, sondern verändern sich von Fall zu Fall. Deshalb ist es bei Misteltherapien normal, dass im Laufe der Behandlung das Medikament oder die Dosierung gewechselt wird – je nachdem, wie der Patient auf die Arznei oder auf einzelne Wirkstoffe der Mistel reagiert. Dem Wissen und der Erfahrung des Arztes kommt daher eine besonders große Bedeutung zu.

Um die Wirksamkeit von Mistelbehandlungen zu optimieren, ist es notwendig, die bisherige Vorgehensweise – ganz im Sinne Rudolf Steiners – um einige wichtige Aspekte zu erweitern. So sollte vor Beginn einer Therapie erst einmal die – bisher zu wenig beachtete – typologische Verwandtschaft zwischen dem Patienten und dem Wirtsbaum, von dem die Mistel stammt, geklärt werden. Zusätzlich sollten den für die Behandlung ausgewählten Mistelwirkstoffen auch

Metallsubstanzen beigemischt werden. Denn diese Kombination, so Steiner, kann die Heilchancen bei Krebs noch einmal deutlich verbessern. Das gilt auch für die ergänzende Therapie mit anderen »Winterblühern«, vor allem für die beiden Pflanzen Christrose und Herbstzeitlose. Auch homöopathisierte Arzneien aus Tieren – wie der Ameise, der Kreuzspinne, der Biene und Hornisse sowie den Schlangen – wirken dämpfend auf die Krebsbildung ein. Die künftige Berücksichtigung dieser Faktoren wird den bisher schon hohen Wirkungsgrad der Misteltherapien noch deutlich übertreffen, sodass die Heilungsaussichten bei der Volkskrankheit Krebs wahrscheinlich eine ganz neue Dimension erreichen.

Darüber hinaus gewinnt die Idee für eine Mistelimpfung zunehmend an Bedeutung, weil viele Vorstufen von Krebs, die sogenannten Präkanzerosen, heute bekannt sind und durch den Einsatz von Misteln nachweislich positiv beeinflusst werden. Mehr dazu im Kapitel zur Mistelimpfung.

Die geistig-soziale Analogie zwischen dem Wirtsbaum der Mistel und dem krebskranken oder gefährdeten Menschen sowie die richtige Zuordnung einer metallischen Substanz sind somit die entscheidenden Fortschritte, um die Misteltherapie zu vervollkommnen. In diesem Kapitel versuchen wir, diese wichtigen, aber ziemlich komplizierten Aspekte zu beschreiben. Wir bezeichnen dabei das verbesserte und verfeinerte Verfahren als »optimierte« beziehungsweise »typologische« Misteltherapie.

Gemeinsamkeiten von Baum und Mensch

Die optimierte Misteltherapie ist seit einigen Jahren keine These mehr, sondern wird europaweit in Kliniken und Universitätseinrichtungen sowie in Arztpraxen eingesetzt. Inzwischen sind tausende Krebspatienten, von denen viele sogar als austherapiert galten, nach diesem Verfahren behandelt worden – mit meist außerordentlich guten Erfolgen. Natürlich gab es wie bei allen neuen Methoden auch Enttäuschungen, aber die Ergebnisse sind insgesamt sehr erfreulich.

Selbstverständlich muss jede Form von Krebs zunächst schulmedizinisch behandelt werden. Doch die klinischen Erfahrungen zeigen: In Verbindung mit einer optimierten Misteltherapie kann bei Krebspatienten die Heilquote beziehungsweise die Lebensverlängerung deutlich verbessert werden. Die bisher dokumentierten Fälle reichen selbstverständlich nicht aus, um wissenschaftlichen Anforderungen gänzlich zu genügen, aber sie stoßen ein Tor zu bislang unbekannten Wegen auf. Wer Neuland betritt, kann selten schon von Beginn an beweisen, dass seine Methode richtig ist und allen Nachprüfungen standhält – das gilt auch in der Medizin. Umso wichtiger ist es, dass die optimierte Misteltherapie möglichst bald in eine breit angelegte Studie einbezogen wird, die sich über einen entsprechenden Zeitraum erstreckt, damit die Heilerfolge auch mittel- und langfristig bewertet werden können.

Von entscheidender Bedeutung für die Wahl des richtigen Mistelpräparates ist letztendlich, dass der jeweilige Wirtsbaum zum sozialen Typus des Patienten passen muss. Diese typologische Übereinstimmung, die im vorliegenden Buch erstmals außerhalb von Fachpublikationen dargelegt wird, ergibt sich aus der Analogie von Baum und Mensch. Es wurden dazu die 13 Bäume ausgewählt, deren Mistelpräparate heute in potenzierter Form von den verschiedenen Herstellern angeboten werden. Jeder dieser Wirtsbäume hat in der Botanik und in der Phyto-Pharmakologie, in der Mythologie und Homöopathie charakteristische Merkmale, die auch bei bestimmten Menschen erkennbar sind. Deshalb werden die Eigenschaften der Bäume in eine Beziehung zu den Menschentypen gebracht, wie sie der Arzt und Wissenschaftler Dr. Edward Bach (1886–1936) in seiner berühmten Lehre von der Bach-Blütentherapie beschrieben hat. Dr. Bach hat darin völlig wertfrei Menschen aufgrund ihrer Charaktereigenschaften in typologische Gruppen eingeteilt – mit ihren Stärken, ihren Schwächen und mit ihrer individuellen Problematik. Zum besseren Verständnis haben wir dabei manche Wesenszüge der Bäume und der Menschen schärfer konturiert oder bewusst in vereinfachter Form dargestellt. Am Beispiel von 13 Misteln sollen die Analogien aufgezeigt werden, die zwischen den Bäumen und den verschiedenen Menschentypen bestehen. Die Therapie mit den unterschiedlichen Mistelbäumen ist also analog zur Bach-Blütentherapie zu sehen, sie ist aber erheblich tiefer wirksam.

Vom Wesen eines Baumes

Seit Adam und Eva wissen wir: Mensch und Baum sind innig miteinander verbunden. Wie im Alten Testament beschrieben, tragen die Menschen den Baum des Lebens sowie den Baum der Erkenntnis und des Todes in sich. Auch die Edda, die germanische Sagenwelt, spricht von »Stammbäumen« der Menschheit: von *ask* und *embla,* Esche und Ulme.

Tatsächlich erinnern viele Bereiche im Menschen an einen Baum. Das Nervengewebe scheint in der Peripherie des Menschen zu wurzeln, bündelt sich dann im Stamm, dem Rückenmark, und entfaltet seine Äste und Blüten im zentralen Nervensystem. Im Atmungsbereich finden wir einen umgekehrten Baum, den »Bronchialbaum« mit seinen peripheren Ausfaltungen, den Alveolen. Im Blutsystem sehen wir einen arteriellen Baum des Lebens und einen venösen Baum des Todes, die einander umfassen. Kurzum: Überall sind Analogien zu finden.

Am Baum fasziniert uns außerdem, dass er Himmel und Erde zusammenzuspannen scheint. Wie auch der Mensch steht er vermittelnd zwischen Licht und Finsternis. Gleich dem Menschen muss er sich in der Materie verwurzeln, aber mit seiner Krone auch dem Himmel aufrecht entgegenwachsen. Die Analogie von Mensch und Baum ist verblüffend: Beide sind auf vielfache Weise »geerdet«, vergessen aber nicht ihren kosmischen Ursprung.

Vom Wesen der Mistel

Misteln sind weltweit in den tropischen, subtropischen und gemäßigten Zonen verbreitet. Die Anzahl ihrer anerkannten Arten ist umstritten und wird – je nach Familienabgrenzung – auf 400 bis 1400 geschätzt. Für die Misteltherapie wird nur *Viscum album* verwendet. Sie hat sich als einzige Art weit nordwärts bis nach Südschweden ausgebreitet – und gleicht in der Fauna der Kreuzotter, die als einzige Giftschlange bis in den Norden wanderte, oder unserem Efeu, der als einziger Vertreter seiner tropischen Gattung auch im kühlen Norden wächst.

Typisch für Misteln ist das Fehlen von Wurzeln. Sie dringen stattdessen mit einem saugenden Haustorium in das Kambium ihres

Wirtsbaumes ein, um von ihm »Baumwasser« mit den darin gelösten Mineralien zu übernehmen. Bis zur Hälfte der Wirkstoffe des Wirtsbaumes sind in der Mistel wiederzufinden. In ihrer ganzen Organisation und ihrem Wachstum ähnelt die Mistel einer embryonal gebliebenen Pflanze im Keimblattstadium. Andere Pflanzen bilden erst einfache Keimblätter und dann ihre jeweils charakteristischen Blätter. Die Mistel kommt aus dem ersten Stadium nicht heraus.

Viscum album zeigt einen wesentlichen Unterschied zu ihren tropischen Verwandten, die oft eine Art von botanischer Mimikry betreiben und in ihrem Aussehen dem Wirtsbaum ähneln. Im Gegensatz zu den tropischen Misteln besiedelt *Viscum album* eine Fülle verschiedener Wirtsbäume – und dennoch erkennt nur ein Experte den Unterschied zwischen einer Ahornmistel und einer Apfelmistel. Sie trägt zwar die Stoffe und Kräfte des Wirtsbaumes in sich, lässt sich von diesen aber nicht »überformen«. Sie bleibt ein ideales Gefäß für die Kräfte und Wirkstoffe des Baums.

Der Mistel auf den Leim gehen – Von der Bedeutung der Beeren und Embryonen

Nach Rudolf Steiner sind vor allem die Beeren wichtig für die Therapie – aber warum? Der Mistelembryo steckt in der Beere und ist von einer klebrigen, weißen, schleim- und leimartigen Substanz umgeben. Er muss in der Regel erst durch einen Vogelmagen »wandern«, bevor er sich – im Kot des Vogels von der Beerenhaut befreit – an einem Baum anhaften kann. Im Gegensatz zu allen anderen Samen, die vertrocknen und einen Ruhezustand benötigen, bleibt der Mistelsame in einem lebendigen Grün und photosynthetisch aktiv – ein geradezu einmaliger Vorgang! Doch auch die Beerenbildung ist ungewöhnlich. Sie erfolgt nach der Befruchtung in der Winterzeit sehr langsam und braucht bis zu der charakteristischen weißen Färbung ein halbes Jahr. So stehen sich ein unruhiger, immerzu aktiver Same als »Frühgeburt« und ein sich langsam bildendes Nährgewebe als Spätgeburt in der Beerenfrucht polar gegenüber.

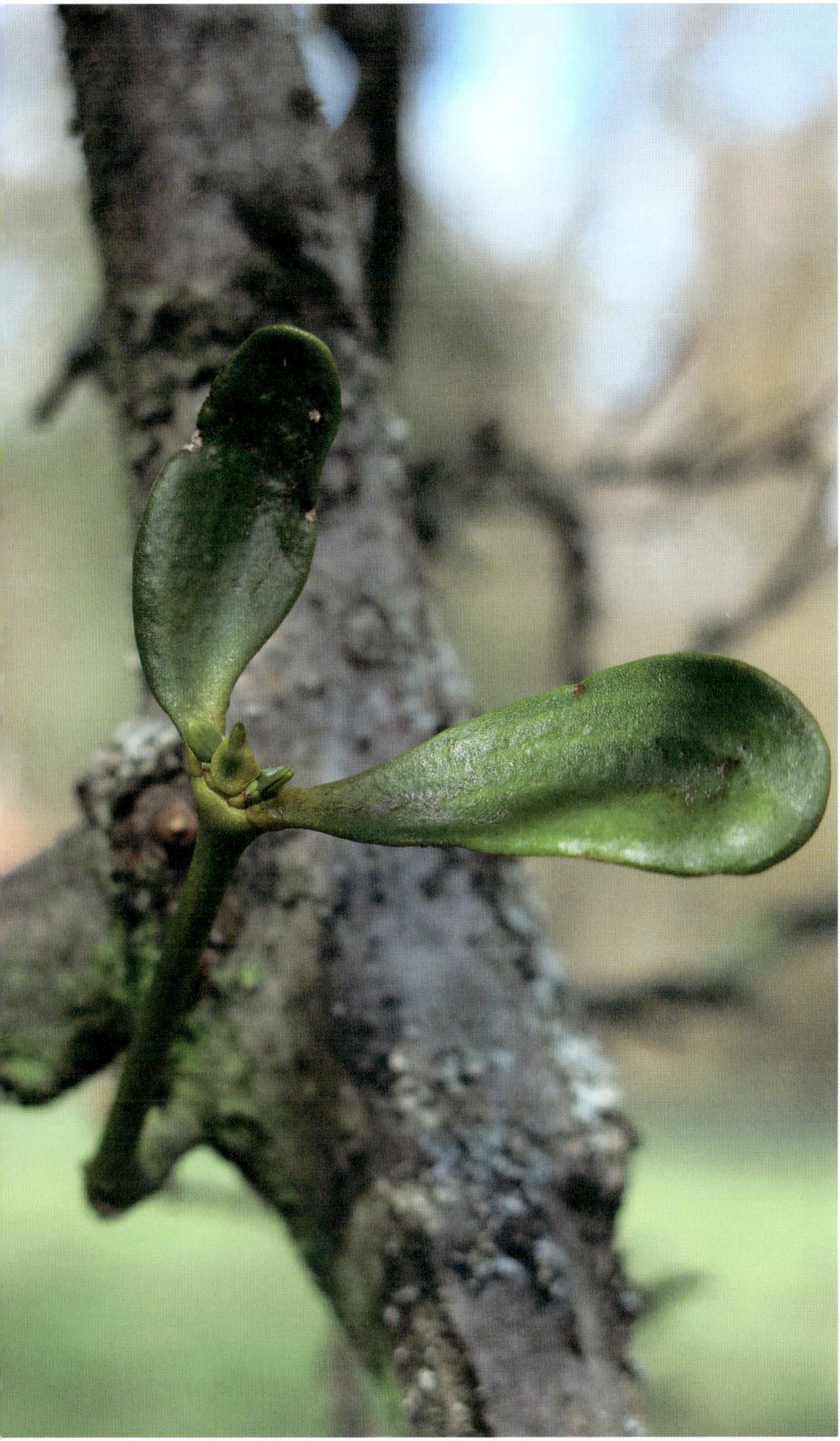

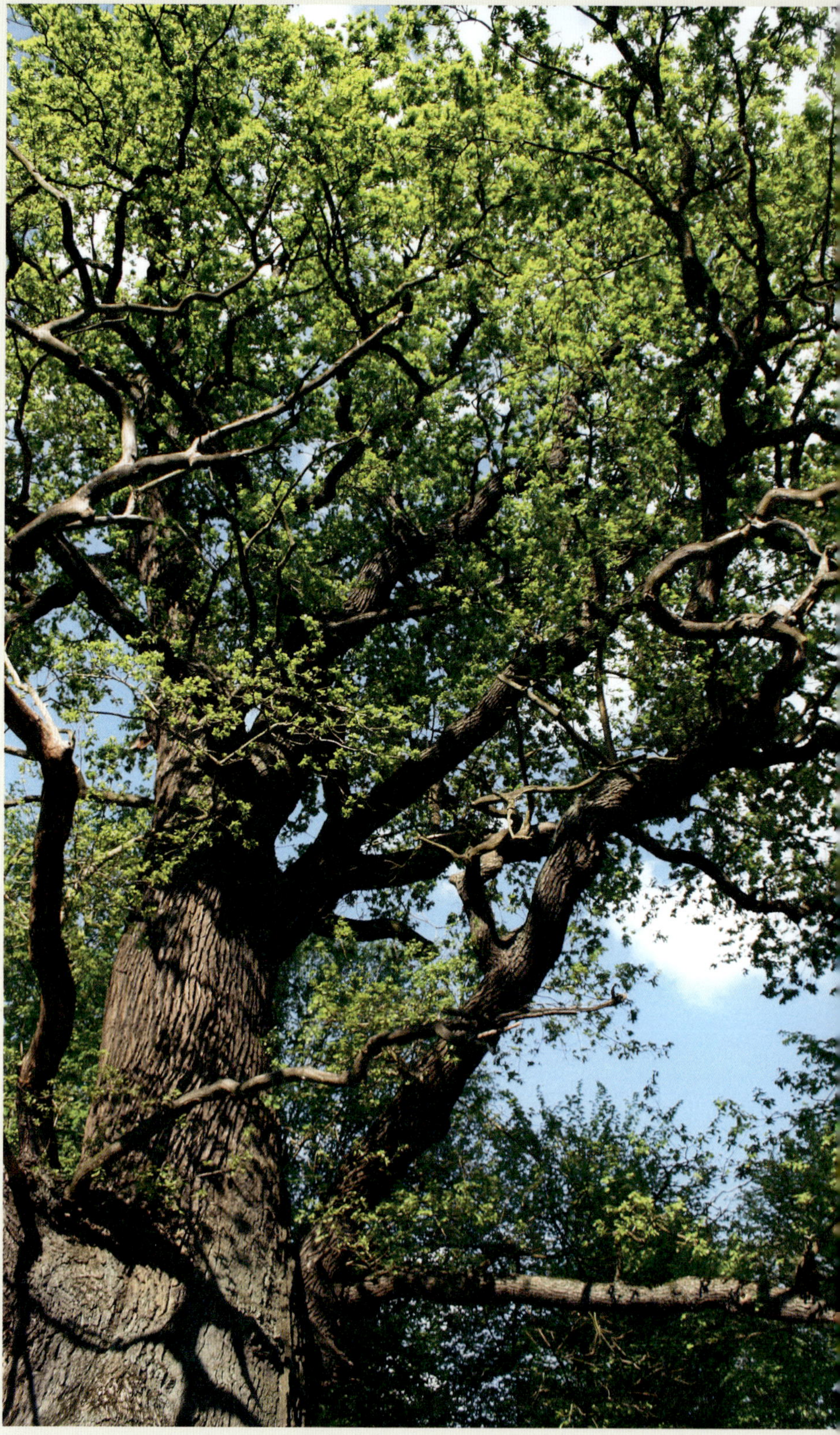

Die Eiche

Baum des männlichen Eroberungswillens

Die Eiche hat den lateinischen Namen *Quercus*, unter dem 600 Arten zu finden sind. Noch vor dem berühmten Orakel von Delphi in Griechenland gab es die heilige Eiche von Dodona. Die Priesterinnen dieses Kultes weissagten aus den Bewegungen der Blätter. Die Hügel Roms waren ursprünglich mit Eichen bedeckt, die dem Gott Jupiter geweiht waren. Auf dem Kapitol wurde der erste Jupitertempel von Romulus in der Nähe einer seit langer Zeit kultisch verehrten Eiche errichtet. An die Äste dieses Baumes hängte Romulus die Trophäen, die er dem Feind abgenommen hatte. Dies taten nach ihm auch die Helden Roms, die Imperatoren, die zum Kapitol hinaufstiegen und dabei eine schwere Krone aus dem Laub von Eichen trugen. Rom war also eine uralte Kultstätte der Eiche.

Noch höher als bei den Griechen und Römern war das Ansehen der Eiche in der germanischen Sagenwelt. Und bei den Kelten leitet sich sogar der Name »Druide« von der Eiche ab. Die Beziehung der Kelten zur Eiche ist heute den meisten durch die Lektüre von Asterix und Obelix bekannt. Den Kelten war die Eiche der heiligste Baum, und die Mistel von der Eiche – Eichenmisteln gab und gibt es nur sehr selten – wurde in besonderer Weise verehrt. Die Kelten und Germanen verehrten ihre Götter in heiligen Hainen und an Quellen, aber eben auch in Bäumen. Bekannt geworden ist vor allem die Donar-Eiche des Bonifatius in Geismar (bei Fritzlar). Donar war der Herr des Blitzes. Im Zuge der Christianisierung wurden später zahlreiche Eichen gefällt, um den Germanen die Machtlosigkeit der einheimischen Götter zu demonstrieren. Dennoch hat sich im deutschsprachigen Raum der Eichenkult lange bewahrt.

Die Eiche gilt als Lebensbaum, als ein Baum, der Regen bringt und den Kreislauf des Wassers reguliert. Die Eicheln hielt man nicht nur für nahrhaft, sondern auch für fruchtbarkeitsfördernd. Die Esche wurde in der Mythologie als Baum der Kraft betrachtet, die Eiche als der Baum der Fruchtbarkeit, der Fülle und der sozialen Begegnung. Sogar als Thing-Baum, unter dem früher Gericht gehalten wurde, ist die Eiche bekannt geworden – hier zeigen sich Beziehungen zur Linde, die ebenfalls diese Funktion innehatte. Dennoch unterscheiden sich Linde und Eiche deutlich in ihrer Ausstrahlung und in ihrer symbolischen Bedeutung: Während die Linde mit den herzförmigen Blättern und dem süßlichen Duft das weibliche, mütterliche Prinzip ausdrückt, steht die herbe, starke Eiche für das männliche Prinzip, für väterliche Kraft und Strenge.

Die Eiche ist nicht nur der kraftvollste, sondern auch der bekannteste Baum in unseren Breiten. Nicht umsonst spricht man von der »deutschen Eiche« – ein Begriff, der häufig auf Männer bezogen wird. Eichen wachsen langsam und stetig zu einer beachtlichen Größe heran. Insbesondere die Stieleiche bildet knorrige, weit ausladende und markant horizontal abstehende Äste. Die Krone selbst ist mächtig und hat starke Äste. Eichen werden etwa 30 bis 35 Meter hoch, in Ausnahmefällen sogar 60 Meter. Der imposante Baum besitzt eine tief reichende, kräftige Pfahlwurzel, die ihm selbst bei stärkstem Sturm Halt gibt. In den ersten 100 bis 200 Jahren wachsen Eichen rasch in die Höhe, die weiteren Jahre sind dem Dickenwachstum vorbehalten. Der Volksmund unterscheidet im Leben der Eiche 500 Jahre des Aufgangs und 500 Jahre des Niedergangs. In der Jugend hat der Baum eine glatt glänzende, bräunliche bis weißgraue Rinde, die sich später in eine dunkelbraune, längsrissige und außerordentlich gerbstoffhaltige Borke verwandelt. In den Hohlräumen der Eiche leben oft wilde Bienen, deren Honig die Menschen früher ernteten. Eichen sind auch der Lebensraum für den Specht, für zahlreiche Käfer, weitere Vögel und bis zu 1000 Insektenarten – auch in der Natur zeigt sich das schützende Moment dieser Baumart. Kein anderer Baum in unseren Breiten ist so »sozial«.

Die Wohltaten der Eichen sind beeindruckend – sie reichen bis hin zu den kleinen, von der Gallwespe erzeugten weichen Kugeln, die man als Brennstoff für Lampen brauchte. Diese Gallen wurden in der Antike als Färbemittel zur Herstellung von Tinte und zum Gerben von Leder verwendet. Unter allen Bäumen hat die Eiche das widerstandsfähigste Holz. Früher wurde aus 4000 Eichen ein Kriegsschiff gebaut. Das Eichenholz gilt seit jeher als das wichtigste Holz im Hoch- und Tiefbau und wird zu Fässern, Eisenbahnschwellen und Parkettböden verarbeitet. Ebenso diente es der Herstellung von Schleusen, Fußböden, Fenstersimsen und Wasserrädern. Die immergrünen Korkeichen werden in Portugal und Spanien zur Gewinnung von Kork geschält. Die Eicheln sind als Kraftfutter bei den Wildschweinen begehrt, sie wurden aber auch als Kaffeebohnen-Ersatz genutzt.

In der traditionellen europäischen Medizin fand die Eiche bei Infektionen im Verdauungstrakt und der Blase Verwendung. Nebenhöhlenkatarrh und übermäßige Menstruationsblutungen sind weitere Indikationen. Die Substanzen der Eiche dienten der Stärkung der Unterleibsmuskulatur und halfen bei einem Gebärmuttervorfall. Auf Krampfadern und Hämorrhoiden wirken die Eichenextrakte entspannend. Anderen Berichten zufolge neutralisiert die Eichentinktur das Verlangen nach Alkohol. Eichenrindenbäder heilen Hautgeschwüre, und nach Pfarrer Kneipp soll man Eichenpräparate bei Kropf und geschwollenen Lymphdrüsen anwenden. Heutzutage wird die Eiche in der Volksheilkunde vor allem äußerlich bei feuchten Ekzemen eingesetzt. Sie wirkt adstringierend und austrocknend. Erfahrungen aus der Holzindustrie zeigen, dass der Holzstaub von Eichen (und Buchen) auffallend oft zu Tumoren in den Nasennebenhöhlen führt. Tumore bei Schreinern in diesem Bereich werden sogar als Berufskrankheit anerkannt. Es ist damit mehr als wahrscheinlich, dass die Eichenmistel gerade gegen diese Krebsart eingesetzt werden kann. Umgekehrt wird Eichenrinde als ein gutes Mittel bei Katarrh und Verstopfung der Nebenhöhlen verwendet. Als Mundspülung empfiehlt sie sich bei entzündetem Zahnfleisch und Aphten (schmerzhafte Entzündungen der Mundschleimhaut) ebenso wie zum Gurgeln bei Mandel-, Rachen- und Kehlkopfentzündungen.

In der Homöopathie gilt die Eiche als Mittel bei Alkoholmissbrauch, sie stärkt eine kranke Leber. Leberbeschwerden, Bauchwassersucht, Gicht und eine vergrößerte Milz sind die wichtigsten Erkrankungen, die mit Eichensubstanzen behandelt werden können. Die Beziehung der Eiche zur Leber sowie zu trockener und derber Haut wurde vor allem durch medizinische Beobachtungen in jüngster Zeit bestätigt.

Der Eichenmensch – Männliches Kraftpotenzial und die Gefahr der Erschöpfung

Die Mistel von der Eiche hilft vor allem alten, erschöpften Kämpfern, also Patienten, die ihr ganzes Leben lang geschuftet haben. Sie gelten als der Inbegriff dessen, was die Gesellschaft unter »männlich« versteht, auch wenn zu diesem Typus ebenfalls Frauen gehören. Schwächen kann sich ein Eichentyp nie erlauben. Vielmehr sind es Menschen, die Haus und Hof immer in Schuss gehalten haben. Sie besitzen zwar eine gute Gestaltungskraft nach außen, doch in der Beziehung zu sich selbst gibt es oft Defizite, vor allem im eigenen Gefühlsleben. Häufig gilt die Eichenanalogie für Bauern und freie Unternehmer und allgemein für Menschen, die sich selten von ihrer Scholle entfernt haben und nur ungern in den Urlaub fahren.

Das Wesen der Eiche findet sich häufig bei Patienten, bei denen sich Kraft, Ausdauer und ein starker Wille mit hohen Idealen paaren. Sie führen allerdings ein eher erstarrtes Leben und setzen sich selbst und die anderen unter einen enormen Leistungs- und Erfolgsdruck. Im positiven Sinn kann man diese Menschen als zuverlässig, pflichttreu und strebsam bezeichnen. Negativ fallen eine Verarmung des inneren Lebens sowie ein mangelndes Bewusstsein für Entspannung, Spaß und kreative Pausen auf. Eichenpatienten wollen nie zeigen, dass sie schwach sind oder anderen nicht mehr helfen können. Eichenmenschen erkennt man an ihrer ausgeprägten sozialen Grundhaltung – dank ihrer Leistungen kommen andere erst zu Brot und Arbeit. Sie sind vielleicht nicht im emotionalen Umgang sozial, wohl aber in ihren Taten. Bei manchen besteht das Gefühl, gegen Unwahrheiten ankämpfen zu müssen (Michael-Kohlhaas-Syndrom) und ungerecht behandelt zu werden – bis hin zu der Meinung, dass andere Menschen erst dank der Förderung durch den Eichentyp überhaupt etwas werden können. Sie vermitteln den Eindruck, dass sie ununterbrochen beschäftigt sind, und sie ärgern sich schnell und oft.

Die Innenwelt des Eichenmenschen, sein Seelenzustand, mutet eher alttestamentlich an. Seine Moralvorstellung folgt auffallend oft einem Schwarz-Weiß-Schema. Stets betont er den Kampf. In der »deutschen Eiche« beispielsweise finden sich viele Eigenschaften, die man vor allem den Deutschen nachsagt: Stärke und Zuverlässigkeit bis hin zum Starrsinn.

Von der Gestalt her sind Eichenpatienten eher pyknisch gedrungen oder athletisch und besitzen eine derbe, kräftige Haut. Besonders im Gesicht sticht öfters eine feine wettergegerbte Fältelung der Wangenhaut heraus. Sie glauben, dass sie nur dann in der Gesellschaft anerkannt werden, wenn sie etwas Besonderes leisten – deshalb gelten Eichenmenschen als gute und effektive Arbeiter. Heute findet man sie oft unter den Extremsportlern wieder. Für sie typische Sportarten sind Triathlon, Body-Building, aber auch Boxen und Ringen. Es verwundert nicht, dass es vorwiegend Männer sind, die an Eichensymptomen erkranken, und zwar besonders häufig an Organen, die für Männlichkeit stehen, vor allem an Prostata, Leber und Galle. Ansonsten sind aber auch Tumore mit Metastasen in den Knochen, Leberkrebs und Lebermetastasen sowie Sarkome typisch für Eichenmenschen. Bei Frauen besteht die Indikation zur Eichenmistel, wenn das »Walkürenmotiv«, die starke energische Frau, auftaucht.

Beispiel: Prostatakrebs und Dickdarmgeschwulst

Bei einem 70-jährigen Mann waren ein Prostatakarzinom und eine Geschwulst im Dickdarm gefunden worden. Der Patient hatte eine kräftige, athletische Statur, war sehr beweglich und dynamisch und hatte klare Vorstellungen von seiner Lebensplanung. Das Karzinom wurde operativ entfernt. Danach litt der Mann aber immer wieder an starken Rückenschmerzen, eine Knochenmetastase konnte jedoch ausgeschlossen werden. Allerdings bestand ein Bluthochdruck. Infolge des agilen Allgemeinzustandes, des sportlichen Hintergrundes und aufgrund seiner sehr bestimmten Einstellung zum Leben lag ein Bezug zur Eiche nahe. Deshalb wurde mit einer Eichenmistel-Behandlung begonnen, zusätzlich musste der Patient Weidenröschentee trinken. Diese Behandlung erhöhte bei dem Mann die Körpertemperatur zeitweise bis auf 39 Grad. Die Rückenschmerzen, die bis dahin regelmäßig bestanden, verschwanden völlig, und der Mann konnte wieder unbeschwert wandern. Sein früher sehr häufiger Harndrang ließ nach, sein erlahmtes sexuelles Verlangen steigerte sich wieder. Auch die Entwicklung des wieder nachgewachsenen Prostatakarzinoms war erfreulich: Bei einer Kontrolle wurden in der Gewebeprobe keine Krebszellen mehr gefunden, sondern ein Entzündungswall um den nunmehr gutartigen Tumor.

Beispiel: Prostatakrebs

Bei einem Patienten wurden in einer Radikaloperation ein Prostatakarzinom und die Hoden entfernt. Der Mann war eine kraftvolle Persönlichkeit, stammte aus einer Bauernfamilie und war auf dem Land aufgewachsen. Er musste in seinem Leben zahlreiche Schicksalsschläge überwinden. Die erste Frau verließ ihn über Nacht und forderte später viel Geld von ihm. Sein Sohn war durch Unfälle körperlich schwer gezeichnet, eine Enkeltochter kam blind auf die Welt. Dem Patienten war es nachts immer zu warm, er erzeugte offenbar zu viel Hitze. Wenn er sich ins Bett legte, stellten sich häufig starke Krämpfe in den Beinen ein, an denen auch deutliche Anzeichen für Krampfadern zu erkennen waren.

Im Anschluss an die Operation fühlte sich der Mann relativ stabil und gut, aber nach acht Jahren wies der Tumormarker wieder auf eine Krebserkrankung hin – und tatsächlich fanden sich dann Lymphknotenmetastasen im gesamten Bauchraum. Nach einer sofortigen Chemotherapie kam es zum Verschluss des Darms und des Gallengangs. Die Therapie wurde abgebrochen, der Patient bekam Bestrahlungen.

In diesem Zustand kam der Mann in die Humboldt-Klinik Bad Steben. Aufgrund seiner Biografie und wegen der vielen Schicksalsschläge, denen er sich immer mutig entgegengestemmt hatte, war eine Analogie zum Wesen der Eiche auszumachen. Der Mann erhielt also zweimal pro Woche ein Eichenmistel-Präparat unter die Haut injiziert, zusätzlich wurde eine Kupfersubstanz verabreicht. Bereits einen Monat später fühlte er sich – seinen eigenen Worten zufolge – gelöster. Ihm war nachts nicht mehr so heiß, die Krampfadern in den Beinen verschwanden fast vollständig, die Krämpfe in den Beinen traten nicht mehr auf, und der Patient aß wieder gern und gut.

Gedanken eines Patienten

Ein Mann mit fortgeschrittener Leberzirrhose mit Bauchwassersucht sagte während der Behandlung mit Eichenmistel und Christrose: »Die Mistel fokussiert, zentriert, bringt Übersicht und Ruhe. Sie führt zum Selbst, man wird seines Selbst gewahr und begreift den Unterschied zum Ego. Aus dieser Einsicht gewinnt man einen

Länger leben

Die Beziehung zwischen Leber, Pankreas und Eichenmistel zeigt sich eindrücklich in einer Studie aus dem Jahr 2013 zu den Überlebenszeiten beim Pankreaskarzinom, das bis heute nur sehr schwer mit der herkömmlichen Chemo- und Strahlentherapie behandelt werden kann. Verglichen wurden Patienten, die Eichenmistel-Präparate bekamen und solche, die sie nicht erhielten. Sowohl die Überlebenszeiten wie auch die Lebensqualität waren bei den mit der Mistel behandelten Patienten wesentlich besser.[4]

Standpunkt. Nur wer einen Standpunkt hat, kann sich orientieren. Und man beginnt, nun zu prüfen, wo sich was bewegt, verändert, entwickelt, wirkt. Selbstgewahrsamkeit stellt sich ein, Selbstverantwortung und Resonanz mit dem, was wir Krankheit nennen.«

Zur Christrose meinte er: »Die Christrose destabilisiert alle alten Muster, Bezüge und Konditionierungen. Sie schafft Chaos, aus dem eine neue Ordnung entsteht. Man gewinnt den Eindruck, dass die Christrose vor nichts Halt macht. Es findet eine Verwirbelung der Wahrnehmung statt, die keine Griffe zum Festhalten mehr bietet. Man hat das Gefühl, die eigene Identität löst sich wie ein Zuckerstück in einem Topf voll Wasser auf.«[5]

Die Eichenmistel: Natürliches Doping für das Alter

Wenn der Mensch auf die fünfzig zugeht, lassen seine Fortpflanzungskräfte nach, der Einfluss der Hormone wandelt sich in den Wechseljahren. Es fällt auf, dass sich Tumore der Geschlechtsorgane in der Regel erst dann entwickeln, wenn diese Organe in ihrer Funktion eine Einschränkung erfahren. Die Kräfte, die bisher in

4 Tröger, W. et al.: *Viscum album [L.] extract therapy in patients with locally advanced or metastatic pancreatic cancer. A randomised clinical trial on overall survival,* European Journal of cancer, Volume 49, Heft 18, Dezember 2013, S. 3788–3797

5 Mehr zur Christrose in Wilkens: Die Heilkraft der Christrose, AT Verlag, 2014

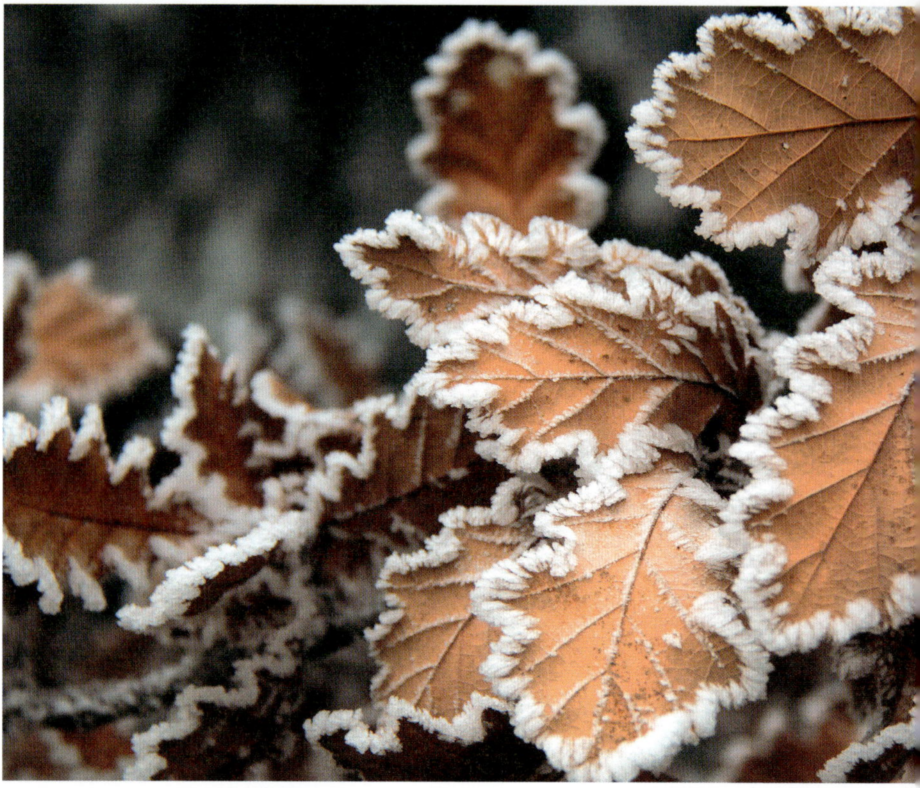
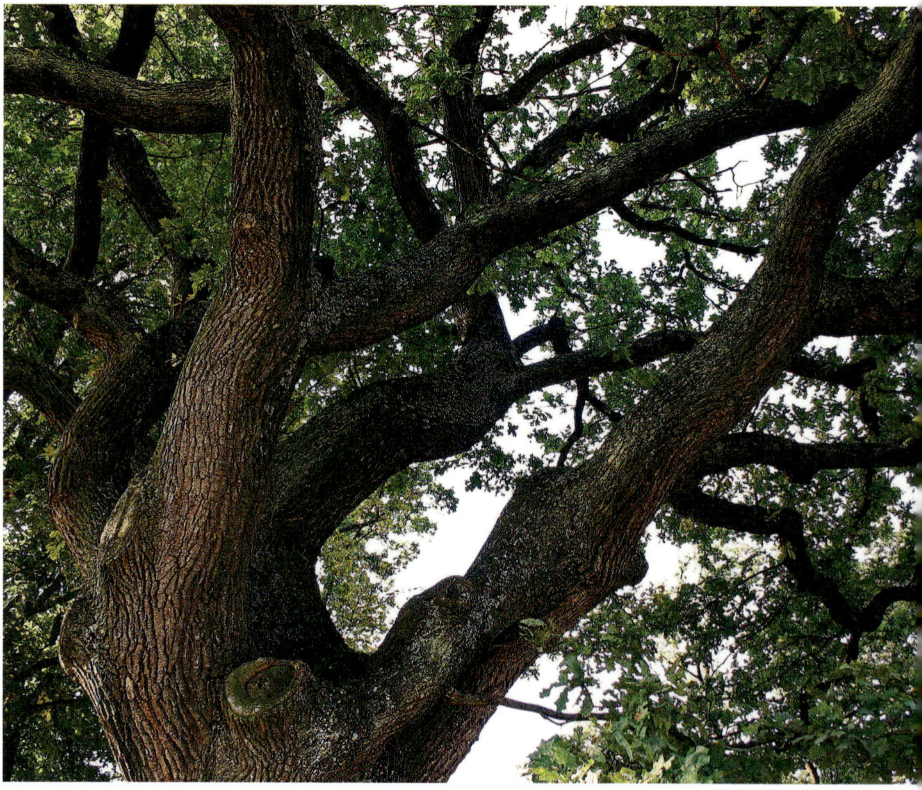

den Sexualorganen zur Verfügung standen, werden nun teilweise frei – mit dem Potenzial für geistige Aufgaben. Männern gilt dann oft als neues Ideal weniger die Ehefrau, sondern der Porsche oder ein neues »Amt«, das ihnen Ausstrahlung und Würde verleiht. Diesen Menschen, denen Macht und Eroberung fast alles bedeuten, kann die Eichenmistel helfen, dass sie zumindest einen Teil der jetzt frei werdenden Kräfte für ihr geistiges Wachstum nutzen – und nicht das Entstehen von Tumoren nähren.

Die Eiche

Ich bin! Ich bin! In welchem Sinn?
Im Sinn der Kraft. Aus herbem Saft.
Aus hartem Holz. Beherrschter Stolz.
Nach innen ausgewogen.

Nach außen nicht.
Es ist das Zeichen aller Eichen,
der Kraft des Schwachen auszuweichen.
Sie steh'n allein. Sogar im Hain. Kontaktarm ohnegleichen.
Das, was sich dort zum Himmel reckt,
ist seelisch stumm, ein Fluidum, von keinem zu erreichen.

Was wird von ihr in dir geweckt?
Respekt vor dem Geheimnis Kraft,
das sie nicht durch die Borke schafft. Ans Weltenlicht.
Nein, eine Antwort gibt sie nicht.
Ein Licht, dem es an Licht gebricht, ist dieser Baum.

Was sagt er aus? Was tut er kund?
Die Antwort liegt im Untergrund.
Der Erdgeist schweigt. Weist nur auf Kraft.
Und doch versteht er's meisterhaft,
uns WAS IST KRAFT zu fragen.

Alexander Cohn

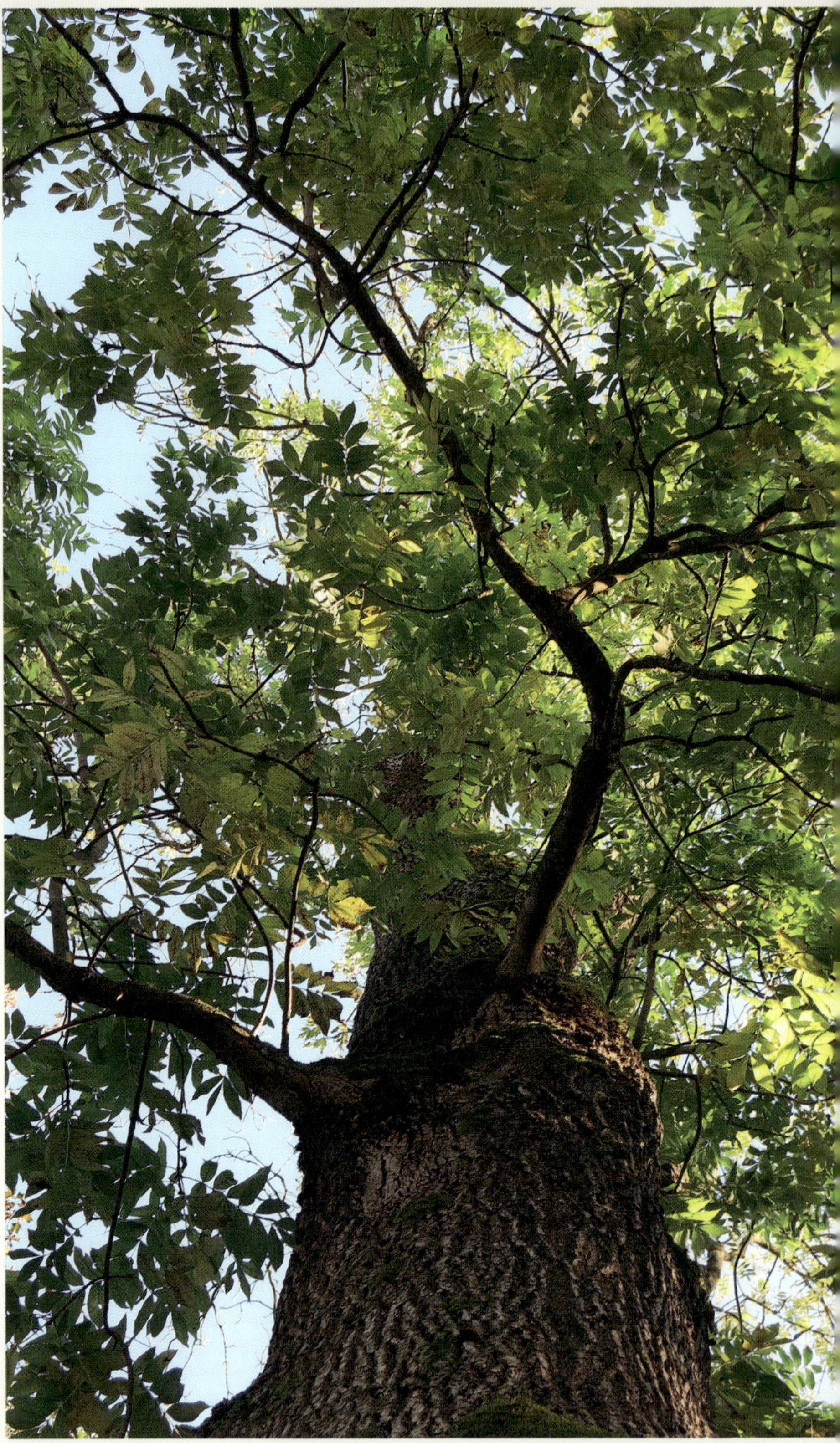

Die Esche

Zartheit und Kraft wunderbar vereint

Die Esche hat schon im Namen etwas von »überquellender Kraft«. Die deutsche Bezeichnung »Esche« ist vom indogermanischen Wortstamm *os* abgeleitet, der einen engen Bezug zu Quellwasser ausdrückt – er ist Bestandteil von Städtenamen wie Oslo oder Osnabrück und betont das Vorkommen der Esche im Umfeld von Quellen. Doch auch ihre anderen im Volkstum gebräuchlichen Namen weisen auf interessante medizinische Eigenschaften hin. Wegen der Verwendung des elastischen Holzes wurde die Esche »Bogenbaum« oder »Spindelbaum« genannt. Ein anderer Name ist »Wundholz«, weil angeblich Wunden heilen, wenn man mit dem Eschenholz darüber reibt. Im Tiroler Zillertal heißt die Esche »Schwindholz« – man benutzte sie gegen Muskelschwund. Und die vielfach gebräuchliche Bezeichnung »Geißbaum« entstand, weil die Blätter den Ziegen als Futter dienten.

Eschen sind von einer beeindruckend harmonischen, schlanken, ja geradezu majestätischen Gestalt. Dieses äußerliche Bild wird in der Natur noch verstärkt, weil Eschen nur selten in größeren Beständen auftreten. Sie wachsen gern in Tälern, an Bächen und Flussufern. Mit ihrer Wuchshöhe von bis zu 40 Meter sind sie in ganz Europa zu Hause. Die Esche stellt hohe Ansprüche an ihre Umwelt. Sie liebt nicht zu warme Plätze mit viel Licht und einer hohen Luftfeuchte.

Der lateinische Artenname *excelsior* nimmt Bezug auf die Gestalt des Baumes: hochragend, majestätisch. Er ist ein Hinweis auf das starke, tief wurzelnde Wesen der Esche, die hoch aufwächst und in der Sonne ein zauberhaftes Spiel ihrer zarten Blätter entfaltet. In der Esche wird der Wille zum Großen sichtbar, ohne dass sich der Stamm, die Äste, die Zweige und Blätter in wildem, ungezügeltem Wachstum verlieren und das Kleingliedrige missachten. Das Holz ist hart, aber voller Spannkraft – kein Wunder, dass die Menschen daraus seit jeher sowohl nützliche Geräte für Garten und Acker als auch Speere, Lanzen, Pfeile und Bogen machten.

Die Esche gehört zur Familie der Ölbaumgewächse (Oleaceae). Dazu werden neben dem berühmten Ölbaum auch der Liguster, der Flieder, die Forsythie und der Jasmin gezählt. Im Gegensatz zu ihren strauchartigen Verwandten verzichtet die Esche weitgehend auf Blütenpracht, Farbgebung und Duft. Sie scheint sich im Blühen ganz dem Seelischen ihres Umfelds hinzugeben – der bewegten Luft und den Bienen, die an ihren Pollen naschen. Die Blüten werden auf Nebentriebe zur Seite gedrängt und sind unscheinbar. Im Herbst, wenn rundherum die Baumkronen in unzähligen Farbnuancen aufleuchten, bleibt die Esche auffallend lange grün. Eine ins Auge springende Herbstverfärbung entwickelt sich bei ihr nicht, in manchen Fällen tritt ein blasses Gelbgrün zutage. Meistens aber wirft sie ihre Blätter in voller Lebensfunktion – noch grün – ab. So ist schon bei der Baumbetrachtung zu erkennen, welch großartige, selbstlose Kräfte bei der Esche am Werke sind.

In der Pflanzenheilkunde wurden die Eschenblätter früher bei Gicht und Rheumatismus eingesetzt. Man empfahl sie als Umschlag zur Heilung von Wunden und Knochenbrüchen, gegen Steinleiden, Gelbsucht und als Muskelheilmittel. Der Samen half angeblich sogar bei Herzzittern, zur Entwässerung und als Aphrodisiakum. Andere Quellen nennen die Eschenblätter als hilfreiches Mittel bei Fruchtbarkeits- und Fortpflanzungsstörungen sowie bei Bisswunden. Die fiebersenkende Rinde der Esche wurde früher als Chinarinde Europas für Wechselfieber genutzt. Sie wirkt belebend bei müden Füßen und ist gegen Blutspucken angezeigt.

In der Mythologie der Edda versinnbildlicht die Esche das Kraftzentrum der Welt und gilt als Träger des Lebens. Wie kein anderer Baum widersteht sie zerstörerischen Kräften und gibt inmitten von Katastrophen Kraft. Mit ihren ganz besonderen Eigenschaften wurde die Esche zum Sinnbild für ein Ideal, in dem gleichzeitig Macht und Zartheit vereinigt sind.

Der Eschenmensch – Aufopferung bis zur Erschöpfung

Die Eschenmistel kann ihre volle Kraft insbesondere bei engagierten, sportlich kraftvollen Frauen entfalten. Eschenmenschen sind in der Lage, Belastungen über eine lange Zeit zu ertragen. Sie sind freundlich und der Familie ebenso zugewandt wie der Umwelt. Ohne sich selbst in den Mittelpunkt zu stellen, sind sie bereit zu dienen. In seinem Wesen ist der Eschenmensch extrem belastbar, dabei sehr elastisch, und er besitzt eine hohe Opferbereitschaft. In unserer modernen Gesellschaft sind das zumeist berufstätige Frauen, die auch Familienpflichten übernehmen. Oft führt die Überforderung in den beruflichen und häuslichen Pflichten irgendwann zu einer Krankheit. Betroffen sind vor allem Muskeln und andere »Kraftorgane«, auch die Gebärmutter, die ja ein sehr starker Muskel ist, sowie das kraftspendende Organ für die Säuglinge schlechthin: die weibliche Brust.

In homöopathischer Dosierung ist die Eschenmistel das »klassische« Mittel gegen Mammakarzinome, besonders bei hormonpositiven Brustkrebsen. Auch wenn im weiblichen Unterleib Funktions- und Wachstumsstörungen auftreten, wird sie mit Erfolg eingesetzt. Bei Fieberbläschen, Gicht und Rheuma (Muskelrheuma!) hilft die Eschenmistel ebenfalls. Sie ist botanisch der Olivenbaum des Nordens. Tatsächlich hat sie auch eine enge Verbindung zur Bach-Blüte Olive. Sie wird regelmäßig bei Menschen eingesetzt, die an schwerer Erschöpfung leiden, dem sogenannten Cancer-fatigue-Syndrom.

Die Erfahrung und Studien zeigen, dass die Eschenmistel die Lebensenergie steigert. Gerade bei Patienten, die sehr erschöpft sind und denen es an Kraft fehlt, kann diese Mistel den Allgemeinzustand verbessern oder sogar Heilung erzielen. Sie wird daher gern auch in metastasierten Stadien einer Krebserkrankung eingesetzt.

Beispiel: Brustkrebs mit zahlreichen Lymphknotenmetastasen

Bei einer 42-jährigen Patientin war ein tastbarer Knoten im Bereich der linken Brust festgestellt worden. Die daraufhin durchgeführte Ultraschalluntersuchung und eine Mammografie bestätigten den

Verdacht auf einen Tumor. Die Frau hatte sich bereits seit einigen Monaten schwach und erschöpft gefühlt. Sie war ein hagerer, hellhäutiger Typus mit roten Haaren, sehr empfindsam und mitfühlend – und sie opferte sich für Familie und Beruf auf.

Die Schwäche und Erschöpfung der Frau, ihr eher sportlicher, schlanker Habitus, die Doppelbelastung in Beruf und Familie sowie ihr auf Hormone positiv reagierender Brustkrebs – aufgrund dieser Charakteristik lag eine Analogie zum Wesen der Esche nahe. Noch vor der Operation wurde also mit einer Eschenmistel-Therapie begonnen. Zusätzlich erhielt die Frau einige pflanzliche Arzneien aus der anthroposophischen Medizin. Bei der alsbaldigen Operation wurde die linke Brust komplett entfernt, es folgten neben einer Chemotherapie auch Bestrahlungen. Bereits zwei Wochen nach der OP befand sich die Patientin in einem guten Zustand. Müdigkeit und Schwäche hatten nachgelassen, aber die Frau zeigte große Angst vor einer neuerlichen Ausbreitung des Tumorgewebes. Sie spritzte sich daher unverändert regelmäßig das Eschenmistel-Präparat. Zwar trat bei ihr nicht das sonst übliche Fieber auf, aber in der Tagesrhythmik schwankte die Körpertemperatur deutlich zwischen 35,7 und 37,5 Grad Celsius.

In den Folgejahren fühlte sich die Frau rundum sehr gut, man sah ihr dieses positive Lebensgefühl auch äußerlich an. Ergänzend zur Misteltherapie wurde nun regelmäßig eine Hyperthermie durchgeführt, bei der sie in der Regel bis 39 Grad auffieberte.

Drei Jahre nach der Erstoperation ertastete die Frau an ihrer rechten Brust dann allerdings eine Verhärtung. Die ärztliche Untersuchung ergab, dass tatsächlich wieder ein Karzinom vorhanden war, sodass erneut eine Operation anstand. In den Wochen vor der OP behandelte sich die Frau selbst mit Schwedenbitter- und Zinnkrautauflagen und trank einen Tee, den sie aus Zinnkraut und Ringelblumen mischte. Bei der letzten Kontrolluntersuchung wenige Stunden vor der Operation zeigte sich etwas völlig Unerwartetes: Die Metastasen hatten sich komplett aufgelöst, die OP konnte abgesagt werden.

Das von Monat zu Monat stetig gewachsene selbstständige Entscheiden der Patientin und ihr aktives Tun nach dem Metastasenverdacht deuteten auf eine zunehmende Fähigkeit zur Selbstregulation hin, bei der man sein Leben wieder in die eigene Hand nimmt. Die Eschenmistel eignet sich meistens zu Beginn einer Misseltherаpie, wenn die Patienten infolge der Operation oder Chemotherapie erschöpft und geschwächt sind. Bei kraftvoll wirkenden Patienten kann die Eschenmistel auch im weiteren Verlauf der Genesung von gutem Nutzen sein. Mehr als die anderen Misteln ist bei der Esche eine »hormonartige« Wirkung zu finden – so gleicht die Behandlung mit der Eschenmistel geradezu einer anthroposophischen Hormontherapie gegen Krebs.

Beispiel: 78-jährige Patientin mit fortgeschrittenem Ovarialkarzinom mit Bauchwassersucht und Hautmetastasen

Diese Patientin befand sich schon in einem Endstadium, wo nur noch wenig Hoffnung besteht und die Onkologen von einer »palliativen Situation« sprechen, einem nicht mehr heilbaren Zustand. Die Frau (49 Kilogramm Gewicht bei einer Größe von 1,60 Meter) zeigte bei der Aufnahme in unserer Klinik alle Zeichen einer Krebskachexie (Erschöpfungszustand und Abmagerung durch die Erkrankung). Im Bereich des Abdomen waren multiple Hautmetastasen tastbar.

Sie erhielt zur Stabilisierung ein- bis zweimal pro Woche die Eschenmistel in homöopathischer Dosierung (D10) sowie Silber (Argentum metallicum praeparatum D20) als subkutane Injektionen, die sie dann auch durch die Hausärztin als ausschließliche Therapie – also ohne Chemo- oder Strahlentherapie – nach dem Klinikaufenthalt fortführte.

Schon nach wenigen Tagen zeigte sich eine Verbesserung ihres Allgemeinzustandes und des Appetits – kurzum: eine erfreuliche Entwicklung. Noch erfreulicher war aber ein Anruf der Patientin sechs Jahre später: Sie wollte sich noch einmal für die Therapie, die sie seither unverändert durchführte, bedanken.

Beispiel: Gebärmutterkrebs mit Lungen- und Bauchmetastasen

Bei einer 60-jährigen Patientin, deren Mutter und Großmutter bereits an Unterleibskrebs gestorben waren, wurde ein Rhabdomyosarkom der Gebärmutter festgestellt. Diese besondere Tumorform bildet sich aus entarteten Zellen der Skelettmuskulatur. Die Patientin hatte nach den Wechseljahren noch Hormone zu sich genommen – auch dies kann Tumore erzeugen. Da sich bereits Metastasen in der Lunge und im gesamten Bauchraum gebildet hatten, setzte der behandelnde Gynäkologe noch für einige Wochen eine palliative Chemotherapie an, gab ihr aber gleichzeitig zu verstehen, dass sie die nächsten Monate nicht überleben würde.

Mit dieser schlechten Prognose stand die Frau nun in der Praxis. Der in der Generationenfolge erkennbare »Schwachpunkt Unterleib«, der eventuelle »Auslöser« durch eine Hormontherapie und auch die Krebsform, die von einem entarteten Muskelgewebe herrührt, ließen an die Eschenmistel – mit dem Schwerpunkt Muskel und Kraft – denken. Da andererseits Sarkome in der Regel auch gut auf die Eichenmistel reagieren, wurde diese ergänzend mit eingesetzt, dazu noch Gold und Frauenmantel in homöopathischer Dosierung.

Bereits nach zwei Monaten hatte sich der Tumor zurückgebildet und waren die Lungentumore kaum noch nachweisbar. Die Patientin führt die Misteltherapie inzwischen seit fast vier Jahren durch, fühlt sich frisch und kraftvoll und sieht bei Normwerten für den Tumormarker keine Veranlassung für weitere bildgebende Kontrollen.

Die Eschenmistel – Mistel des »Cancer fatigue«

So nennt man die tumorbedingte Erschöpfung, die während und nach der Behandlung mit modernen Krebsmitteln auftritt. Zum Beschwerdebild zählen Müdigkeit, Erschöpfung, Kraftlosigkeit, kognitive und körperliche Schwäche. Die Symptome können zu jedem Zeitpunkt der Tumorerkrankung auftauchen und jahrelang weiterbestehen. Für die Patienten beginnt ein Teufelskreis: schwindende Leistungsfähigkeit, Vermeidung von Anstrengungen, Inaktivität, fehlende Regeneration, Hilflosigkeit und depressive Stimmung, Müdigkeit, Erschöpfung und mangelnde Energie. Die Erkrankung kann zu erheblichen Leistungseinbußen bis hin zur Berufsunfähigkeit führen und ist mit einer erhöhten Sterbegefahr verbunden. Leider zeigt die Erfahrung, dass die Beschwerden umso länger bestehen bleiben, je früher sie während der Behandlung auftreten. Früher wurden diese

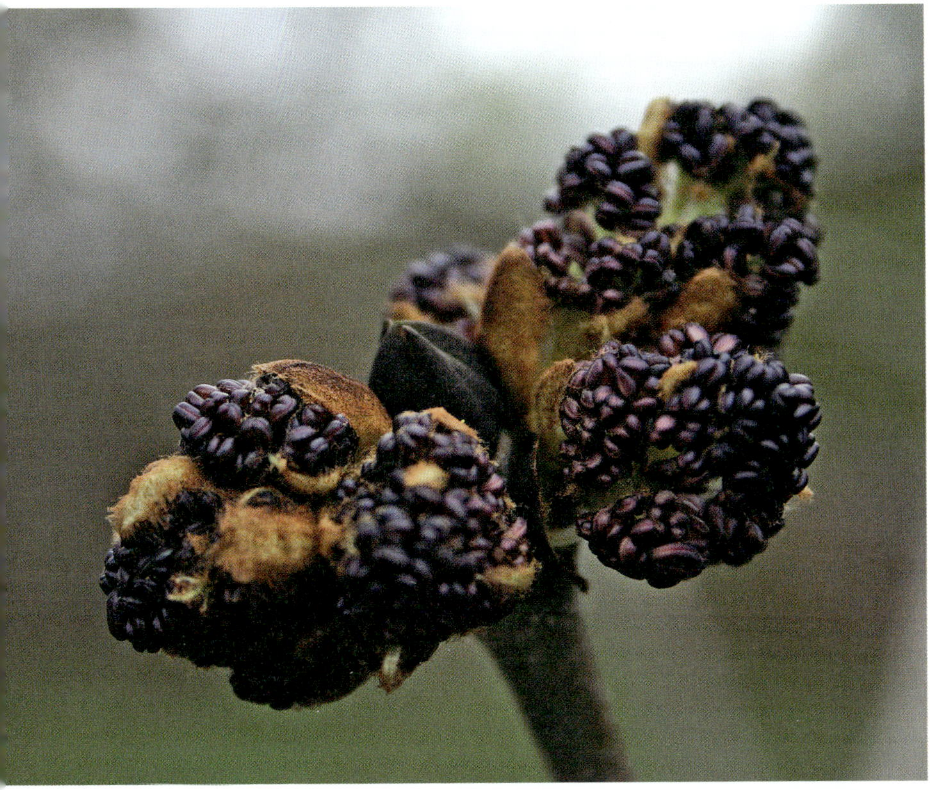

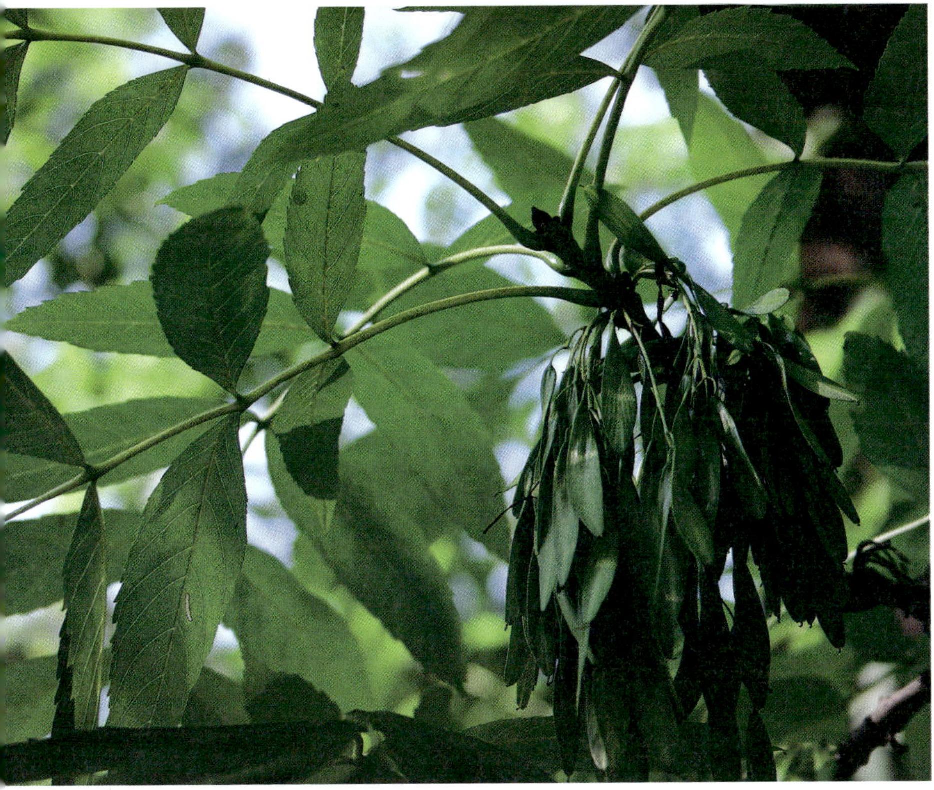

Symptome als selbstverständliche Begleitereignisse einer Erkrankung gewertet, aber inzwischen weiß man, dass dadurch auch die Überlebenschancen sinken. Auf den Punkt gebracht, könnte man einem Krebskranken sagen: Je weniger Erschöpfung, desto besser das Überleben. Diese Erkenntnis unterstreicht die Bedeutung der kraftspendenden Eschenmistel bei Krebs. Die Eschenmistel hat damit tatsächlich fast schon universelle Fähigkeiten.

Die Eschenmistel und das Thema Bewegung

Erst in den letzten Jahren ist die erstaunlich bedeutsame Rolle von Sport und Bewegung in der Prophylaxe, aber auch bei der schon ausgebrochenen Krebserkrankung entdeckt worden.
Die Bewegung und die damit einhergehende physische Erwärmung wirken sich sehr positiv aus.
Sport und Bewegung bilden die »Hyperthermie des Alltags«.
Körperlich aktive Menschen erkranken statistisch gesehen seltener an Dickdarm-, Brust- und Gebärmutterkrebs, und auch bei anderen Karzinomen wird die krebshemmende Wirkung zunehmend festgestellt. Aus Studien ist nachgewiesen, dass bei regelmäßiger körperlicher Aktivität von mehr als drei Stunden wöchentlich der Überlebensvorteil um 50 bis 60 Prozent steigt. Damit ist die körperliche Aktivität wirksamer als jede schulmedizinische Behandlung einschließlich der Chemotherapie – und erfolgreicher als die meisten Krebsmedikamente! Zum Glück muss sich dafür keiner im Fitnessstudio quälen. Schon maßvolle Bewegungen wie Gehen, Nordic-Walken, Radfahren, Schwimmen, Tanzen oder Gärtnern sind ähnlich wirksam wie Ausdauersport – und 30 Minuten täglich reichen vollauf.
Aktive Frauen und Männer können also durchaus die kleine Hyperthermie beim Sport mit der großen Hyperthermie durch die Eschenmistel – wie sie beispielsweise in der Klinik Öschelbronn angeboten wird – verbinden.

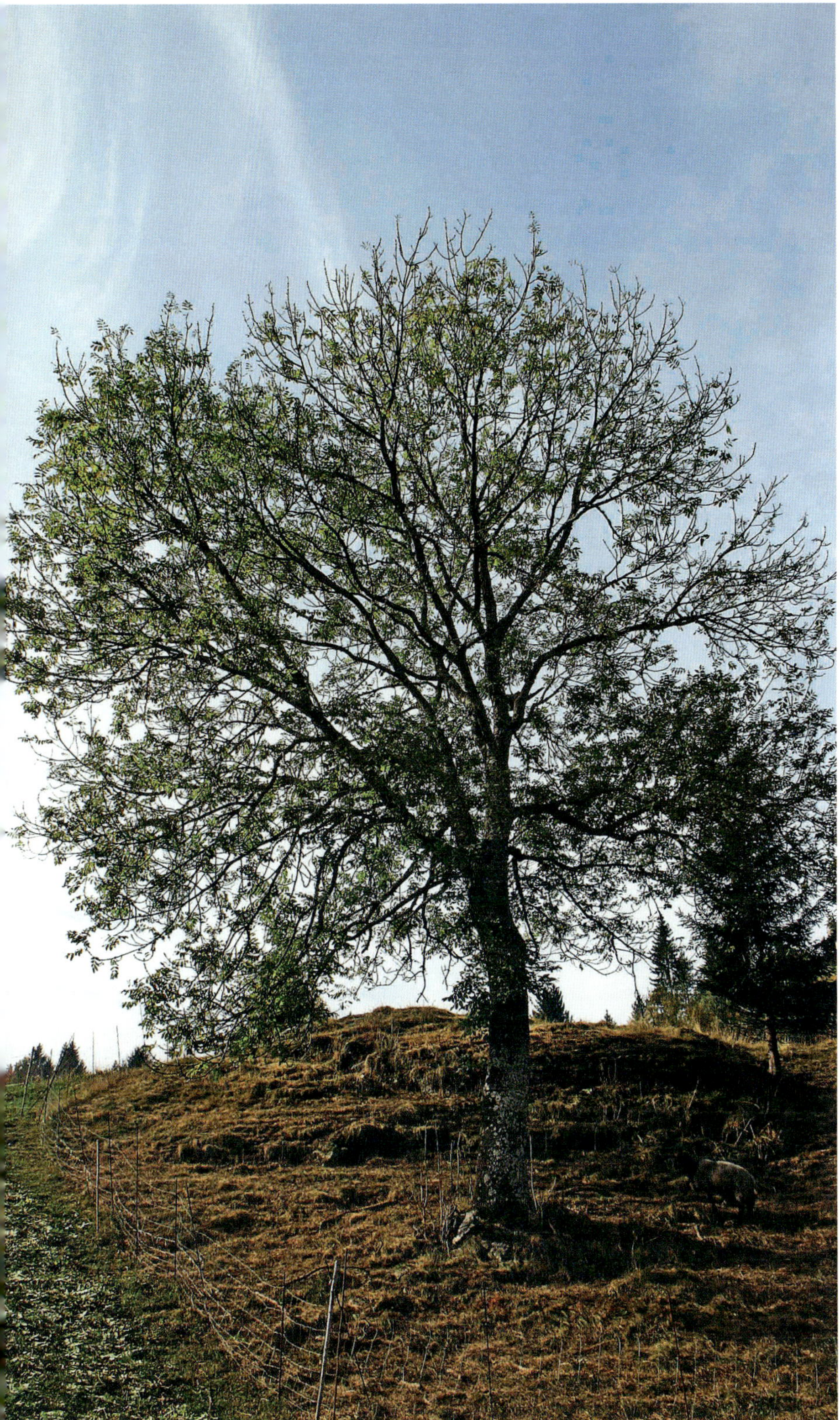

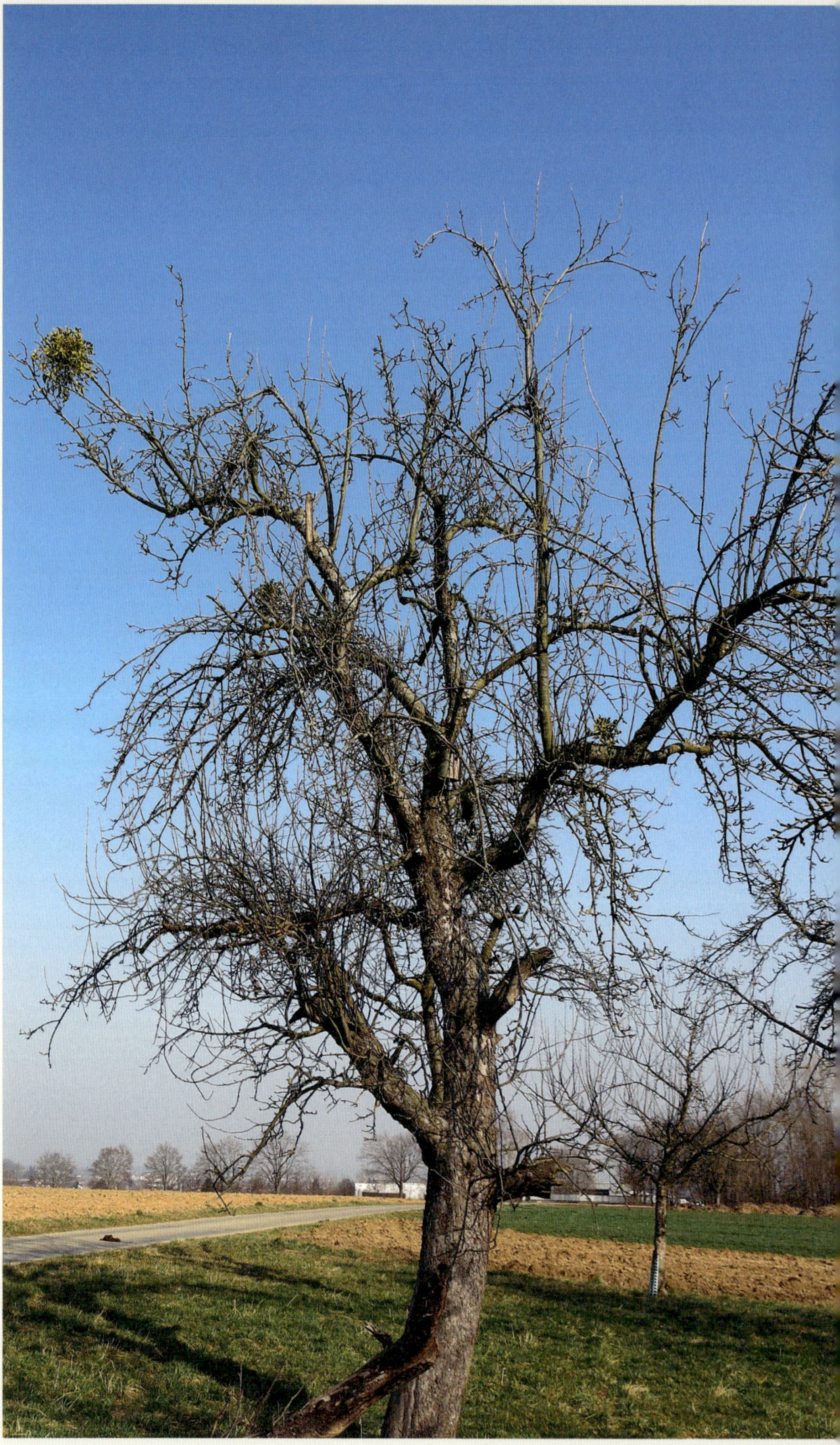

Der Apfelbaum

Irdische Fruchtbarkeit

Das Wort »Apfel« (lateinisch *malum*, griechisch *melon*) stammt aus dem Mittelmeerraum und bezeichnete alle exotischen Früchte, die wie Äpfel aussehen – aber auch Kleinvieh wie Schaf und Ziege wurden so genannt. *Malum* ist aber nicht nur das Wort für Apfel, sondern im weitesten Sinn auch für Fehler, Gebrechen, Übel, Leid, Unheil – kurz: für das Böse schlechthin (*malus* heißt übersetzt »böse«, »schlecht«). Schönheit und Bösartiges (mal-*ignes*) – die Doppeldeutigkeit des Begriffs *malum* gibt erste Hinweise auf die Ambivalenz des Apfeltypus.

Der Apfel ist eines der häufigsten Symbole in der Welt der Mythologie. Von Anfang an besteht eine deutliche Beziehung zu den Gegensatzpaaren Gut und Böse, Harmonie und Streit. Es wird vermutet, dass es sich auch im jüdisch-christlichen Schöpfungsmythos um einen Apfelbaum handelt: Nachdem Adam und Eva trotz des göttlichen Verbotes eine Frucht vom Baum der Erkenntnis gepflückt hatten, wurde ihnen der Zutritt zum Lebensbaum und damit zur Unsterblichkeit verwehrt. Der Apfelbissen blieb Adam im Hals stecken (»Adamsapfel«). Von dieser verbotenen Frucht zu essen, symbolisiert einerseits die Verführung durch das Böse, ist jedoch gleichzeitig das Zeichen für eine neu gewonnene Erkenntnis.

In der griechischen Mythologie spielt der Apfel eine bedeutende und ebenfalls ambivalente Rolle. Er war sowohl ein Zeichen der Liebe als auch ein Hinweis auf die »dunkle« Seite, nämlich – wie in der biblischen Erzählung – auf den Aspekt der Verführung. Berühmt ist der Zankapfel, der im Heldenepos »Ilias« zum Trojanischen Krieg führte. Eris, die Göttin der Zwietracht und Schwester des Kriegsgottes Ares, warf im Zorn einen Apfel mit der Inschrift »Der Schönsten« unter die Gäste einer großen Hochzeit. Es entstand zwischen den Göttinnen Hera, Athene und Aphrodite ein erbitterter Streit um die

Frage, wem der Apfel zustand – so entbrannte letztlich der über zehn Jahre dauernde Trojanische Krieg. Ähnlich wie in der biblischen Geschichte vom Sündenfall waren Begehrlichkeit und Lüsternheit auch Hauptursache für diesen Krieg.

Unseren altgermanischen Vorfahren galt der Apfel als Sinnbild der Mutterbrust, der Fruchtbarkeit und der nährenden Liebe. Im späten Mittelalter wandelte sich seine Bedeutung mehr in Richtung eines Sinnbildes für die Erbsünde, aber er wurde auch zu einem Symbol für Macht (Reichsapfel) und Vollkommenheit.

In Schillers »Wilhelm Tell« wird der Apfel mit dem Freiheitskampf der Schweizer verbunden. Auch in den Märchen der Gebrüder Grimm spielen Apfelbaum und Apfel eine herausragende Rolle, sie kommen in zwölf Märchen vor. Bei Schneewittchen zeigt der Apfel seine gegensätzlichen Symbole ganz plastisch in der weißen und der roten, der lebenserhaltenden und der todbringenden Seite – und wiederum geht es um irdische Schönheit: »Wer ist die Schönste im ganzen Land?«

Der Apfelbaum zählt zu den Rosengewächsen, einer Pflanzenfamilie, zu der noch Birnen, Quitten, Pfirsiche, Aprikosen, Vogelbeeren, Schlehen, Brombeeren und Erdbeeren gehören, die allesamt durch Duft und Farben, durch Dornen oder Stacheln (Schutzbildung), durch Farbstoffe und ätherische Öle, durch Gerbstoffe, Fruchtsäuren, Zucker und gelierendes Pektin gekennzeichnet sind, aber auch durch giftige Substanzen, aus denen sich – wie bei der Mandel im Samen – Blausäure entwickeln kann. Innerhalb der 13 von uns beschriebenen Mistelbäume ist der Apfelbaum der einzige Obstbaum.

Er wirkt pyknisch klein und gedrungen und wird maximal zehn Meter hoch. Weit zur Seite ausladende, sperrig abstehende Äste und Zweige sowie eine dicht belaubte, breite Krone kennzeichnen seine äußere Form. Die Krone und die Früchte sind rund. Auf frischen nährstoff- und kalkreichen Böden und in sonnigen Lagen tragen Apfelbäume reichlich Frucht. Gebiete mit Spätfrösten sind dagegen für den Anbau weniger geeignet.

Das Holz des Apfelbaumes ist hart, dicht und schwer spaltbar. Oft zeigt sich eine Neigung zur Drehwüchsigkeit, und unter Einfluss von Feuchtigkeit modert es rasch. Da es sich gut bearbeiten, drehen, masern, schnitzen, polieren und beizen lässt, wurde das Holz des Apfelbaumes seit jeher gern für Spielzeuge, Weberschiffchen, Holzschrauben und als Furnier für den Möbelbau verwendet.

Der Apfel gehört in Europa zu den beliebtesten Früchten – kein Wunder, dass er auch in der Volksheilkunde und in der Ernährung einen festen Platz hat (»An apple a day keeps the doctor away«). Er wirkt verdauungsfördernd, aber auch stopfend und harntreibend. Die Frucht enthält Vitamin C, Kalium, Eisen und Pektin, ein Quellstoff, der das Hundertfache seines Eigengewichts an Wasser binden kann und in der Küche zur Geleebildung verwendet wird. Ein geriebener Apfel stellt ein wirksames Rezept gegen Durchfall dar. Bei Blasen- und Nierensteinen hilft eine Apfelkur, um abgelagerte Stoffe auszuscheiden. Dem Apfelschalentee wird nachgesagt, er sei ein beruhigender Nerventrank, der auch bei Fettsucht hilft, und die Wurzelrinde soll ein bewährtes Mittel gegen die Zuckerkrankheit sein.

Die Essenz aus der Blüte des Holzapfels oder wilden Apfels gilt als Heilmittel zur Reinigung und eignet sich für Menschen, die das Gefühl haben, dass in ihnen oder in ihrer Umgebung etwas nicht ganz Reines vorhanden ist. In der Homöopathie ist die Verwendung von Substanzen aus dem Apfel unbekannt.

Der Apfelbaum-Mensch – Scham, Frust und Genuss

Wie im Mythos von Adam und Eva, die sich voreinander schämten, wirkt auch bei einem Apfeltypen oft die Scham aus dem Hintergrund – über die eigene unvollkommene Körperlichkeit, die häufig durch eine Tendenz zu äußerlicher Machtfülle ausgeglichen wird. Apfelbaum-Menschen fühlen sich wegen ihrer rundlichen, gedrungenen Gestalt und ihrem »pomadigen« Wesen häufig wenig ansehnlich. Oft ist ihre Haut runzlig, ähnlich der Rinde am Apfelbaum. Diese Menschen sind in der Regel sehr phlegmatisch, die Trägheit beeinflusst nicht selten sogar ihren Stoffwechsel, sodass sie unter starken Verdauungsstörungen leiden.

Apfelbaum-Menschen haben an ihrem Erscheinungsbild oder ihrer Persönlichkeit oft etwas auszusetzen und stehen unter einer Art Reinigungszwang, der ihnen das Gefühl gibt, sie müssten sich ständig die Hände waschen oder duschen. Es sind Patienten, die an sich selbst und an ihre Umgebung dauernd den Anspruch von Perfektion, Makellosigkeit und Vollkommenheit stellen – und wenn diese völlig übertriebenen Anforderungen sich als nicht erfüllbar erweisen, reagieren sie mit großer Verwirrung. Sie hadern mit sich selbst, weil sie ihren eigenen Körper und ihr Inneres nicht für schön genug halten und weil ihnen die Welt um sie her zu unvollkommen erscheint. In einer Vorstufe äußert sich dieses fast zwanghafte Verhalten als Kleinkrämerei. Auch »orale Fixierungen« (ständige Ängste, dass zu wenig Nahrung vorhanden sein könnte) treten auffallend oft auf. Apfeltypen stehen als Patienten fast immer in Beziehung zu Karzinomen im unteren Verdauungstrakt. Gegen Dickdarm- und Leberkrebs (in Verbindung mit der Eiche) wirken die Apfelbaum-Misteln fast schon wie ein Spezifikum. Gute Erfahrungen wurden auch bei Apfelbaum-Frauen gemacht, die an Brustkrebs oder Eierstock- beziehungsweise Gebärmutterkrebs erkrankt waren. Bei Karzinomen in den Knochen sowie im Blut- und Lymphsystem kann die Mistel vom Apfelbaum ebenfalls hilfreich sein. Während oder nach einer Apfelmistel-Therapie tritt häufig ein Schamgefühl äußerlich auf – als Wangenröte oder der Bildung von »Apfelbäckchen«. Oft gelingt es den Apfelbaum-Menschen auch, sich aus ihrer selbstverschuldeten Untätigkeit zu befreien und in eine heilsame seelische und physische Bewegung zu kommen.

Beispiel: Prostatakrebs

Bei einem 40-jährigen Patienten war vor 18 Monaten ein Prostatakarzinom gefunden worden. Eine Operation verweigerte er und entschied sich für eine Chemotherapie, die bislang aber keine Tendenz zur Rückbildung des Tumors erkennen lässt. Innerlich hat ihn die Diagnose völlig aus dem Gleichgewicht geworfen – er lebt mit der ständigen Angst, dass das Karzinom auf den Darm übergreift.

In einer psychotherapeutischen Behandlung kamen sehr viele Dinge ans Tageslicht, die ihn schwer belasteten. Zum Beispiel war er als »blaues Baby« mit der Nabelschnur um den Hals auf die Welt gekommen (erste Geburt). Und: Die Mutter hatte das Kind nicht gewollt. In der Kindheit wurde der Junge von den Eltern häufig geschlagen, oft strafte ihn die Mutter mit Liebesentzug und brachte immer wieder zum Ausdruck, dass sie für ihn keine Zeit habe.

Im Alter von 36 Jahren war er dann plötzlich am ganzen Körper gelb geworden, sodass eine dreistündige Operation bei perforierter Galle notwendig wurde. Obwohl er natürlich unter Vollnarkose stand, nahm er die gesamte Operation in einer Art Wachzustand wahr und konnte später alle Einzelheiten schildern. Nach dieser Operation hatte auch noch die Atmung ausgesetzt, er musste reanimiert werden (zweite Geburt).

Seine erste Ehe war nicht glücklich und führte zur Scheidung. Mit seiner derzeitigen Lebensgefährtin schien er sich wohlzufühlen. Der Mann hatte eine Neigung zu Unzufriedenheit, lebte aber gern und konnte gut genießen. Allerdings plagten ihn zahlreiche Schuldgefühle. Geradezu panisch reagierte er bei jeder Andeutung eines Liebesentzugs.

Aufgrund der zahlreichen Schuld- und Schamgefühle, wegen seiner Genussnatur und seiner eher kräftigen Statur mit Bauchansatz wurde dem Patienten ein Apfelmistel-Präparat verordnet. Da in seinem Wesen aber auch cholerische, kraftvolle Züge vorhanden waren (Überleben der zweimaligen Notsituationen, seine feste Stimme und die hohe berufliche Leistungsfähigkeit), erhielt er zusätzlich eine Eichenmistel sowie homöopathisch aufbereitete Silber- und Eisenpräparate.

Nach sechs Monaten zeigten die Bilder im Computertomogramm: Es gab keine Metastasen, die vergrößerten Lymphknoten waren verschwunden, die Prostata war auf Normgröße zurückgegangen. Der Patient strahlte Zufriedenheit aus und besaß jetzt die Fähigkeit, sich mit seiner familiären Vergangenheit auszusöhnen. Einige Jahre später kam der Krebs allerdings wieder. Zwischenzeitlich jedoch war der Patient seelisch enorm gereift, ruhig, fast meditativ wie ein kleiner Buddha. Mit seiner Tochter reiste er noch einmal durch die Welt, verstand mehr und mehr seine ganze Erkrankung und wirkte bei unserem letzten Treffen durchaus neugierig auf das, was ihm von der anderen Seite des Vorhanges nach seinem Tod entgegenkommen sollte.

Beispiel: Prostatakrebs und Wangenkarzinom

Bei einem 55-jährigen pyknischen Patienten war es zu einer plötzlichen PSA-Erhöhung (Tumormarker für Prostatakrebs) auf über 30 gekommen. Es bestanden auch Polypen im Darm. Erst vor wenigen Wochen war ein Plattenepithelkarzinom der rechten Wange entfernt worden. Die Unordnung im Körper des Patienten war nicht nur

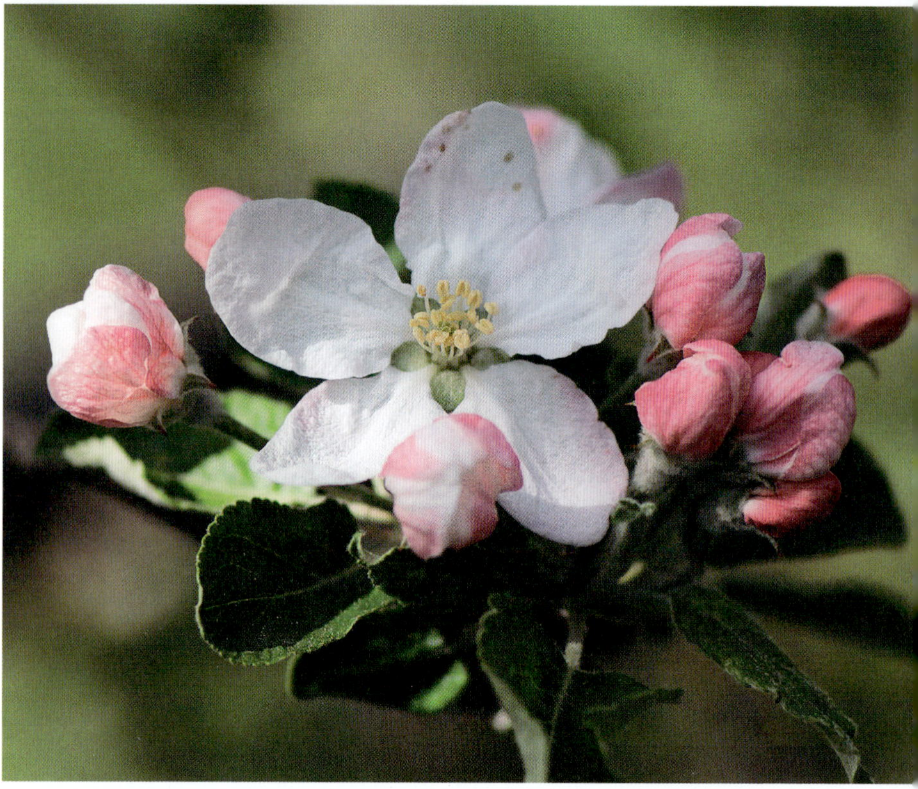

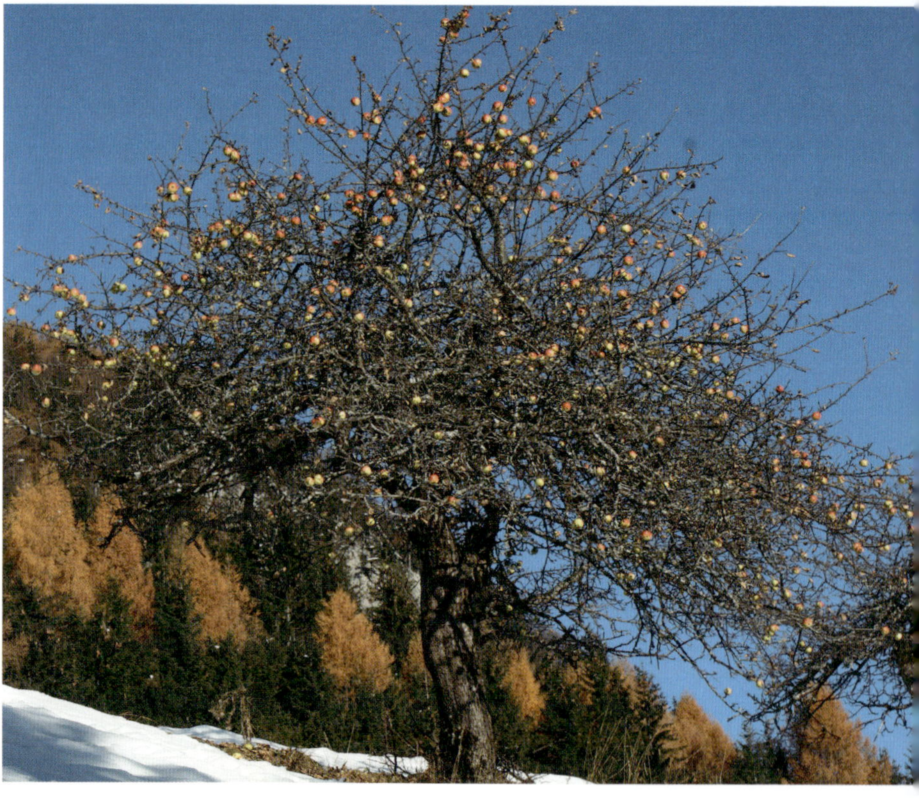

körperlich, auch die Seele zeigte ähnliche Erscheinungen, deshalb wurde der Mann wegen seiner Ängste und Depression zum Psychiater geschickt. Seine Stimmung hat er im Schlaf sogar selbst formuliert. Laut Aussagen seiner Ehefrau sagte er deutlich vernehmbar: »Ich bin ein Trottel.« Seinem angestammten Beruf konnte er nichts Gutes abgewinnen. Es fehlte ihm an Lebenslust, er war stets etwas schlecht gelaunt, hatte eine negative, pessimistische Grundstimmung, blieb gern zu Hause und klagte viel. Seine einzige Freude war der Schlaf, der häufig auch am Nachmittag stattfindet. Er naschte gern – schließlich wäre er am liebsten Koch geworden. Die jetzige Erkrankung führte ihn in kaum auszuhaltende Panikzustände.

Angesichts dieser Umstände war jetzt guter Rat teuer. Der rapide PSA-Anstieg wie auch die Biopsie und das Magnetresonanz-Tomogramm (MRT) zeigten den Verdacht auf ein weit fortgeschrittenes Prostatakarzinom. Dennoch konnte er sich noch vor der Operation zu einer Fiebertherapie entschließen – mit einer für seinen Typus genau passenden Apfelmistel und dem Antimonsilber. Dreimalig stieg das Fieber bis zu 40 Grad. Danach fühlte er sich seelisch schon sehr viel wohler – und ließ sich operieren. Der Chirurg war erstaunt: Die befürchteten Metastasen waren nicht zu finden und die Lymphknoten ohne Befall. »Wie haben Sie denn das gemacht?«, murmelte der Arzt in Richtung seines Patienten. Inzwischen sind weitere fünf Jahre vergangen, aber der Krebs kam nicht wieder.

Apfelmistel: Für frustrierte, verschämte, dem Genuss hingegebene Patienten

Übergewichtigen Menschen drohen nicht nur Bluthochdruck, Schlaganfall und Herzinfarkt. Sehr viel häufiger ist mit dem Zuviel an Pfunden auch eine Krebserkrankung verbunden, besonders hormonsensitive Krebsarten wie Brust- und Eierstockkrebs, aber auch Prostatakarzinome. Je nach Krebsart erhöht sich bei Übergewichtigen das Erkrankungsrisiko um 20 bis 50 Prozent. In den USA wird inzwischen jeder fünfte Krebsfall auf Übergewicht zurückgeführt. 2013 erklärten die UN, dass Übergewicht zur weltweit größten Gesundheitsgefahr geworden ist. 35 Millionen Tote jährlich gehen auf das Konto von Diabetes, Herz-Kreislauf-Leiden und Krebs. Für den Einsatz der Apfelmistel gibt es also ein breites Feld.

Reiche Länder, armselige Ernährung

Falsche Ernährung erhöht die Gefahr, an Darmkrebs zu erkranken. Eine in »Nature Communications« veröffentlichte Studie aus Großbritannien und den USA hat jetzt verdeutlicht, wie stark dieser Einfluss ist und wie rasch er wirkt. Schon nach einer zweiwöchigen Ernährungsumstellung stellten die Forscher Veränderungen fest. Die Wissenschaftler des Imperial College London und der University of Pittsburgh (Pennsylvania) bezogen 20 Afroamerikaner und 20 Personen aus ländlichen Gebieten in Südafrika in ihre Untersuchung ein. Die beiden Gruppen tauschten unter streng kontrollierten Bedingungen zwei Wochen lang ihre Ernährungsformen: Die Afrikaner ernährten sich also westlich mit hohem Protein- und Fettgehalt und wenig Ballaststoffen, die Amerikaner hingegen nahmen viele Ballaststoffe und wenig Fett und Proteine zu sich. Vor und nach dem Versuch wurde mittels Koloskopie der Darm der Probanden untersucht, es wurden Bakterienproben analysiert, das Darmkrebsrisiko wurde anhand diverser Biomarker bestimmt. Zu Beginn der Studie wies etwa die Hälfte der Amerikaner Polypen auf, die sich in Richtung Krebs entwickeln können – unter den Afrikanern hatte kein einziger solche Polypen. Nach dem Ernährungstausch hatten sich die Entzündungswerte bei den Amerikanern deutlich gesenkt und die Biomarker für das Krebsrisiko waren ebenfalls zurückgegangen. Bei den Afrikanern hingegen waren die Merkmale für die Krebsgefahr dramatisch gestiegen.

Natürlich kann man aus dieser Studie nicht den Schluss ziehen, dass in den Gruppen allein durch die Ernährungsumstellung das Krebsrisiko stieg. Aber eine Änderung des Essverhaltens wirkt sich nachweislich auf das Erkrankungsrisiko aus. Als bedenklich stuften die Wissenschaftler in diesem Zusammenhang die zunehmende »Verwestlichung« der Ernährung in afrikanischen Ländern ein. Aber für jeden heute gilt: Es ist nie zu spät für eine Ernährungsumstellung.[6]

6 http://www.univadis.de/medical-news/53/Ernaehrung-hat-grossen-Einfluss-auf-das-Darmkrebsrisiko?utm_source=newsletter+email&utm_medium=email&utm_campaign=medical+updates+-+daily&utm_content=177100&utm_term=automated_daily

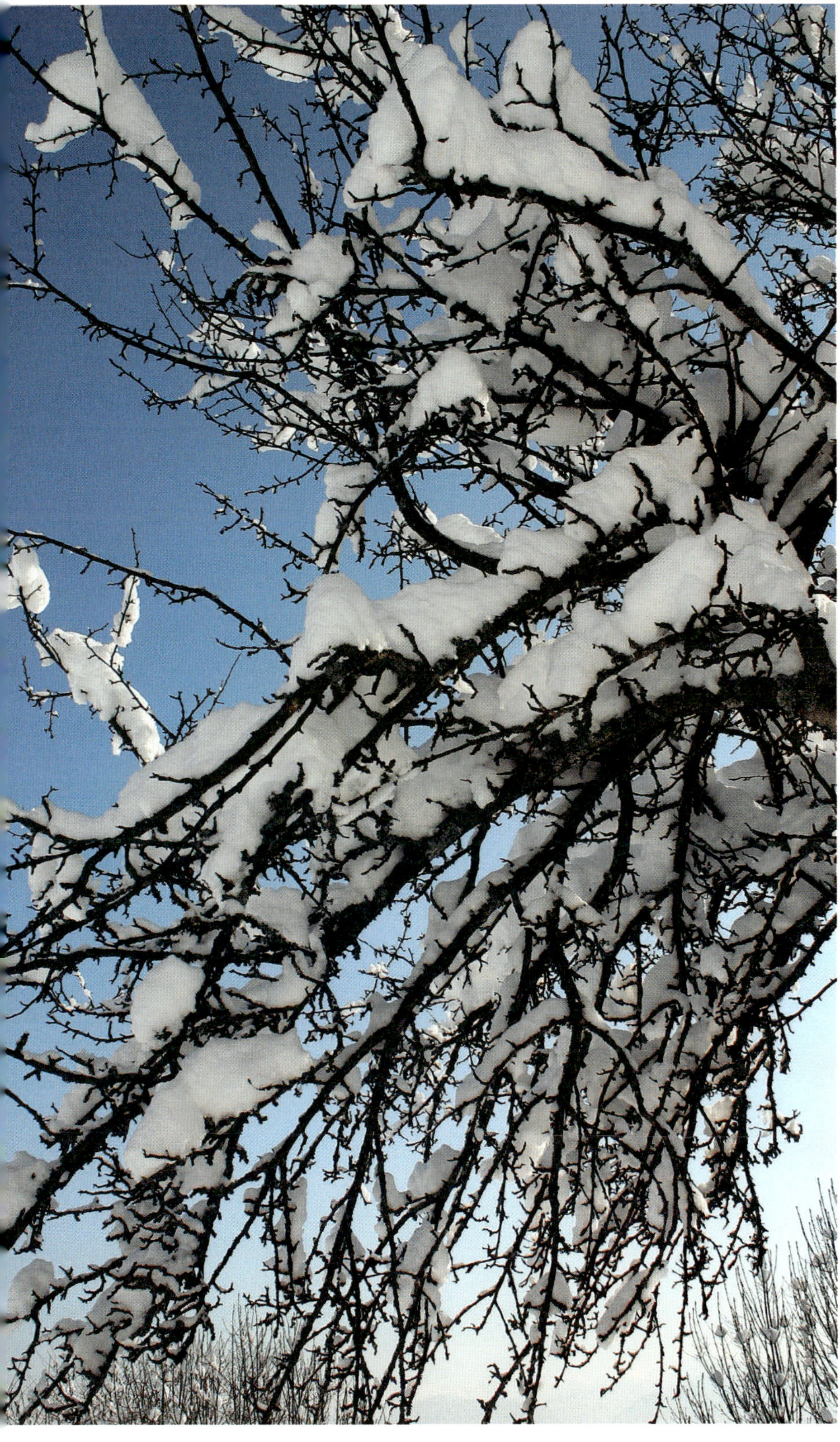

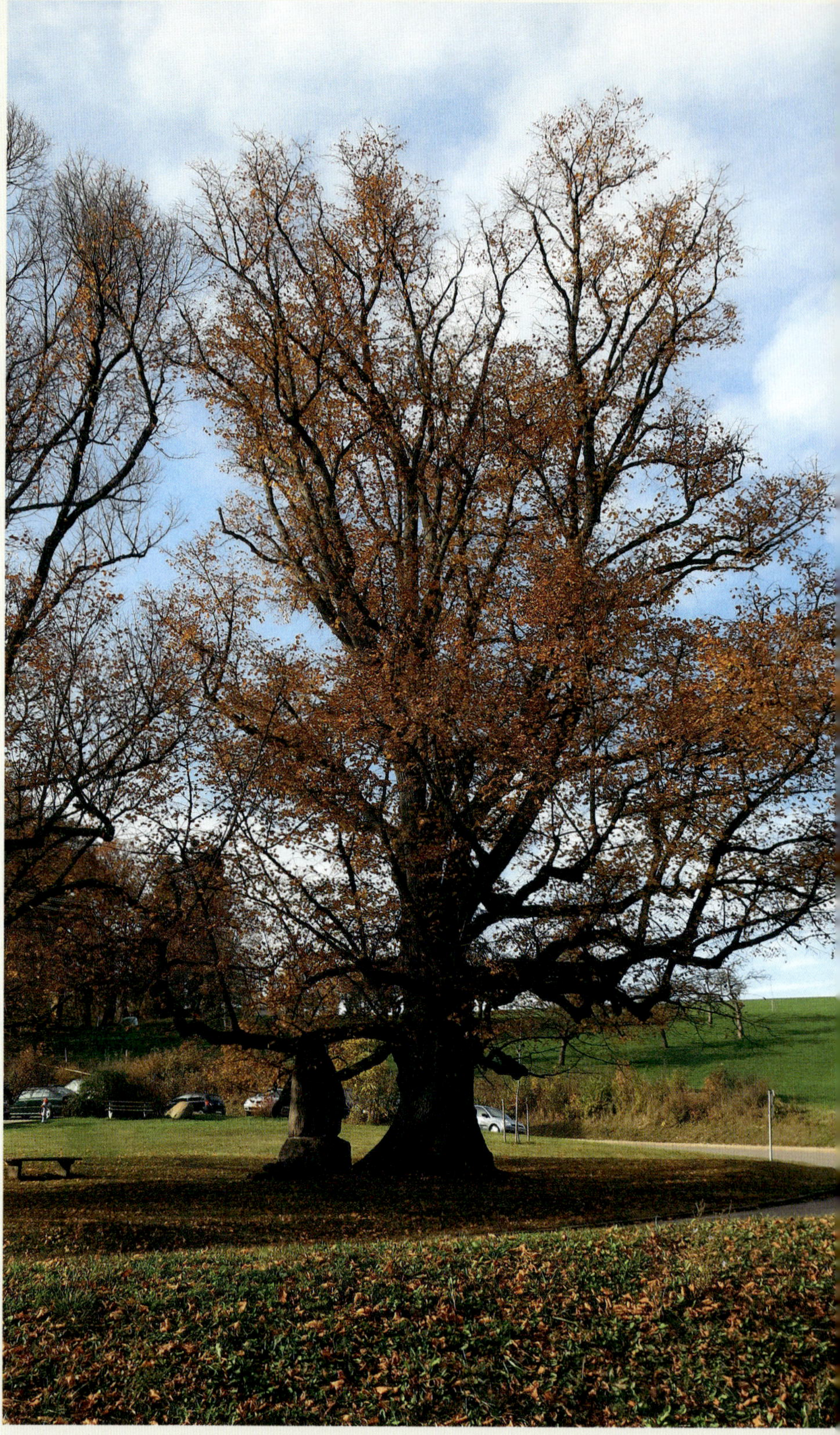

Die Linde

Baum der Sanftmütigkeit

Die Linde hatte früher die botanische Bezeichnung *Tilia europea*. Heute unterscheidet man genauer zwischen der Sommerlinde (*Tilia platyphyllos*) und der Winterlinde (*Tilia cordata*). Im deutschen Sprachraum wurde die Linde auch »Linne«, »Lenne« oder »Lein« genannt – Bezeichnungen, die sich aus dem lateinischen *linum* für »Lein« ableiten.

Die Sagenwelt der mitteleuropäischen Kulturen ist reich an bedeutenden Geschichten über die Linde. In der griechischen Mythologie vereinigte sich Chronos, der Vater des Zeus, mit der Nymphe Philyra (Linde), die dann ein göttliches Monstrum gebar – halb Mensch, halb Pferd: Chiron, den späteren Gott der Heilkunde. Aus Scham ließ sich Philyra von ihrem Vater in eine Linde verwandeln.

Auch das berühmte Liebespaar Philemon und Baucis ist mit der Linde verbunden: Philemon verwandelt sich in eine Eiche, Baucis in eine Linde – was andeutet, dass die Eiche in der Baumsymbolik das männliche Prinzip darstellt, die Linde das weibliche. Beide Mistelbäume können sich auch in der Therapie oft sehr gut ergänzen.

In unserem Kulturraum spielt die Linde in der Siegfried-Sage eine zentrale Rolle. Als Siegfried im Blut des Lindwurms badete, fiel ein Lindenblatt zwischen seine Schulterblätter. An dieser Stelle blieb er verwundbar – und wieder unter einer Linde gab ihm Hagen den Todesstoß. Das Nibelungenlied ist aber nicht die einzige Sage, in der die Linde erscheint. Sie ist der Baum des Minnesangs, der Ort der Lust und Liebe schlechthin.

Die Linde ist ein bedeutender Baum im Stadtbild – berühmt als Straße »Unter den Linden« in Berlin. Mehr noch war das dörfliche Leben ohne eine Linde an zentraler Stelle kaum denkbar. Sie war ein Platz der Kommunikation, für das (*sub-tile* = »unter einer Linde«) Gericht, aber auch für Tanzveranstaltungen und Feste.

Die bei uns wichtigsten Arten, Sommer- und Winterlinde, kommen in ganz Europa vor. Das Holz hat einen Seidenglanz, ist leicht und weich, jedoch wenig elastisch. Es wird bevorzugt zum Schnitzen gebraucht.

Linden werden bis zu 35 Meter hoch. Während das Höhenwachstum des Baumes nach 150 bis 180 Jahren aufhört, kann das Dickenwachstum lange weitergehen und zu imposanten Durchmessern von bis zu drei Meter führen.

In den Wäldern sind Linden heute zur Rarität geworden, weil sich ihr weiches Holz weder als Brenn- noch als Bauholz eignet. In früheren Zeiten war der Lindenbast begehrt, daraus wurden Mattenbetten und sogar Kleidungsstücke gefertigt. Nicht von ungefähr gehört zur Familie der Lindengewächse auch die Jute.

Zur Zeit der Blüte wird die Linde mit ihren bis zu 60 000 Blüten von den Bienen dicht umschwärmt. An manchen Tagen könnte man meinen, dass der ganze Baum zu einem Bienenstock geworden ist, so intensiv ist der Besuch.

Produkten aus der Linde wurde schon früh eine Heilwirkung zugesprochen. Ihre Rinde wurde gegen Aussatz verwendet, die Blätter bei Geschwüren am Mund und an den Füßen, der Saft des Baumes gegen Haarausfall.

In den letzten Jahrhunderten, besonders durch die Empfehlungen von Pfarrer Kneipp, erhielt der Lindenblütentee seine fast schon legendäre Bedeutung als vortreffliches Mittel gegen typische Winterkrankheiten wie Husten, Verschleimung der Lunge und der Luftröhre, aber auch bei Unterleibsbeschwerden. Nach der heiligen Hildegard von Bingen sind die Lindenblätter – vor die Augen und aufs ganze Gesicht gelegt – zur Reinhaltung der Augen geeignet. Auch heute noch tränkt man bei entzündeten oder ermüdeten Augen eine Kompresse mit Lindenblütentee und legt sie auf die Augen. Lindenblüten eignen sich zur Behandlung von Schwindel und gichtigen Zuständen.

In der Volksheilkunde wird Lindenholz-Kohle als Pulver eingenommen. Es hilft bei Sodbrennen, empfindlichem Magen und Darm sowie bei Blähungen. Zu einem Zahnpulver verarbeitet, reinigt, desinfiziert und stärkt die Lindenkohle das Zahnfleisch.

In der Homöopathie wird die Linde als wertvolles Mittel bei Muskelschwäche der Augen, bei Erkrankungen der Kieferhöhlen sowie Neuralgien des Kopfes angesehen. Auch bei Störungen an den weiblichen Geschlechtsorganen werden Lindensubstanzen eingesetzt: bei Gebärmutterschwäche, bei Wundheit und Rötung der äußeren Geschlechtsteile, bei Beckenentzündungen oder Wundheitsgefühl am Uterus. Lindenblütenessenzen wird nachgesagt, dass sie emotionale Blockaden aus dem Weg räumen. Sie fördern eine Atmosphäre der Wärme und Offenheit, entspannen und vereinfachen die Kommunikation und stärken die Beziehungen zwischen nahestehenden Menschen.

Der Lindenmensch – Grenzenloses Mitgefühl

An der Linde ist alles weich und süß und lind. Man kann in der Linde das mütterliche Prinzip schlechthin sehen. Ihre Wirkstoffe eignen sich besonders für sanfte Charaktere – vor allem für Frauen mit viel Herzensgüte, die im Alter ganz wie die Linde auch fülliger werden. Lindenmenschen sind besonders anfällig für Nieren-, Brust- und Lungentumore sowie für Karzinome an der Blase und an der Gebärmutter.

Hinweise auf eine innere Beziehung zur Linde sind beim Menschen ein sanftes Gemüt, aber auch eine starke Schweißbildung. Patienten mit nächtlicher Schweißneigung und eher rundliche Menschen, bei denen es Schwierigkeiten in der Familienharmonie gibt, entsprechen ebenfalls dem Lindentypus. Die Wirkstoffe der Linde helfen, soziale Störungen auszugleichen, insbesondere bei Frauen, die sich familiäre (oder auch andere) Konflikte arg zu Herzen nehmen und von diesen Problemen kaum mehr freikommen. Gerade bei solchen Schicksalen sollte man im Falle einer Misteltherapie an die Linde denken. Im psychischen Bereich fällt bei Lindenmenschen eine »sanfte Depression« mit häufigen Weinattacken auf. Dabei besteht ein Gefühl von Hilflosigkeit und Verlorensein, andererseits aber auch große Dankbarkeit für jegliches Mitgefühl und für Hilfe.

Beispiel: Nieren- und Lungenkarzinom

Dieses Beispiel stammt aus der Münchener Gemeinschaftspraxis von Georg Soldner und Markus Sommer. Eine 70-jährige Frau hatte bei sich Blut im Urin festgestellt. Bei der klinischen Untersuchung fand man ein linksseitiges Nierenkarzinom und zusätzlich einen Lungentumor. Der Patientin wurde der Brustkorb geöffnet, dabei zeigte sich ein weit ausgedehntes Karzinom, weshalb die Operation abgebrochen wurde.

Die Frau hatte ein kindlich-strahlendes Gemüt, war aber ihr Leben lang sehr unselbstständig. Sie lebte bei ihrer Schwester und deren Mann, der ihre Anwesenheit jedoch ablehnte, sodass ein dauerhafter Familienkonflikt bestand.

Die Frau wurde mit einer optimierten Lindenmistel-Therapie behandelt – und erholte sich rasch. Sie fuhr weiterhin mit dem Fahrrad, besuchte Bekannte und half im Haushalt. Eines Abends verlangte sie nach dem Pfarrer, der jedoch wegen des offenkundig guten Befindens der Patientin nicht gleich kam. Die Frau setzte sich in der Abendsonne vors Haus, sang mit ihrer Schwester einige Lieder, betete und ging dann zu Bett. Am nächsten Morgen wurde sie tot aufgefunden.

Bei ihr konnte die Lindenmistel die beiden weit fortgeschrittenen Karzinome zwar nicht mehr heilen, aber sie hat mutmaßlich zu einer bis zuletzt ausgezeichneten Lebensqualität beigetragen. Dieser Fall zeigt die für eine Lindenmistel typische Konstellation: eine gutmütige, aber sehr unselbstständige Frau, die in einem stark gestörten familiären Umfeld lebt – und erkrankt.

Beispiel: Magentumor

Eine 65-jährige korpulente, sanftmütige Patientin litt an einem Magentumor, der operiert wurde. Einige Jahre später zog sie sich bei einem Sturz Prellungen am Rücken und Hinterkopf zu. Seit dem Sturz fühlte sie sich sehr schwach und müde, hatte Schmerzen im Kreuz und verlor in kurzer Zeit vier Kilo Gewicht.

Als sie in die Humboldt-Klinik kam, wirkte sie außerordentlich verzweifelt und unglücklich. Wesentliche Ursache von vielen ihrer Beschwerden war offensichtlich der stete Nikotin- und Alkoholgenuss ihres Lebensgefährten. Dieser Mann wurde von den Kindern der Patientin immer abgelehnt, sodass es innerhalb der Familie ständig Konflikte gab. Der sehr sanfte, mütterliche Typus, der permanent auf ihr lastende Familienkonflikt, die Folgen des passiven Rauchens und auch die Gebärmutterschwäche sprachen für die Lindenmistel.

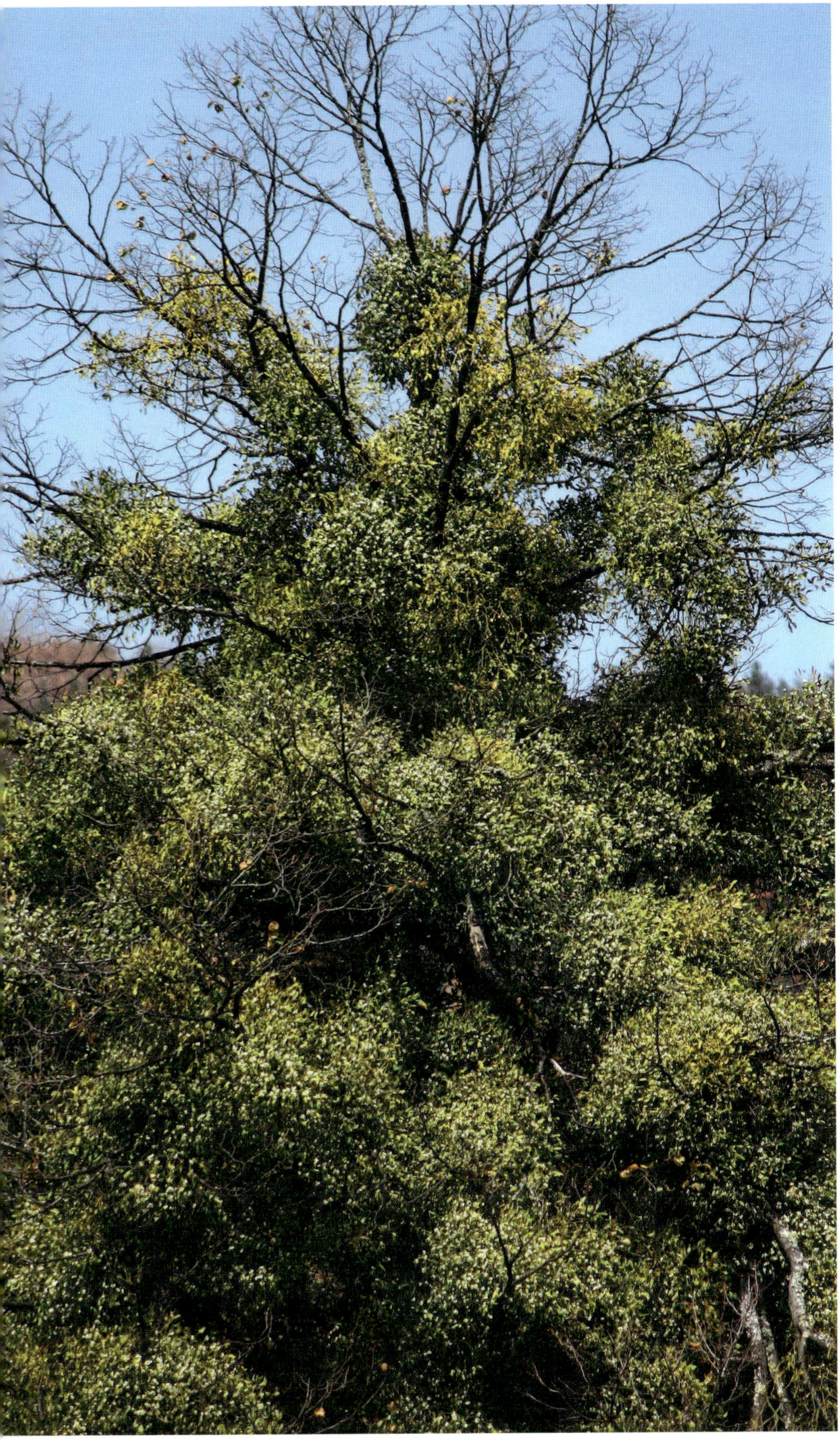

Die Frau erhielt in der Klinik daher eine optimierte Lindenmistel-Therapie mit drei Injektionen pro Woche. Während dieser Behandlung nahm sie vier Kilo zu, fügte sich recht gut in den Alltag der Klinik ein und war für jede Therapie und für jedes Gespräch dankbar. Dabei wurde auch die schwierige familiäre Situation ausführlich erörtert. Zu konkreten Schritten oder gar einer Trennung konnte sie sich noch nicht entschließen, sie wurde aber von Tag zu Tag ruhiger und die anfänglich depressive Neigung ließ stetig nach.

Die Dauerkrise mit dem Lebensgefährten führte zu großem Familienkummer. Dieser ungelöste Konflikt, aber auch das ständige Passivrauchen der Frau förderten das Entstehen von Tumoren – Umstände, die typisch sind für einen Lindenmenschen.

Die Linde

Weiche Fülle,
stummes Dienen,
im Blütenzauber voller Bienen
steht dieser Baum am Wegesrand.
Er ist kein Kant.
Ist mehr als Pflicht.
Nein, preußisch dient die Linde nicht.
Gebenedeit steht sie darüber.

Gebenedeit?
Aus welcher Kraft?
Die Eigenschaft des Ganzheitsgeistes tut sich kund.
Der Baum ist rund.
Herzwärts gezogen ist sein Blatt.
Die Linde hat die Harmonie der Sympathie.
Sie strahlt sie aus ins Weltgescheh'n.
Den Weltgeist in den Dingen seh'n,
wie er dort wächst,
wie er dort schafft,
die Linde träumt das meisterhaft.
Adagio. Mit Behagen.

Alexander Cohn

Beispiel: 74-jähriger Patient mit Adenokarzinom der Lunge

Dieser Patient hatte lange geraucht, war ansonsten aber sein Leben lang gesund geblieben. Eine schwere Krise erlebte er allerdings durch den Tod seiner Frau, die von einem Auto überfahren worden war. Schon beim Sprechen darüber kamen ihm die Tränen. Eine Strahlentherapie war bereits erfolgt – dadurch hatte sich der Tumor zurückentwickelt.

Der Patient erhielt in unserer Klinik zur weiteren Stabilisierung die Lindenmistel in homöopathischen Dosierungen. Diese Therapie wurde dann im hausärztlichen Milieu weitergeführt. In der Kontrolle nach zwei Jahren war keinerlei Tumorwachstum mehr nachweisbar. Drei Jahre später entwickelte sich bei diesem Mann aber ein Leberkarzinom, an dessen Folgen er bald starb.

Lungenkarzinome – besonders die weichen Adenotumore von »weichherzigen« Patienten – sind typisch für eine Behandlung mit der Lindenmistel.

Lindenmistel und der »sub-tile« Einfluss von Feinstaub

Wohl bei keinem anderen Karzinom ist die Pathogenese so klar ersichtlich wie bei den Lungenkarzinomen. Jeder vierte bösartige Tumor ist ein Bronchialkarzinom. Beim Mann ist es weltweit sogar die häufigste Krebsart, in der deutschen Statistik steht sie – nach dem Prostatakarzinom und dem kolorektalen Karzinom – an dritter Stelle. Als Todesursache liegt das Bronchialkarzinom in der Krebsstatistik sogar auf Platz eins. Der Hauptgrund für diese traurige Spitzenposition ist nach wie vor das Tabakrauchen. Etwa 95 Prozent aller Lungenkarzinome sind nachweislich aufs Rauchen zurückzuführen. Asbest und Radon als weitere Ursachen stehen deutlich dahinter.

Aber nicht der Tabak allein schädigt die Lunge, sondern vor allem die etwa 2000 Stoffe, die im Tabakrauch enthalten sind. Diese mikroskopisch feinen Aschebestandteile tragen eine Mitschuld am Entstehen von Lungenkrebs. Auch die aktuelle Feinstaubdiskussion, die sich auf die Asche aus den Autoabgasen bezieht, betrifft dieses Thema. Menschen, die näher als 50 Meter an einer verkehrsreichen Straße wohnen, haben ein deutlich erhöhtes Risiko, an Herz-Kreislauf-Leiden oder Atemwegserkrankungen zu sterben. Es ist sicherlich kein Zufall, dass in der anthroposophischen Medizin für die Stärkung von Lunge und Herz potenzierte Pflanzenaschen eine zentrale Rolle spielen: In der ergänzenden Gabe der Asche vom Tabak (Cinis Tabaci Weleda) bei Lungenkarzinom-Patienten kann tatsächlich ein Schlüssel zum Erfolg der Therapie liegen.

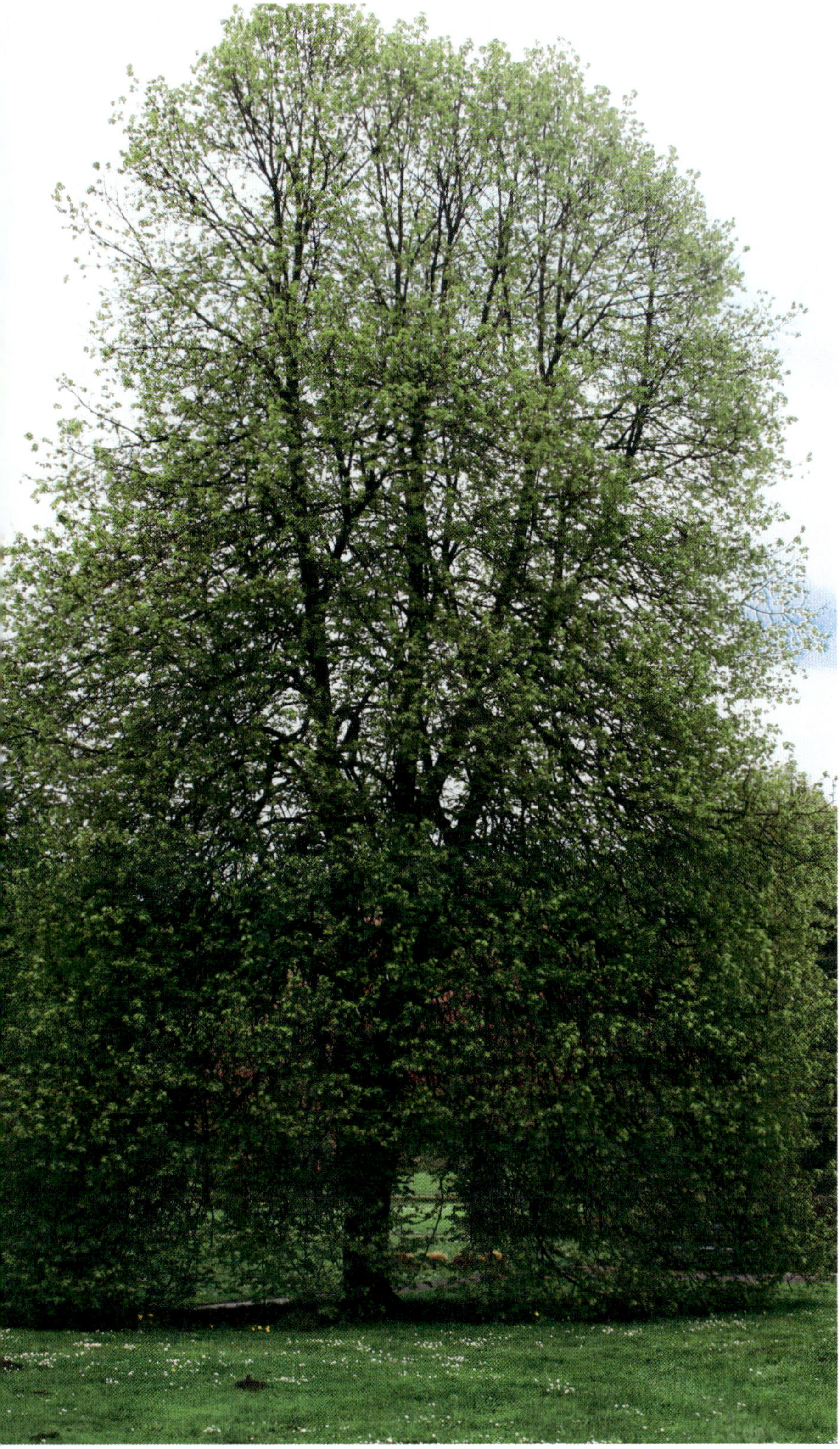

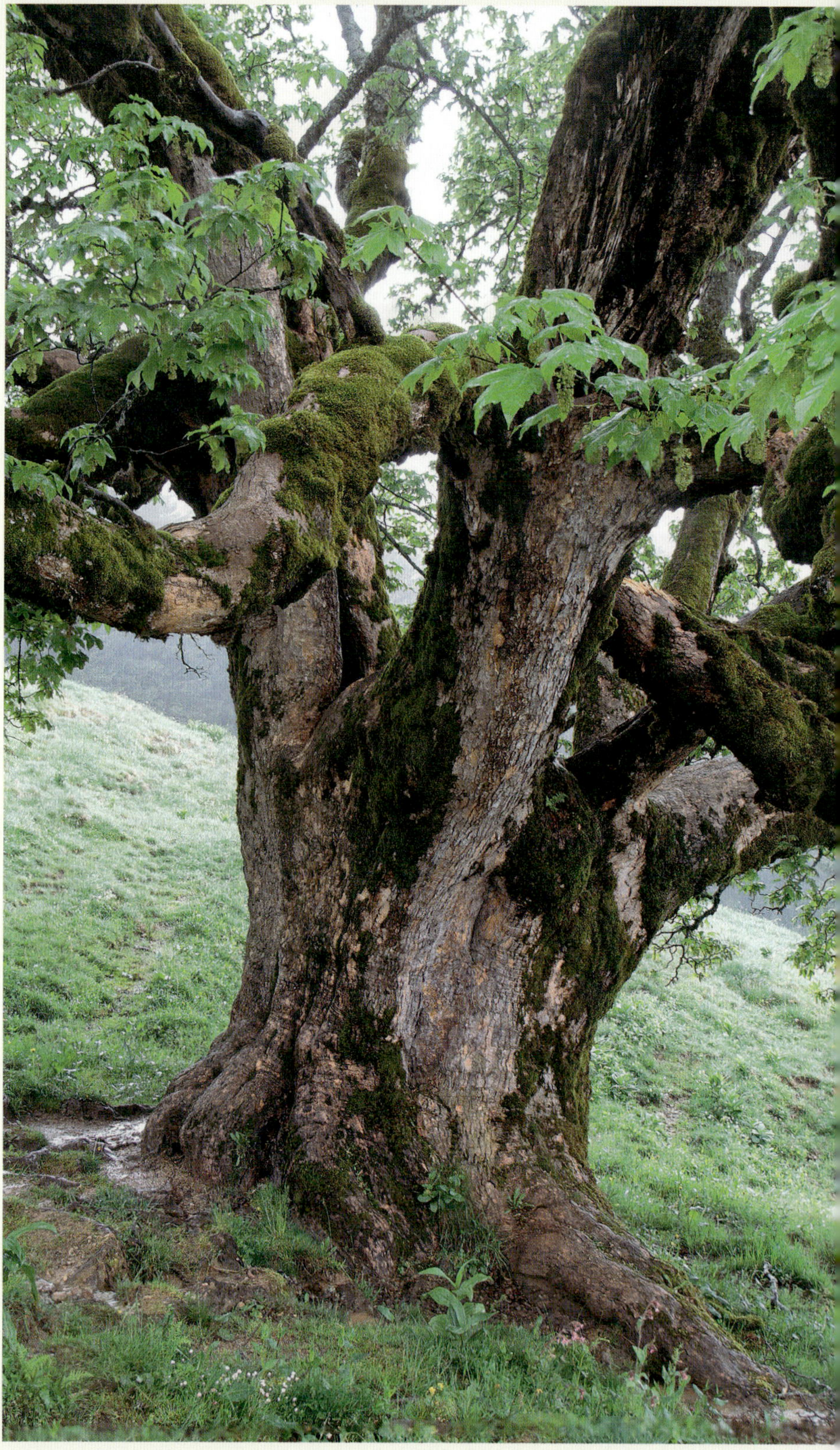

Der Ahorn

Ernährung mit Milch und Honig

Die lateinische Gattungsbezeichnung des Ahorns lautet *acer*, was »spitz« oder »scharf« bedeutet – diese Beschreibung bezieht sich auf die spitz verlaufenden Blätter. Aus den Zweigen werden die Holzflöten der Kinder geschnitten. Deshalb heißt der Ahorn in manchen Regionen auch »Huppenholz«. Die Früchte des Ahorns werden heute noch wegen ihrer Beliebtheit bei den Kindern als »Nasenzwicker«, »Propeller« oder »kleiner Bumerang« bezeichnet.

Entgegen diesen eher fröhlichen kindlichen Eindrücken galt in der griechischen Mythologie der Ahorn als Unglücksbaum, der dem Dämon des Schreckens unterstand. Vielleicht wirkte da der Trojanische Krieg noch nach. Laut der »Ilias« soll das trojanische Pferd aus Ahorn gezimmert worden sein, es führte zu Furcht und Schrecken bei den Trojanern. Im Mittelalter galt der Ahorn als wirksamer Schutz gegen Hexen – um zu verhindern, dass sie in die Ställe eindrangen, wurden Ahornzapfen in Türen und Schwellen geschlagen. Diese aktive Schutzfunktion übernahm der Bergahorn auch für die Schweiz. 1424 wurde zu Truns am Vorderrhein der Schweizer Bund unter einem Bergahorn geschlossen.

Doch nicht nur für die Schweizer hat der Ahorn eine große Bedeutung – Kanada hat sogar sein Blatt zum Nationalsymbol erkoren. Bei diesem nationalen Bezug fällt auf, dass Schweizer wie Kanadier als friedliebend und neutral gelten. Die Fähigkeit der beiden Staaten, unterschiedliche Sprachen und Volksgruppen im eigenen Land zu vereinen, ist ein gutes Beispiel für friedliche Neutralität.

Der Ahorn ist in Europa, in Asien, in Nordafrika und in Amerika beheimatet. Er erreicht eine Höhe von 20 bis 30 Meter, verfügt über einen schlanken Stamm und eine dicht belaubte, meist eiförmig verzweigte Krone. Wie mathematisch genau angelegte Antennen strecken sich die Zweige dem Himmel entgegen. In Europa finden sich drei Ahornarten: der Bergahorn, der Spitzahorn und der Feldahorn. Der weiße Milchsaft der Zweige, der sich bei den beiden letztgenannten Arten findet, tritt bei Verletzungen aus – die Bäume können im Extremfall sogar »ausbluten«.

Der Ahorn steht mit 15 bis 20 Jahren erstmals in Blüte. Typisch für Ahorne ist das langstielige Blatt, das mit seinen drei, fünf oder sieben Lappen einer ausgespreizten Hand gleicht. Der Baum liebt tiefgründige, frische bis feuchte und kalkhaltige Böden, hingegen hat er nur bescheidene Lichtansprüche. Die Blätter bilden einen guten Humus.

Der Ahorn – besonders der Spitzahorn – ist ein beliebter Straßenbaum in den Großstädten. Das gelblich-weiße Holz ist elastisch, druckfest und feinfaserig. Es wird für die Herstellung von Messerfurnieren, für Küchen- und Arbeitsgeräte und für Möbel genutzt, auch zum Schnitzen – und früher für Pfahlbauten. Im Musikinstrumentenbau, beispielsweise bei Geigen, dient es als Ton- und Resonanzholz.

Medizinisch hat der Ahorn bis in die Gegenwart kaum eine Rolle gespielt. Es gibt vereinzelt Berichte, dass er vor allem wegen seiner kühlenden, abschwellenden Wirkung als Wundauflage und als Mittel gegen lang andauerndes Fieber geschätzt wurde. Demnach kühlen die Ahornsubstanzen innere Hitze und Hast und beleben schwere, müde und brennende Füße. Auch bei Insektenstichen, geschwollenen Augen und bei Leberleiden, die zu Stoffwechselstörungen führen, wurde in der Volksheilkunde Ahorn eingesetzt – ganz im Gegensatz zur Homöopathie, in der der Ahorn überhaupt keine Rolle spielt.

Der Ahornmensch – Auf der Suche nach dem nicht genährten Urvertrauen

Der Ahorn ist ein Baum des Gleichgewichts – das zeigen schon die links und rechts ausgewogenen Früchte (radiär strahlend beim Spitzahorn, den Schwerkräften eingebunden beim Bergahorn). Er verschenkt sich als »Amme« für Milch und Zucker (Ahorn enthält Milchsaft und den berühmten Ahornsirup) wie auch als Spaßmacher, der den Kindern Freude bereitet. Analogien zum Menschen beweisen auch seine blättrigen »Hände« und die Liebe zur Musik, weil – wie erwähnt – sein Holz als Resonanzboden von Instrumenten verwendet wird.

Ahornmenschen wirken oft bescheiden und unauffällig – man kann sie leicht übersehen. Sie bevorzugen mathematische und technische Berufe, häufig sind Ingenieure darunter. Sich selbst erleben Ahornmenschen eher als »neutral« und objektiv: Weder »stumpf« noch »spitz« – also ohne extreme, gefährliche Pendelausschläge zu Freude oder Leid – gehen sie durch die Welt und versuchen wie die Frucht des Ahorns ausgleichend zu wirken. Gleich dem Baum wirken sie nach außen durchaus fröhlich und erscheinen als Mutmacher, als der gute Kumpel. Wenn sie krank werden, neigen sie zu Blässe und werden oft emotionslos.

Der Ahorn schenkt Kraft und Selbstvertrauen und bringt unruhige, nervöse Menschen, die im hektischen Alltag aus ihrer Balance geraten sind, wieder zurück in ihre eigene Mitte. So kann er den modernen Menschen des Computerzeitalters, der meist viel zu rational und kopfgesteuert durchs Leben geht, wieder handlungsfähig machen. Er gibt ihm außerdem Freude an den Dingen, die er mit seinen eigenen Händen schafft.

Die besonderen Beziehungen zwischen Ahorn und Mensch zeigen sich vor allem bei Pankreastumoren, aber auch beim Milchgangkarzinom von Frauen, bei Prostata- und Leberkrebs. Besonders hilfreich scheint der Ahorn bei MEN-Tumoren (Multiple Endokrine Nodulopathie) zu sein. Darunter versteht man Tumore, die über eine hormonelle Wirkung verfügen.

Beispiel: Bauchspeicheldrüsen-Krebs

Eine 79-jährige zuckerkranke Patientin litt an einem weit fortgeschrittenen, inoperablen Pankreaskopf-Karzinom. Sie erhielt eine kombinierte Chemo-Bestrahlungs-Therapie. Die hagere Frau wirkte kindlich-naiv und sehr vertrauensvoll. Sie berichtete von starken Oberbauchschmerzen nach dem Essen, hatte in den letzten fünf Monaten zehn Kilo abgenommen und litt unter einer beginnenden Wasseransammlung im Bauchraum.

Der in der Bauchspeicheldrüse lokalisierte Tumor, die zum Ahorn passende Wesensart der Patientin – eine kindliche, stille, freundliche und bescheidene Frau – sowie die Schmerzen direkt nach dem Essen gaben direkte Hinweise auf die Ahornmistel, zusammen mit Uraninit, einem natürlichen Uran in homöopathischer Form. Die Frau erhielt also in ihrem sehr ernsten Zustand eine optimierte Ahornmistel-Therapie. Noch in der Klinik stabilisierte sich das Allgemeinbefinden der Patientin und sie kräftigte sich so weit, dass sie entlassen werden konnte. Ihre Hausärztin führte in den folgenden Monaten die optimierte Misteltherapie fort – mit dem Ergebnis, dass sich der Tumor zwar nicht verkleinerte, aber die Tumormarker auf ein Zehntel des Ausgangsbefundes zurückgingen. Die Tumorgröße blieb in den weiteren Monaten unverändert. Auch Metastasen konnten nicht gefunden werden.

Wenige Wochen vor ihrem Tod nahmen die Rückenschmerzen wieder stark zu, es halfen nur noch Morphinpflaster. Doch selbst bei der letzten bildgebenden Untersuchung kurz vor ihrem Tod, der ein Jahr nach dem Behandlungsbeginn mit der Ahornmistel eintrat, waren keine Metastasen zu finden.

Beispiel: Pankreaskarzinom mit Metastasen in Lunge und Leber

Bei einer 60-jährigen Patientin war ein Pankreaskarzinom aufgetreten, das bereits in Lunge und Leber gestreut hatte. Sie wurde dennoch operiert, und im Anschluss erhielt sie eine Chemotherapie und eine Bestrahlung. Ungewöhnlich für diese Erkrankung war, dass die Frau weitere drei Jahre bei vergleichsweise guter Lebensqualität leben konnte. Nun hatten sich erneut Lebermetastasen gebildet. Sie war ängstlich und besorgt. Es stellten sich Fieber und Durchfall ein sowie eine Gewichtsabnahme und Schlaflosigkeit. Die Patientin hatte extreme Schmerzen und Schweißausbrüche bei jeglicher Nahrungsaufnahme.

Begonnen wurde die Behandlung mit einer Ahornmistel-Therapie. Begleitend erhielt die Frau Arsenicum album in homöopathischer Dosierung. Schon einen Monat später zeigte sich, dass es ihr besser ging, dass sie an Gewicht zunahm und dass die Ängste nachließen. Sie sagte selbst, dass sie bereits nach der ersten Injektion eine wesentliche Erleichterung verspürt hatte. Nach einem halben Jahr vermochte sie wieder sehr gut zu essen. Sie hatte fünf Kilo zugenommen und fühlte sich fast wieder wie vor der Erkrankung.

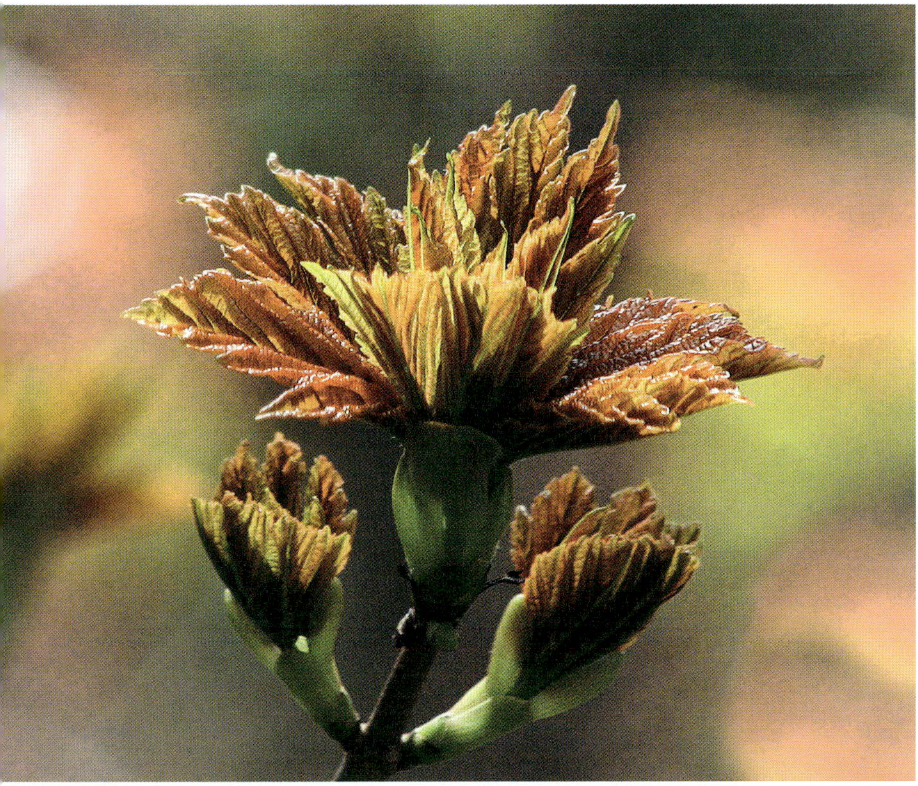

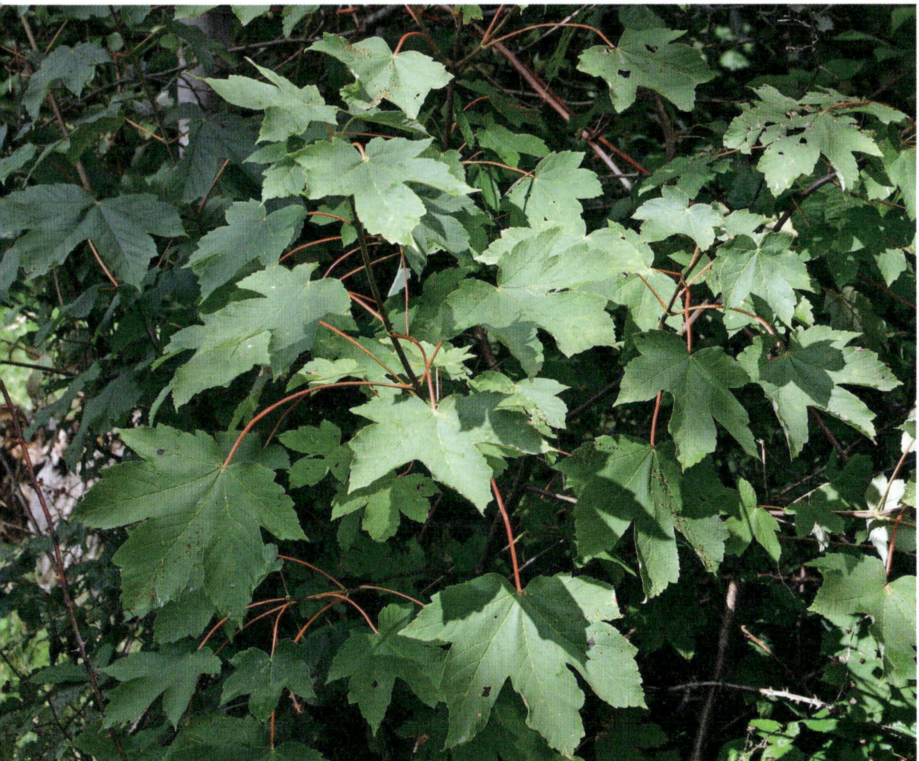

Nun führte sie auch noch eine Hyperthermiebehandlung durch. Weitere zwei Jahre später zeigten sich aber doch wieder Lungen- und Lebermetastasen. Ein Jahr später starb sie.

Beispiel: Bösartige Geschwulst an Zwölffingerdarm und Bauchspeicheldrüse

Ein 45 Jahre alter Mann war nach einem plötzlichen Blutzuckerabfall ins Koma gefallen. In der Untersuchung wurde eine Geschwulst am Zwölffingerdarm und an der Bauchspeicheldrüse festgestellt. Bei der anschließenden, sehr schwierigen Operation wurden weite Teile der Geschwulst entfernt.

Zwei Jahre später stellte sich der Patient in Bad Steben vor. Der Kranke war still und freundlich, sehr introvertiert. Er sprach und klagte wenig. Am meisten belastete ihn ein Druckschmerz im Bauch, der direkt nach dem Essen auftrat und seitlich ausstrahlte. Nach jeder Mahlzeit entstanden Blähungen, der Mann hatte ein schwammiges Gefühl im Magen und seine Muskulatur war schwach.

Aufgrund der Lage des Tumors und wegen der zum Ahorn passenden Symptomatik wurde eine optimierte Therapie mit der Ahornmistel zusammen mit einer Platinsubstanz durchgeführt. Schon nach der ersten Injektion besserten sich die Magenbeschwerden, sie verschwanden nach einiger Zeit ganz. Inzwischen sind seit dem Beginn der Misteltherapie zehn Jahre vergangen und der Zustand des Mannes ist stabil. Er hält sein Gewicht und hat weder Schmerzen noch andere Komplikationen.

Die Ahornmistel bei Stress und Pankreaskarzinom

Schon seit den 1950er-Jahren vermuteten Internisten einen Zusammenhang zwischen Bauchspeicheldrüsen-Erkrankungen und einer hektischen Lebensweise, und es galt als sicher, dass die damals gängigen Mittel zur Betäubung von Stress – nämlich Alkohol und Rauchen – das Risiko für Pankreastumore erhöhen. In neueren Untersuchungen hat sich die direkte Beziehung zwischen Stress und Tumorentstehung bestätigt. Würzburger Ärzte konnten zeigen, dass sich deutliche Hinweise ergeben für Signalwege des sympathischen

Steve Jobs: In seinen Schattenseiten ein Vorbild für die Ahornmistel

Es gibt nur wenige Menschen, die schon zu Lebzeiten Kultstatus erringen und eine Epoche prägen. Steve Jobs als Chef des US-Giganten Apple war so ein Mensch. Jobs wurde 1955 geboren und gründete Apple bereits mit 21 Jahren. Zu dieser Zeit bekannte er sich zum Frutariertum, einer Ernährung, die vor allem aus Obst, Nüssen und Samen besteht. Aus diesen Erfahrungen soll sogar das Apple-Logo entstanden sein. Voller Ideen und geradezu rastlos suchte Jobs nach neuen Möglichkeiten in der Computerwelt. Vor allem die benutzerfreundliche Oberfläche und die mechanische Erweiterung des Berührungssinnes, das Touchpad, gehen auf ihn zurück. Mit seiner ständigen kreativen Unruhe und mit dem späten Wissen eines Kindes, das adoptiert worden war und sich das Leben erobern musste, erscheint es nicht verwunderlich, dass sich Jobs mit 49 Jahren einer Operation infolge eines Pankreastumors (Inselzelltumor) unterziehen musste. Sieben Jahre später starb er, nachdem auch eine Lebertransplantation nicht mehr helfen konnte.

Steve Jobs Idee verbindet Menschen weltweit in einer Community. Sie »ernähren« sich von der künstlichen Intelligenz der Computerwelt. Dabei kann es passieren, dass die User ihre Erdung in der natürlichen Welt vergessen und dass Hektik, Tempo und Stress auf den Menschen selbst übergehen und ihn krank machen. Kreativen Menschen wie Steve Jobs und anderen, denen der Cyberspace zur »natürlichen Welt« geworden ist, hilft die Ahornmistel bei drohender oder bereits eingetretener Krebserkrankung, sich wieder zu erden, zu verwurzeln und in sich selbst zu ruhen.

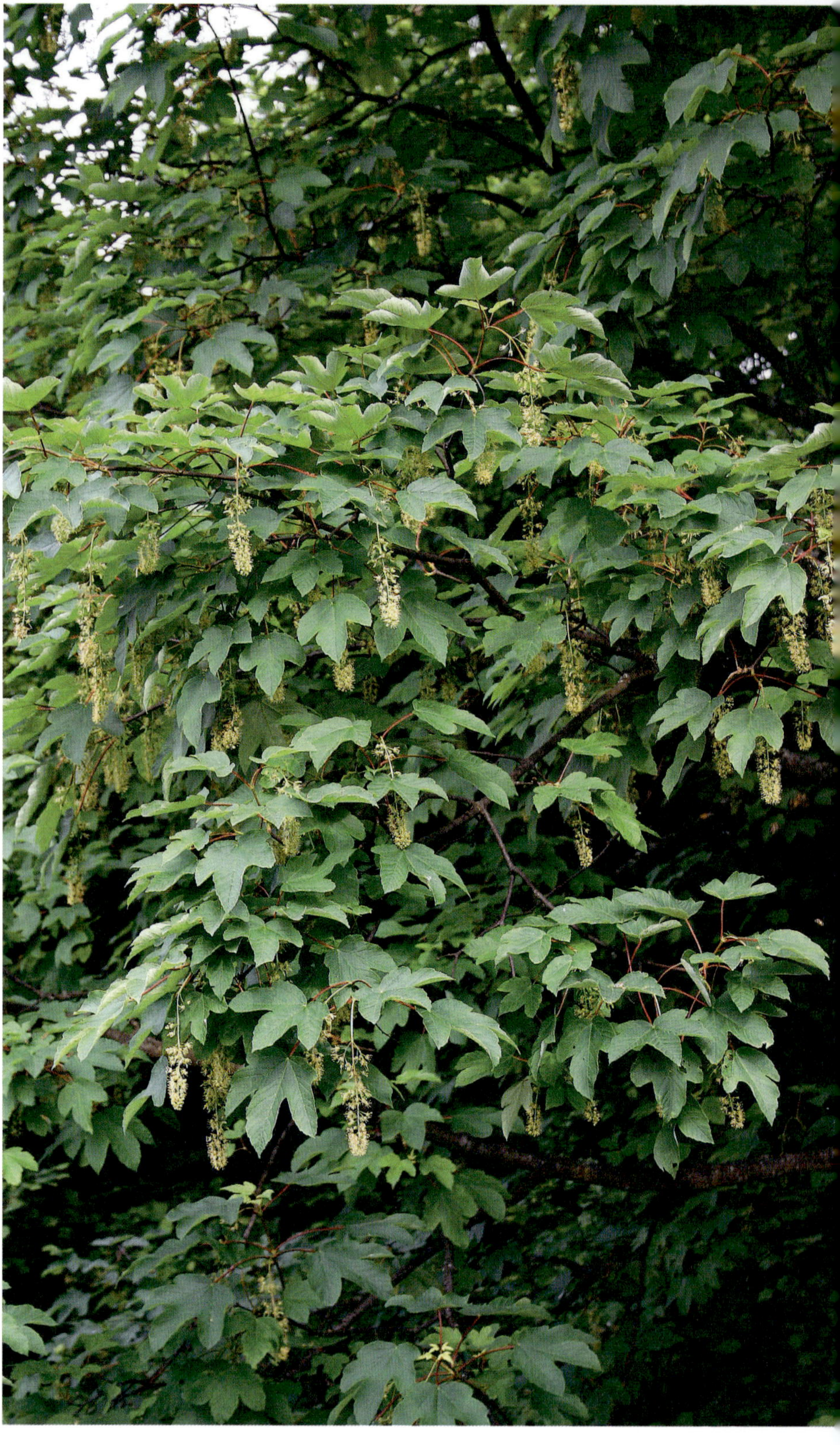

Nervensystems (beta-adenerg) und dem Neuauftreten der Erkrankung. Auch das Wachstum der Karzinomzellen und das Zelltodverhalten der Krebszellen scheinen direkt mit dem sympathischen Nervengewebe zusammenzuhängen.

Doch nicht nur beim Pankreaskarzinom sind Stress und Hektik von wesentlicher Bedeutung. Befragt man die Patienten selbst nach den Ursachen für ihre Krebserkrankung, dann scheint Stress – neben Verlustereignissen und Traumen – eine zentrale Rolle zu spielen. Bei Umfragen gibt jeder Zweite an, dass er im Stress eine Ursache für seinen Krebs sieht. In konkreten Studien konnte bei anderen als den oben genannten Karzinomarten allerdings kein eindeutiger Zusammenhang zwischen Stress und der Krebsentstehung gefunden werden. Der wissenschaftliche Beweis steht also noch aus. Bis die Forschung soweit ist und wenn bei einem Krebspatienten der Stress wirklich als gefühlter Krankheitsauslöser auftrittt, ist die Ahornmistel ein probates Mittel, Ruhe einkehren zu lassen. Keine andere Mistel hilft besser gegen Krebserkrankungen, die durch Stress, Panikgefühle und Hektik hervorgerufen werden.

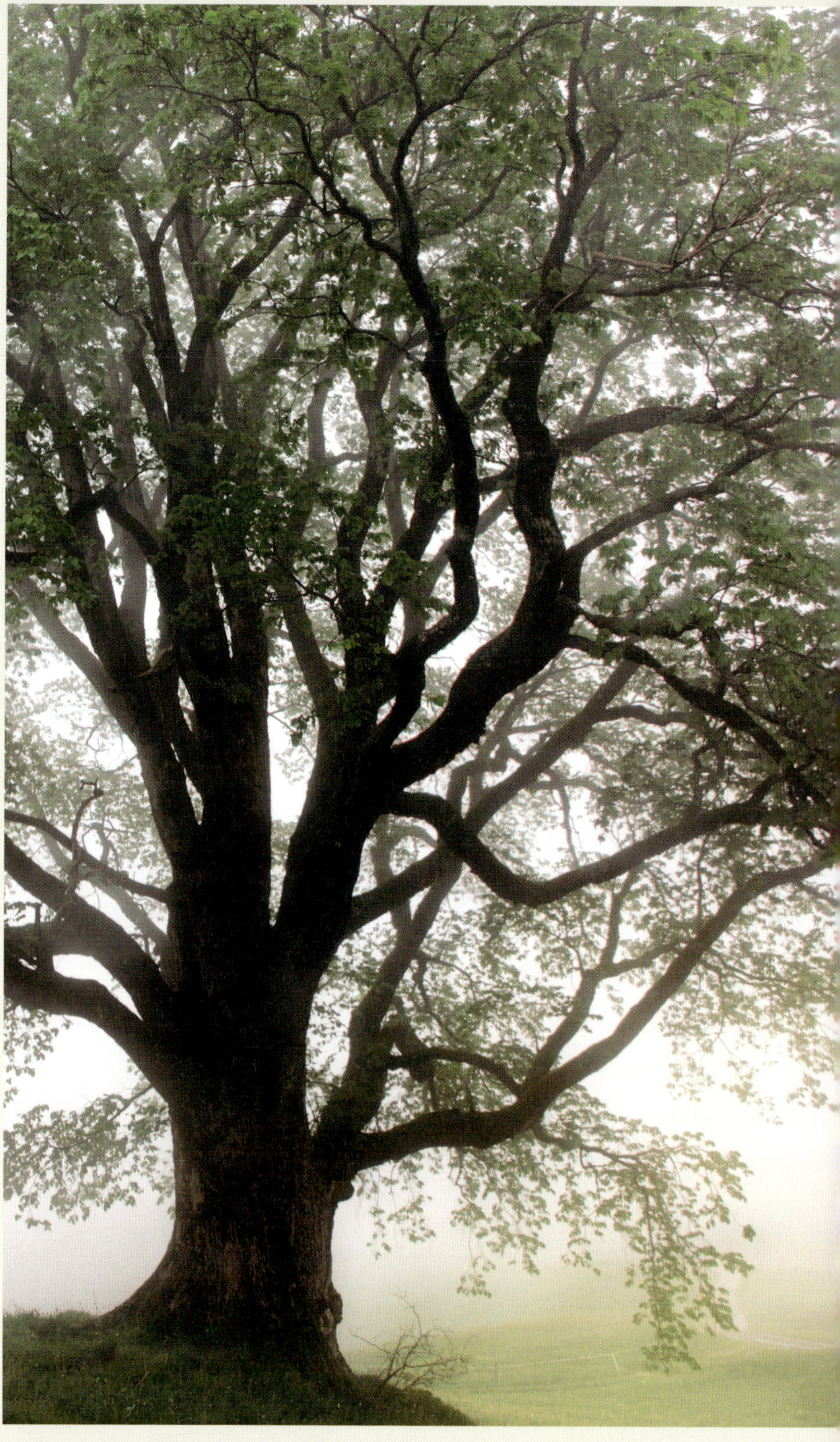

Die Ulme

Erkrankt an der Umwelt

Ulmus wurde die Ulme bei den Römern genannt, im Althochdeutschen hieß sie *Elm* oder *Ilmbum*, ein anderer Name ist »Rüster«. Weitere Bezeichnungen des Baumes wie Ypa und Wieke sind abgeleitet vom altgermanischen Wortstamm *Wice*, in dem das englische *witch* für »Hexe« oder »Zauberin« steckt. Die Ulme kann also recht »bezaubernd« sein.

Im Glauben der Germanen bekam die Ulme eine große Bedeutung; denn aus ihr entstammte die erste Frau. Wie die Esche den Stammvater darstellte, so verkörperte die Ulme die Stammmutter des Menschengeschlechtes. Auch religiöse Aspekte werden mit ihr verbunden. So ist sie der Baum des heiligen Martin: Aus seinem Pilgerstock soll eine Ulme emporgewachsen sein. Oft stehen Ulmen vor Märtyrerkirchen – das mag einen Bezug zur griechischen Tradition haben oder damit zusammenhängen, dass Ulmen »bluten«.

Die Ulme gilt als der Freiheitsbaum Amerikas, der *tree of liberty*, weil am 14. August 1765 an der alten Ulme beim Froschteich zu Boston zwei Strohpuppen als symbolische Repräsentanten der englischen Kolonialherrschaft aufgehängt wurden – es war der Beginn des Freiheitskampfes. Nach dem Sieg wurde an derselben Stelle im Mai 1786 ein Freudenfest veranstaltet.

In Europa und Asien ist die Ulme weit verbreitet. In der Jugend wächst sie rasch und hat bereits mit 30 Jahren ihre Wuchshöhe von fast 40 Meter (Bergulme) weitgehend erreicht. Die Krone ist hoch, rundlich gewölbt und reich verzweigt. Ulmen tragen ein Bedürfnis nach hoher Luftwärme in sich. Ihr Wurzelwerk ist reich entwickelt, die Rinde zeigt sich bräunlich-grau mit tiefen, langen Furchen und einer korkreichen Borke. Auffallend ist die Asymmetrie in den Blättern. Zusammen mit Hasel und Weide eröffnet die Ulme im Frühjahr die Baumblüte.

Die Ulme liebt sonnige Hügel, Gebüsche und Auen – sie ist damit eines der wärmebedürftigsten Hölzer und bevorzugt nährstoffreiche, frische Böden. Das Holz ist zäh, reißt leicht und ist nur schwer zu spalten. Radnaben, Kufen und Speichen, Wasserräder und Brunnentröge werden aus ihm gefertigt – ein Symbol für Bewegung und Umwandlung. Aus dem Kernholz mit seiner lebendigen Maserung stellt man Möbel und Parkett her. Holzschnitzer und Bildhauer verwenden Ulmenholz gern wegen seiner formwilligen Struktur.

Die Ulme ist heute ein Stadtbaum geworden, sie verträgt auch verschmutzte Luft gut. Leider sind jedoch 90 Prozent der Ulmen von einer Krankheit befallen, die durch einen Käfer und einen Pilz verursacht wird. Sie zerstören die inneren Leitungsbahnen des Baumes und schneiden ihn von seinen Lebensquellen ab: Erst welken die Blätter, dann trocknen die Äste aus. Wie die Tanne am sauren Regen erkrankte, so leidet die Ulme an den »Umwälzungen« unserer modernen Zeit: Die Schädlinge wurden durch die modernen Transportmittel aus dem entlegenen Himalaya nach Europa und später auch aus Amerika zu uns gebracht.

Die Wirksubstanzen der Ulme galten schon immer als heilend für die Haut und bei Wunden. Da Krebs heute unter anderem als eine chronische Störung der Wundheilung verstanden wird, sind vor allem Bäume, die diesen Aspekt in sich tragen, von großer Bedeutung. Hildegard von Bingen empfahl die Ulme als Gichtheilmittel: Wer in Wasser badet, das von Ulmenholz erwärmt wurde, wird angeblich frei von Bosheit und erfüllt von »Freudigkeit und guten Sinnen«. In der Volksheilkunde findet die Ulme Verwendung bei Durchfall, chronischen Hautausschlägen, Gicht und Rheuma, bei Blutungen und Fieber, Abszessen und Furunkeln. Waschungen sollen eine raschere Vernarbung bewirken, Rinde und Blätter werden zudem bei Rheuma eingesetzt. Die Hauptinhaltsstoffe sind Gerb- und Schleimstoffe, Kalium und Bittersubstanzen.

In der Homöopathie werden Arzneimittel aus der Ulme gegen Taubheit und Kribbeln in den Beinen eingesetzt, aber auch bei rheumatischen Leiden und wenn am Übergang von Sehne und Muskel Schmerzen auftreten.

Der Ulmenmensch – Ein Sucher mit Suchtgefährdung

Ulmenpatienten sind in der Regel zähe, fleißige Menschen, die gute Arbeit leisten, gern anderen helfen, nicht zu Extremen neigen und auffallend häufig ihrer inneren Berufung folgen. Als hellwache Realisten gehen sie mit Vernunft und Verstand durchs Leben. Sie sind ehrlich zu sich selbst und gegenüber anderen Menschen. Allerdings lassen sie sich gern von Außeneinflüssen überfordern, was zu Depressionen und Mutlosigkeit führen kann. Dann haben selbst starke Charaktere das Gefühl, dass sie nicht mehr durchblicken und dass das anstehende Problem von ihnen nicht gelöst werden kann. In solchen Situationen greifen sie gern zu Betäubungsmitteln, insbesondere zu Nikotin. Die Ulmenmistel kann in solchen festgefahrenen Situationen helfen, den Konflikt von einer anderen Seite zu betrachten und die hinderlichen Verdichtungen und Verhärtungen zu lösen. Denn die Fähigkeit zu Umwandlung und Transformation sind typische Stärken des Baumes und damit auch des ihr entsprechenden Menschentypus. Weil Ulmenmenschen aber oft nicht wachsam genug für sich selbst sind, besteht bei ihnen die Gefahr, dass sie – wie die Ulme – an den negativen Umwelteinflüssen unserer Zeit erkranken.

Der Ulme kommt eine besondere Stellung unter den Mistelbäumen zu. Denn kein Baum ist – im Guten wie in der Gefahr – derart umweltempfänglich wie sie, und kein anderer Baum ähnelt so sehr dem offenen, wandlungsbereiten Menschen des Wassermannzeitalters. Die Ulme gleicht ihm auch in seiner Schwäche, »asymmetrisch« zu werden und den Versuchungen des Lebens zu erliegen. Am häufigsten wird jenes Organ von Karzinomen befallen, das für die Umwelt besonders offen ist: die Lunge.

Beispiel: Lungenkrebs mit Lymphknotenmetastasen

Bei einem 76-jährigen Patienten wurde im Computertomogramm ein 3,5 Zentimeter großer Tumor im linken Lungenflügel entdeckt – mit Übergriff auf die angrenzenden Arterienäste und mit Metastasen in den Lymphgefäßen. Außerdem war bei dem Mann die linke Stimmlippe gelähmt, sodass er nur heiser sprechen konnte.

Aufgrund der weit fortgeschrittenen Krankheit wurde von einer Radio- oder Chemotherapie abgeraten. Der Lungentumor wurde operativ entfernt. Sein Entstehen ging offensichtlich auf einen Nikotinmissbrauch zurück – der Mann hatte 50 Jahre lang täglich 20 Zigaretten geraucht. Als Kind war er an einer Lungen- und Rippenfellentzündung erkrankt.

Der Lungenkrebs dieses Patienten war eindeutig verursacht durch die ständige Selbst- und Umweltschädigung, also das Rauchen. Allein dieser Umstand weist bei Männern auf die Ulme hin. Bei korpulenten, weichherzigen Frauen von sanftem Wesen gäbe es in solchen Fällen allerdings eher eine Analogie zur Linde. Die Lunge selbst ist wie das Ulmenblatt asymmetrisch aufgebaut (zwei Lungenlappen links, drei auf der rechten Seite).

Der Patient wurde nach der Operation mit einer Ulmenmistel-Therapie und mit einem homöopathischen Medikament aus der Tabakpflanze behandelt. Trotz der fortgeschrittenen Krebserkrankung machte er rasche Therapiefortschritte, sodass die parallel erfolgte Kortisondosis deutlich reduziert werden konnte. Auch die Stimmlippen-Lähmung war rückläufig. Innerhalb von drei Wochen nahm der Patient zwei Kilogramm zu.

Ein Jahr später bekam der Mann akute Atemnot und erkrankte an einer Lungenentzündung, deren Behandlung einen stationären Aufenthalt erforderlich machte. Die dabei vorgenommene Kontrolluntersuchung im Computertomogramm brachte ein unerwartetes Ergebnis: keinerlei Auffälligkeiten, keine Metastasen. In den folgenden vier Jahren lebte der ehemals schwerkranke Krebspatient ohne Probleme. Die Medikation bestand lediglich in der Fortführung der Ulmenmistel-Therapie. Bei Läufen bis zu sechs Kilometer holte er sich sogar eine gute Kondition. Fünf Jahre nach der fast hoffnungslosen Erstdiagnose starb der Mann an den Folgen eines Schlaganfalls.

Beispiel: Patient mit einem asbestinduzierten Tumor des Brustfells

Bei einem 75-jährigen Patienten war ein malignes Pleura-Mesotheliom festgestellt worden. Er hatte beim Schwimmen plötzlich keine Luft mehr bekommen. Eine Chemotherapie und/oder Bestrahlung lehnte er rundweg ab. Der Mann hatte sich in seinem Leben langsam

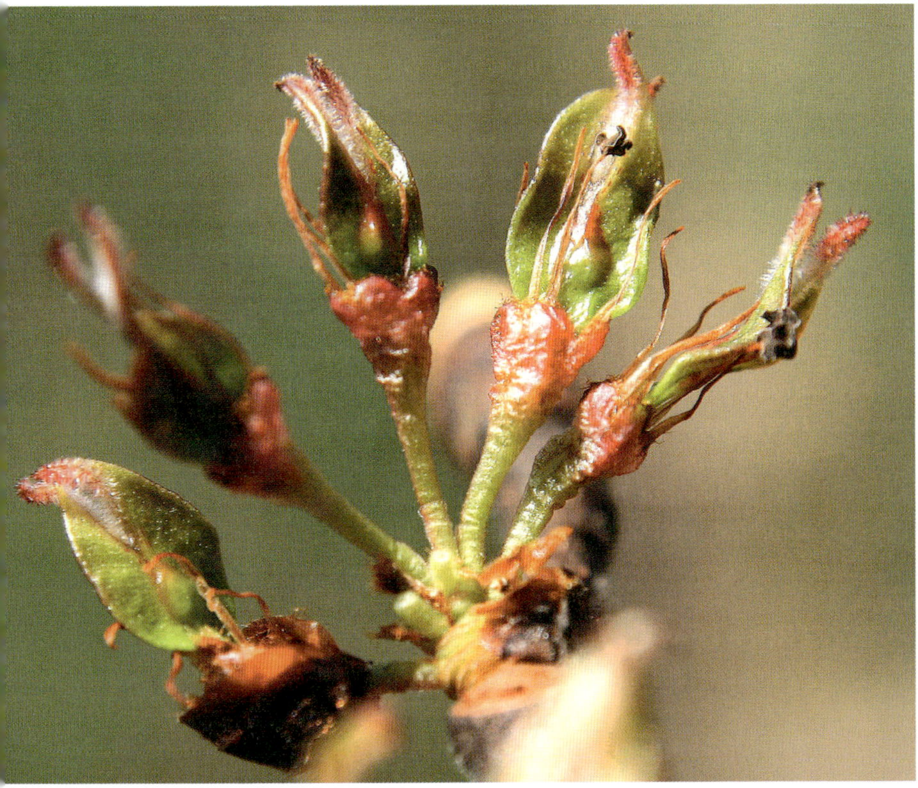

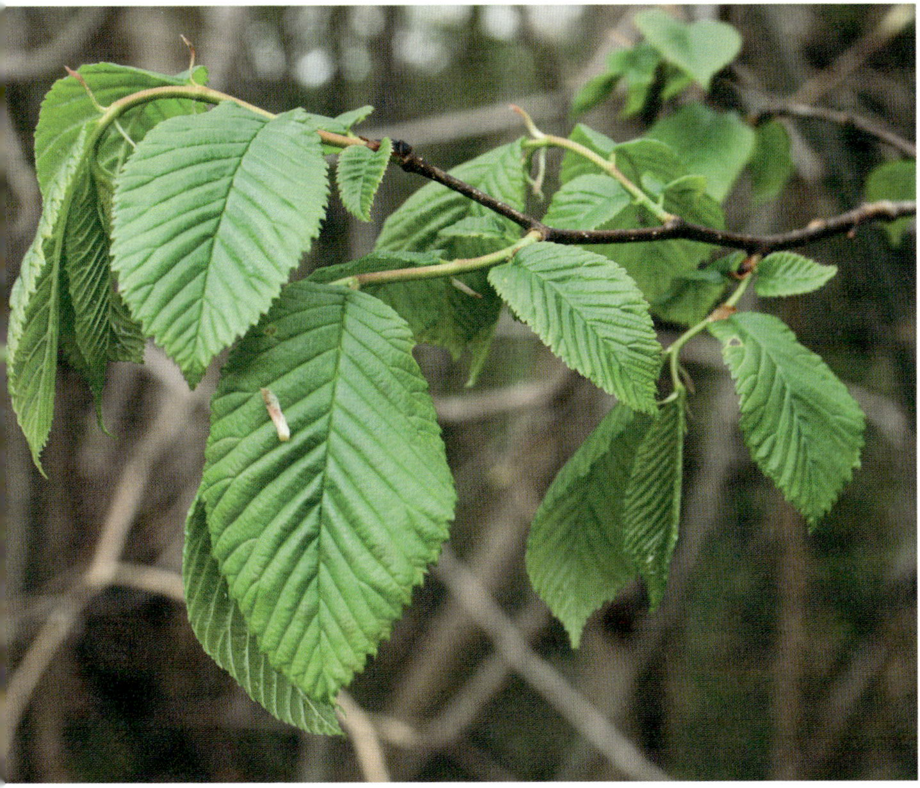

vom Maurer zum eigenständigen Architekten hochgearbeitet und musste in den letzten Jahren mehrere Schicksalsschläge erleiden.

Er erhielt nun im Wechsel die Ulmen- und die Eichenmistel, außerdem das Goldpräparat Aurum metallicum praeparatum D20 und das für Pleura-Prozesse bewährte Bryonia/Stannum. Bereits nach wenigen Tagen kam es zu einer Pneumonie mit Fieber und heftigen Schwellungen sowohl auf die Eiche als auch die Ulme. Vorbestehendes Lungenwasser stieg parallel weiter an, sodass mit keinem guten Ende zu rechnen war. Nach etwa vier Monaten war der Erguss plötzlich rückläufig und ist bis heute nicht mehr nachweisbar. Der Mann fühlte sich von Monat zu Monat besser, sodass er bald wieder seine Bahnen im Meer und im Schwimmbad schwamm sowie problemlos Bergtouren unternehmen konnte. Dieser gute Zustand hält nun schon mehr als zehn Jahre an.

Ulme und Lunge: Wissenschaftlich gesicherter Zusammenhang

Zur Ulmenmistel gibt es eine kleine, aber aufschlussreiche Studie aus den 1970er-Jahren. Bereits damals verweigerten Patienten eine Chemotherapie und wollten anders behandelt werden. Sie entschieden sich aus eigenem Entschluss für eine Weiterbehandlung nach der Operation ausschließlich mit der Ulmenmistel. Überraschenderweise zeigten sich dabei selbst im Stadium III erstaunliche Überlebenszeiten von mindestens zwei Jahren bis maximal 16 Jahren. Hingegen überlebte in der Chemotherapie-Gruppe in den fortgeschrittenen Stadien keiner mehr als drei Jahre. Der Autor schließt seine Zusammenfassung mit den Worten: »Dies bedeutet aber, dass die postoperative Nachbehandlung mit *Viscum-album*-Präparaten ... zu Überlebenszeiten führte, wie sie bisher zu Verhinderung von Rezidiven oder Metastasen durch keines der bekannten Cytostatica beim Bronchialkarzinom erreicht werden konnte.«[7] Diese Studie stützt in beeindruckendem Maße die positiven Erfahrungen mit der Ulme bei Lungentumoren, wie sie auch an der Humboldt-Klinik immer wieder gemacht wurden.

7 Gaubarz, E.: *Die Lebenserwartung der Patienten mit reseziertem Bronchialkarzinom nach postoperativer cytostatischer Nachbehandlung mit Treninom, Cealysin und Viscum album,* Pneumologie 148, 79–87 (1973)

Ein Bild der Ulme: Orpheus

Orpheus, Sohn der Muse Kalliope und des Gottes Apollon, war ein begnadeter Sänger und Dichter. Mit seiner Lyra bezauberte er die Natur, die Menschen und die Götter. Die Nymphe Eurydike nahm er sich zur Frau. Als sie unglücklicherweise durch einen Schlangenbiss starb, wurde Orpheus von einer unendlichen Trauer überwältigt und stieg in die Unterwelt hinab. Unter einer Ulme beweinte er dort den Tod seiner Geliebten. Den Schmerz über den Verlust ließ er beim Spiel auf der Leier zu Klang werden. Aus diesem Spiel entsprang der Sage nach ein ganzer Ulmenwald. Seine Spielkunst war so groß, dass selbst Hades, der Herr der Unterwelt, bereit war, ihm Eurydike zurückzugeben – unter der Bedingung, dass er beim Aufstieg in die Welt nicht zurückschaue. Diese Bedingung hielt Orpheus aber nicht ein und so entschwand ihm Eurydike ein zweites Mal. Orpheus und die Ulme stehen für ein intensives, leidenschaftlich geführtes Leben, das selbst vor einer Höllenfahrt nicht Halt macht. So erscheinen uns oft auch die Patienten, die der Ulme bedürfen.

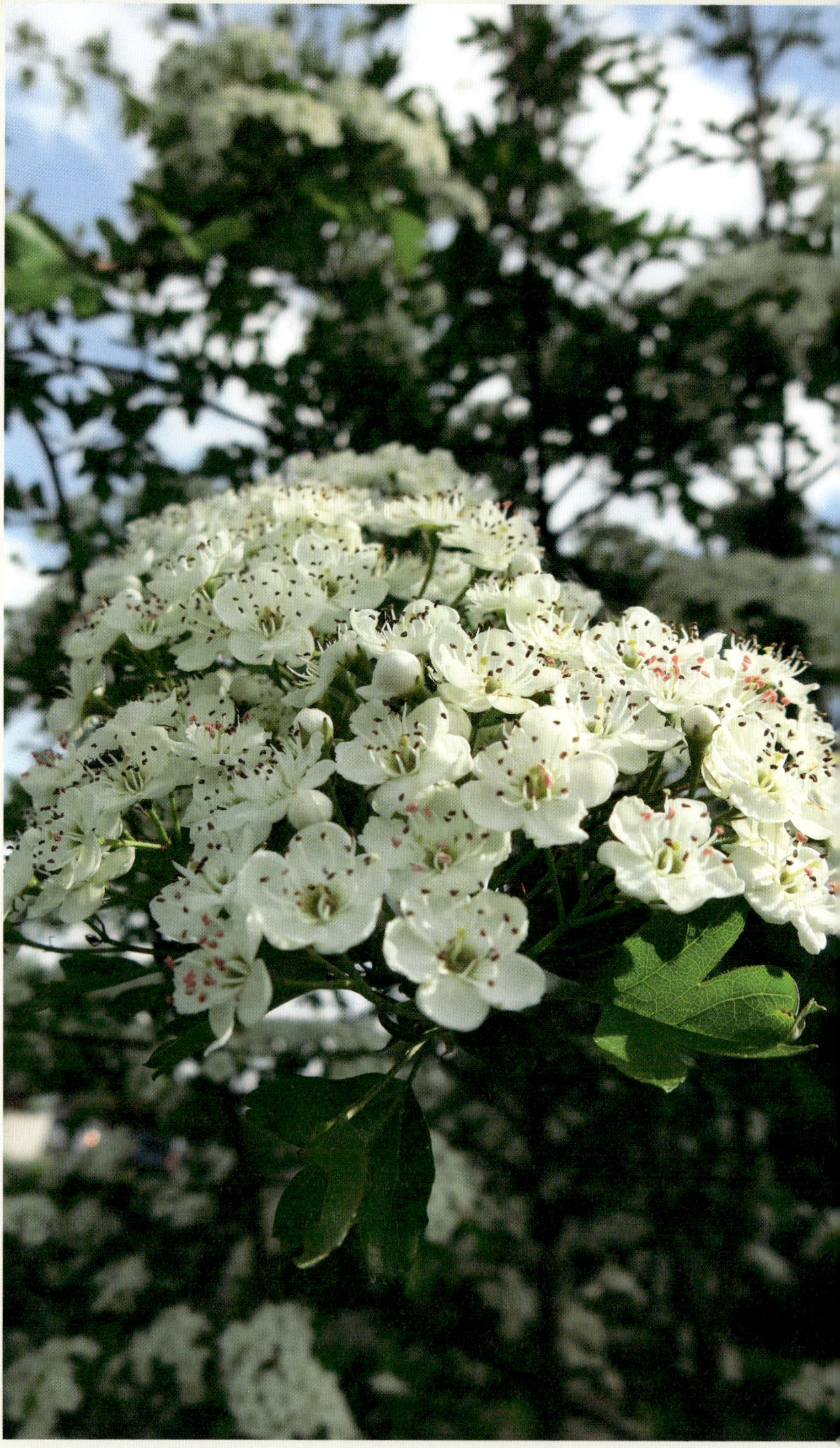

Der Weißdorn

Verhärtung der Gefühle

Der alte lateinische Name *Crataegus oxyacantha* enthält die Wortbestandteile »fest« und »spitzstachlig« – ein Hinweis auf Härte. Bei uns deutet der Name Weißdorn auf die weißen Blüten hin. Andere Namen wie Knickdorn, Hag oder Hagenhain weisen auf Hecken, Dornengesträuch, Gebüsch oder auch Einfriedung hin. Weil die Früchte zur Reifezeit mehlig schmecken, wird der Weißdorn auch »Mehldorn« genannt. Man bringt ihn auch in Beziehung zu Tieren, wie die Namen Kuhkirsche, Hundebeere, Katzen- oder Ferkelkirsche zeigen. Andere Namen sind Himmelbrot, Liebfrauenbirnchen oder Maria-Magdalenen-Birnchen, aus denen vor allem die Beziehung zu Maria als der (dornenreichen) Mutter Gottes oder zu Maria Magdalena spricht. Häufig erkennt man eine Verbindung mit Kindern, was sich beispielsweise im Namen Kindchensbeeren zeigt, weil die Beeren von Kindern gern gegessen werden.

In der griechischen Mythologie kennt man das rauschhafte Fest zum Abstich des neuen Weines. Am dritten Tag danach, so heißt es, kamen die Seelen der Toten, um die Welt der Lebenden heimzusuchen. Zum Schutz vor ihnen wurden die Unheil abwehrenden Weißdornzweige gepflückt. Einen ähnlichen Brauch pflegten die Bauern bis zur Neuzeit: Zweige vom Weißdorn wurden früher am 1. Juni über der Tür zum Kuhstall angenagelt, um die bösen Geister zu vertreiben und das Vieh vor Krankheiten zu bewahren. In der christlichen Tradition war die Dornenkrone Christi aus Weißdorn geflochten – ein symbolischer Hinweis auf schwerstes Leiden.

Der Weißdorn wächst als ästiger Strauch von zwei bis drei Meter Höhe und friedet Felder und Straßen ein. Der Name Hagedorn charakterisiert ihn als Busch oder Hecke zum Schutz der Felder. Er wird gern als lebendiger Zaun verwendet und soll den Wind abhalten.

Der Weißdorn blüht von Mai bis Juni. Er ist das reale Bild einer extrem zähen, aber zurückgehaltenen Vitalität. Das anfänglich rasche und intensive Wachstum des Austriebs im Frühjahr verlangsamt und verzögert sich schnell. Die Sprosskraft verhärtet sich in der Dornenbildung oder führt gar zu abgestorbenen Zweigspitzen. Der Weißdorn neigt nicht – wie zum Beispiel die Weide – zur Ausbildung von langen Ruten, sondern lässt verhärtete Hauptäste heranwachsen. Diese führen zu dem engen, ineinander verschlungenen Strauch mit dichtem, in sich verworrenem Zweigwerk, das Vögeln Schutz bietet, aber für größere Tiere undurchdringlich ist. Ein blühender Weißdornstrauch wirkt wie eine impulsive Entladung von Kraft – später bleibt davon nicht mehr viel übrig.

In der Heilkunde wird der Weißdorn erst seit dem Mittelalter genutzt. In der Mitte des 19. Jahrhunderts erzielte ein irischer Arzt große Erfolge bei zahlreichen Herzleiden. In Lothringen war der Weißdorn ein bekanntes Mittel gegen Herzklopfen und Schlaflosigkeit, eine Indikation, die heute noch gilt. Die Früchte waren bekannt als ein gut wirksames Mittel gegen Seitenstechen, Koliken und Durchfall, aber auch gegen Nierensteine, Ruhr und übermäßige Menstruation.

In der Volksheilkunde wird der Tee aus Weißdornblüten heute noch zur Pflege des Altersherzens und – bei Arteriosklerose – zur Senkung von zu hohem Blutdruck sehr empfohlen, wobei den Weißdornpräparaten zugutekommt, dass sie keinerlei schädliche Gifte enthalten. Weißdornextrakte beruhigen das Nervensystem und stärken bei älteren Menschen das Herz und den Kreislauf. Heute gelten als Hauptindikationen: nachlassende Leistungskraft des Herzens, Müdigkeitsanfälle, Erschöpfungszustände und leichte Formen von Herzrhythmusstörungen. Auch nach Infektionskrankheiten hat sich der Weißdorn zur Stärkung bewährt.

In der Homöopathie wird der Weißdorn als ein bewährtes Mittel bei Patienten mit unregelmäßigem Herzschlag und Schlaflosigkeit sowie bei arteriellem Hochdruck eingesetzt. Die Weißdornsubstanzen sollen sogar die arteriosklerotischen Ablagerungen in den Arterien auflösen können. Charakteristisch für Weißdornbehandlungen sind extreme Atemnot bei der geringsten Anstrengung, drückende Schmerzen in der Herzgegend und unter dem linken Schlüsselbein sowie blaurote Färbung an Fingern und Füßen. Als Beruhigungsmittel tut der Weißdorn bei ärgerlichen, reizbaren Patienten gute Dienste.

Der Weißdornmensch – Cooler Typ mit wenig Herzenswärme

Die Mistel vom Weißdorn hat eine intensiv wärmende Wirkung auf emotional kühle Charaktere. Sie eignet sich vor allem für Menschen, die nicht die Fähigkeit besitzen, ihre Gefühle auszudrücken – häufig sind es Manager. Liebeskummer, gebrochene Herzen, Enttäuschung, Ärger und innere Bitternis – Weißdornblüten lindern den Schmerz, wenn Männer und Frauen in ihren Gefühlen verletzt wurden, wenn es ihnen an seelischer Wärme und an herzlicher Zuneigung mangelt.

Patienten, die neben ihrer eigenen Gefühlsverarmung zusätzlich noch durch eine Überaktivität im Beruf gestresst sind, werden von der Weißdornmistel wohltuend durchwärmt. Das ist besonders wichtig für Menschen, deren Nase und Extremitäten rötlich-bläulich verfärbt sind. Auch Kranke, bei denen die maskulinen Aspekte (Animus) zu ausgeprägt sind, die jedoch ihre weibliche Seite, die Anima, vernachlässigt haben, dürfen vom Weißdorn Hilfe erwarten. Das gilt auch für Patienten, die ihr Herz zu wenig seelisch genährt haben, denn Weißdorn gilt als der »Haferbrei für das Herz«.

Bei Weißdorntypen treten tumoröse Erkrankungen des Blutsystems auf, also die verschiedenen Formen von Leukämie. Brustkrebs vor allem der linken Seite (also über dem Herzen), rheumatische Beschwerden, Bluthochdruck sowie Herz- und Kreislaufprobleme sind typisch für den Weißdornmenschen. Nicht selten kommt die Weißdornmistel beim Prostatakarzinom zum Einsatz.

Beispiel: Leukämie

Eine 72-jährige Patientin, die bereits zwei Herzinfarkte hinter sich hatte und an erheblichen Gefäßverengungen an den Beinen, am Kopf und am Herz litt, war vor drei Jahren – wenige Monate nach dem Tod ihres Mannes – an Leukämie erkrankt. Sie war ständig müde und abgeschlagen und kaum noch aus dem Haus. Ihr war immer kalt, vor allem die Finger und Zehen wurden nicht mehr richtig warm. Die Frau hat ihr Leben lang gearbeitet, auch als die Kinder kamen, begab sie sich nur kurzzeitig in eine »Kinderpause«. Außerdem war sie immer an der Spitze sozialer Institutionen wie des Rotary-Clubs aktiv.

Die allgemeine Gefäßverengung wie überhaupt ihre Tendenz zur Verhärtung, aber auch ihre Überbetonung des Berufslebens – die starke linkshirnige Leistung gingen einher mit einer Missachtung der Gefühle – und ihre mangelnde Wärmefähigkeit, vor allem an den Beinen, wiesen auf eine Beziehung zum Weißdorn hin. Deshalb wurde der Frau eine Behandlung mit der Weißdornmistel verordnet. Bereits innerhalb weniger Wochen verringerte sich die vorher erhöhte Zahl der weißen Blutkörperchen (Leukozyten) um ein Drittel, ein Erfolg, der in den Jahren davor nicht erreicht worden war. Auch die Durchwärmung des gesamten Körpers, besonders der Beine, nahm zu. Die Patientin fühlte sich kräftiger und hoffte, dass sie im Frühjahr sogar wieder ihr geliebtes Golfspiel aufnehmen könne. Mehr als die anderen Misteln passt die Weißdornmistel tatsächlich zu Menschen mit starken Gefäßproblemen und Durchblutungsstörungen. Bei dieser Patientin wiesen auch die überwundenen Herzinfarkte und die peripheren Durchblutungsstörungen – bläulich-rote Zeichen im Bereich der Zehen, der Nase und der Finger – auf die Weißdornmistel hin. In den meisten Fällen sind die betroffenen Menschen eher hager und übermäßig stark auf ihren Beruf und die finanzielle Karriere fixiert. Über ihre Gefühle können sie kaum sprechen. Sie sind nur in geringem Maß fantasiebegabt und betrachten das Leben mehr aus der Sicht der (beruflichen) Pflichten. Die Wirksamkeit der Weißdornmistel ist in erster Linie an der Durchwärmung des ganzen Körpers, also auch an der Peripherie, erkennbar und daran, dass sich beim Patienten neben der zunehmenden Herzlichkeit ein Gefühl von Dankbarkeit entwickelt.

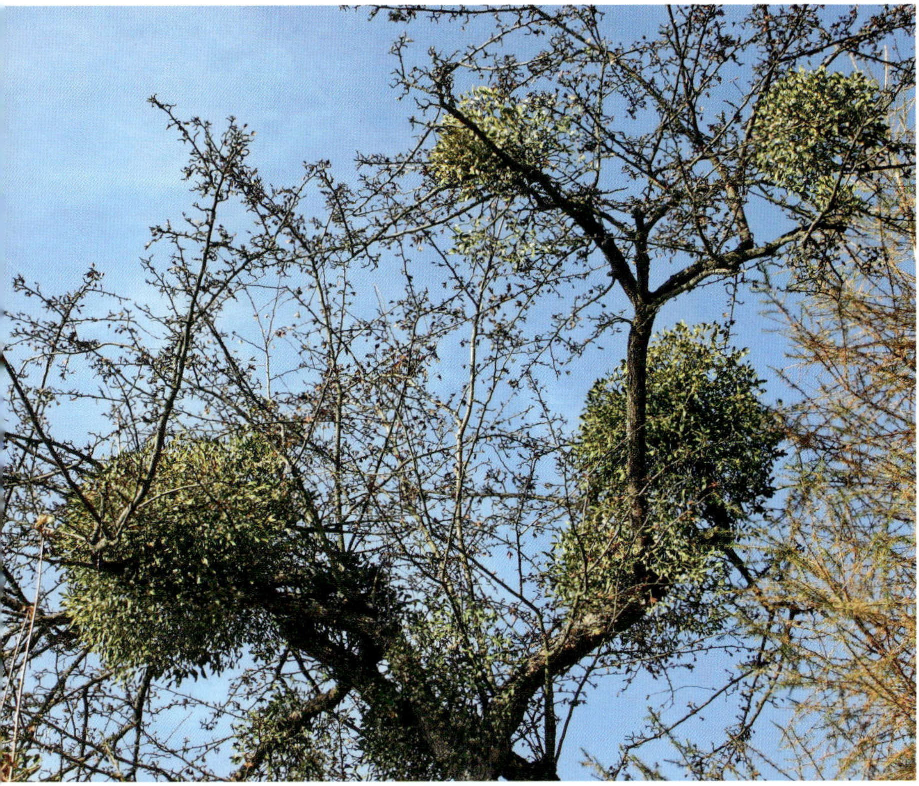

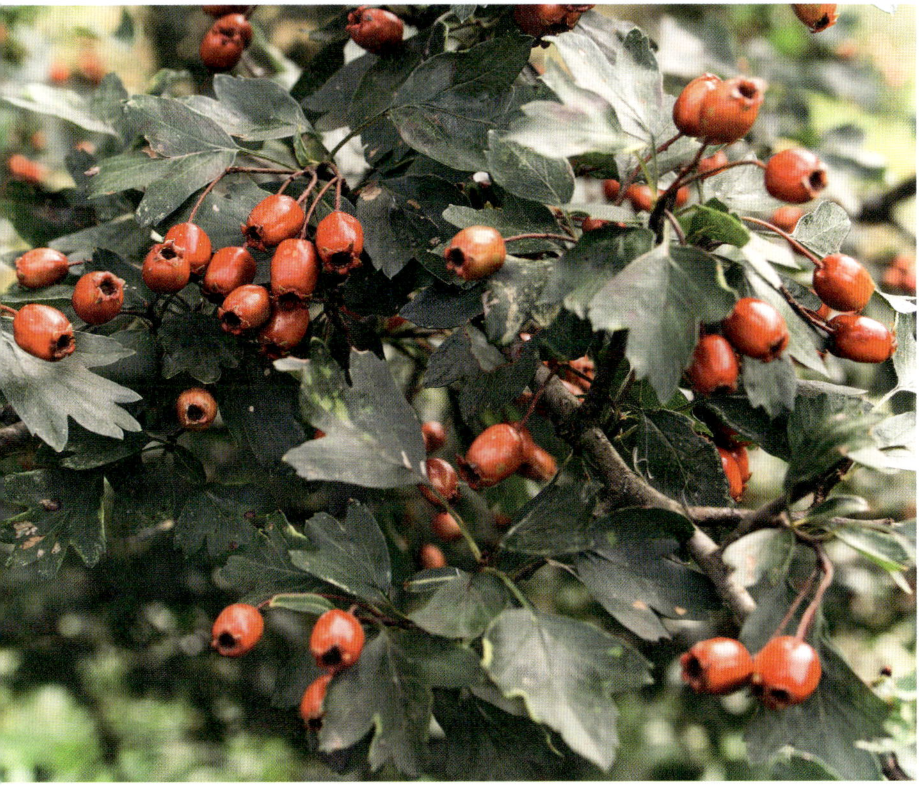

Weißdornmistel und Herzenswärme

Es mag verblüffen, weil es nur wenig bekannt ist: Menschen mit einer Herzschwäche haben ein deutlich erhöhtes Risiko, an einem Karzinom zu erkranken. Dieses Phänomen hat sich in den vergangenen Jahren sogar verstärkt. Bei Patienten, deren Herzschwäche zwischen 1979 und 1990 diagnostiziert worden war, erhöhte sich das Risiko um fast 50 Prozent, zwischen 1991 und 2002 bereits um nahezu 100 Prozent! Damit ist klar ersichtlich, dass in der Weißdornmistel ein enorm hohes prophylaktisches Potenzial schlummert. Tatsächlich gelingt es mit kaum einer anderen Mistel so gut, den ganzen Menschen bis in die Hände hinein zu erwärmen und das heißt: gut zu durchbluten.[8]

8 Hasin, T. et al.: *Patients With Heart Failure Have an Increased Risk of Incident Cancer, Journal of the American College of Cardiololgy,* Volume 62, Heft 10, 2013, S. 887–888

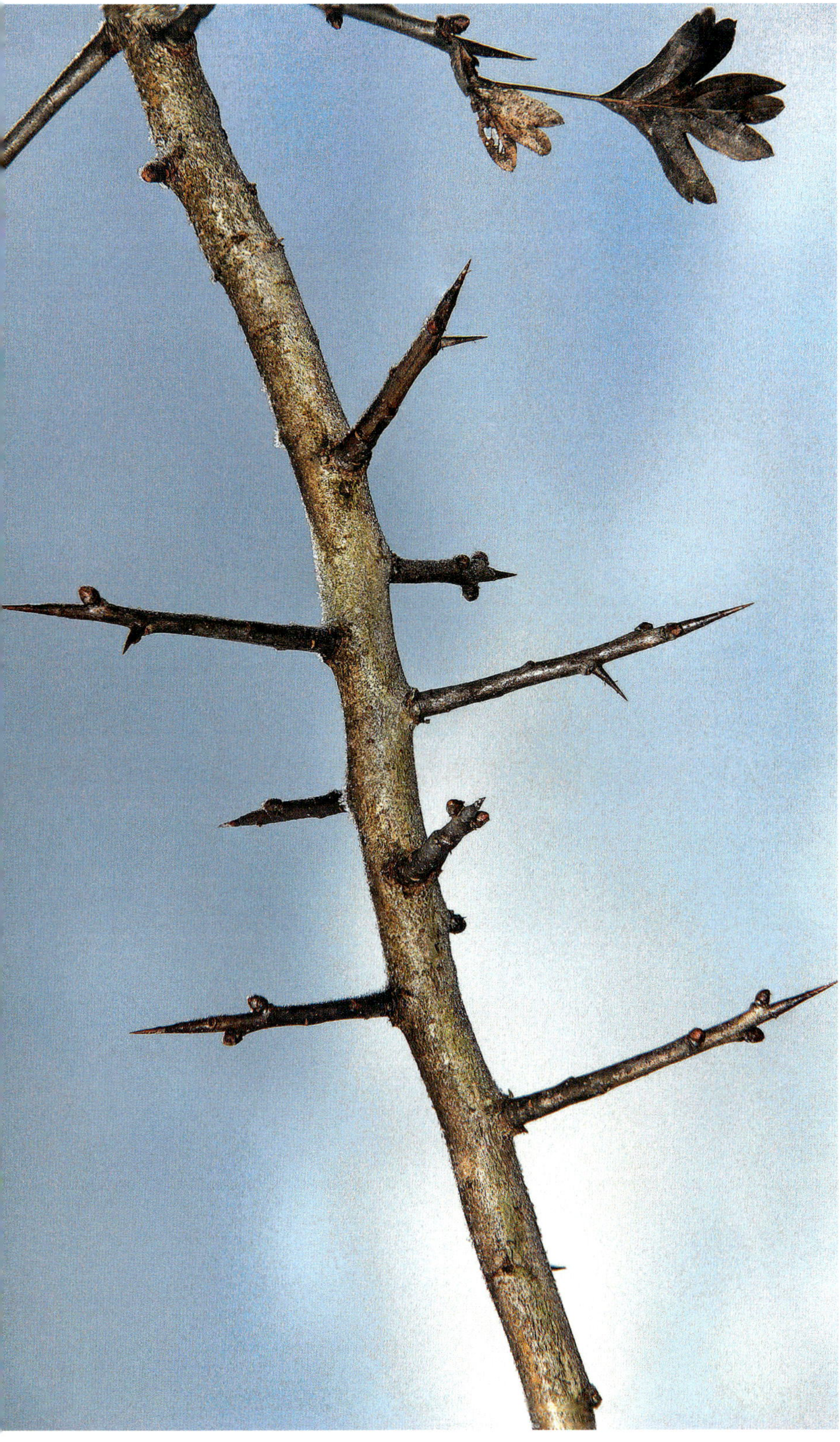

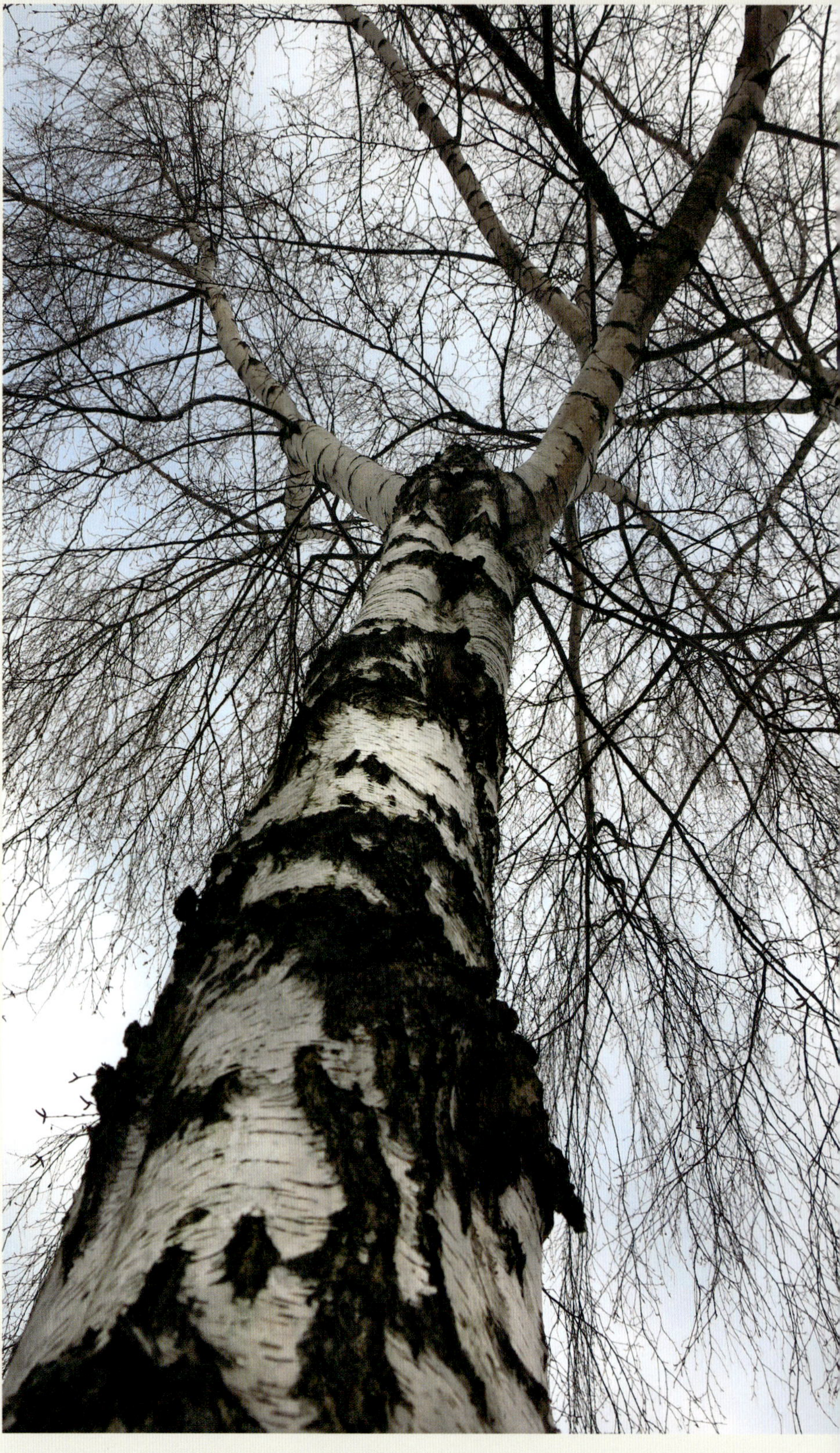

Die Birke

Baum des Lichts und der Leichtigkeit

Der Name der Birke ist in allen germanischen Sprachen ähnlich. Er stammt vermutlich aus dem Altindischen, und zwar aus dem Wort *bak* oder *berk*, das »hell« oder »weiß« bedeutet. Man bezeichnet sie als »Maibaum« oder »Hexenbirke«, da angeblich Hexen auf den Ästen sitzen. Sie wird wegen der dünnen, herunterhängenden Zweige auch »Haarbirke« oder »Trauerbirke« genannt.

Die Birke ist wie kein anderer Baum mit dem Norden Eurasiens und Sibiriens verbunden. Für die sibirischen Tataren symbolisiert die weiße Birke – ähnlich wie die Esche für die Germanen – den Weltenbaum. Den Schamanen galt sie als Lebensbaum, der die Pforte zum Himmel öffnete.

Eine besondere Beziehung hat die Birke seit dem 5. Jahrhundert zur heiligen Brigitte, der Schutzpatronin Irlands. Die Birke galt ursprünglich als göttliche Wiedergeburt des Lichts – eine Vorstellung, die sich in der Meinung ausdrückt, sie sei die Jungfrau unter den Bäumen. Tatsächlich sind in diesem ungewöhnlichen Baum Reinheit, Schönheit und Jugendlichkeit wunderbar vereint. Das irische Brigittenfest am 1. Februar, dem Vorabend von Lichtmess, symbolisiert die innere und äußere Reinigung des Menschen auf ähnliche Weise, wie es in der alten Welt mit dem Monat Februar geschieht (das lateinische Wort *februare* heißt »reinigen«, »sühnen«). Das christliche Fest der »Reinigenden Jungfrau«, die Lichtmess oder das Kerzenfest, gibt es seit 494.

Die Birke wirkt immer wieder neu – wie die ewige Jugend. Das leuchtende Weiß, der lockere Aufbau der Krone, die anmutige Beweglichkeit der Äste und das helle Grün sprechen direkt in die Seele hinein. Birken besitzen einen schlanken, biegsamen Stamm und erfreuen uns durch ihre heitere Leichtigkeit. Sie werden etwa 80 Jahre alt, wobei sich das Längenwachstum nach 20 Jahren deutlich verlangsamt. Birken gehören wie auch Pappeln zu den Pionierpflanzen, die nach der Eiszeit die Natur zurückeroberten – kein anderer Laubbaum ist so winterhart. Die Birke, die viel Wasser braucht, ist ein Lichtbaum. In Wäldern gedeiht sie schlecht. Sie wurzelt flach.

Die Birke wird selten als Bauholz verwendet. Geschätzt war und ist es aber zur Herstellung von Deichseln, Holzschuhen, Fassreifen, Leitern, Tischen, Stühlen und Wäscheklammern. Aus Birkenholz gewann man das Pech, das die Wagenräder am Knirschen hinderte, und aus den Zweigen wurden Besen und Ruten gefertigt, mit denen man sich in finnischen Saunen den Körper peitschte – und damit ebenfalls zu einer inneren Reinigung beitrug.

Ältere Bäume werden gern im Frühjahr wegen des Birkensaftes angebohrt. Er gilt als probates Mittel für eine Verjüngungskur. Ein wichtiger Bestandteil der Rinde, die auch als Unterlage bei steilen Dachbedeckungen und Balken dient, ist der Gerbstoff, den man zum Gerben der Felle benutzte. In früheren Zeiten wurde die Rinde sogar als Papierersatz verwendet. Birkensaft wurde früher gegen Steinleiden und Gelbsucht genutzt. Er galt als ein wirksames Mittel gegen Wassersucht und Gicht, gegen Skorbut (Vitamin-C-Mangel), Melancholie, Krebs und Unreinheiten der Haut. Birkenlaub war ein probates Mittel gegen Rheuma, die Blätter wurden gegen schmerzhafte Gelenkschwellungen eingesetzt.

In der Volksheilkunde schätzt man die ausgezeichneten Wirkungen der Birke zur Regulierung des Wasserhaushaltes – und für die Behandlung leicht depressiver Menschen. Nach der Baumheilkunde trägt die Birke viel Licht und Fröhlichkeit in die Seele und bringt wieder Bewegung in ein von Lethargie und Starre gezeichnetes Leben. Sie kann nach bitteren Enttäuschungen das Gemüt wieder aufhellen und dem Menschen Frohsinn und neuen Mut zurückbringen. In der Homöopathie wird die Kohle der Birke (Carbo vegetabilis) verwendet, besonders bei älteren Patienten, die an chronischen Erkrankungen der Atemwege leiden. Wenn allerdings bei einem Menschen die Lebenskräfte schwinden, gilt sie auch als ein Euthanatikum, das das Sterben erleichtert.

Der Birkenmensch – Mit der verlorenen Leichtigkeit des Seins

Der Birkentypus ist – wie die Rinde des Baumes – durch die Polarität von Schwarz und Weiß sowie durch die starke Beziehung zum Licht gekennzeichnet, das Läuterung symbolisiert. Es sind Menschen, die mit dem Leben und mit dem Tod umgehen können. Meistens begegnen sie uns als lichte, helle, oft rothaarige Personen mit leichtem Knochenbau und blasser heller Haut. Es sind lebhafte, heitere Menschen von sanguinischem Temperament. Sie können sich schnell für Aufgaben und andere Menschen begeistern, aber nach dem Entflammen fehlt häufig die physische Kraft, um die Ideen auch umzusetzen. Die Arbeit geht dem Birkenmensch leicht von der Hand, und aufgrund seiner guten kommunikativen Fähigkeiten bringt er selbst in langweilige Gesellschaften schnell Freude und Licht. Er verfügt über viel Geschmack und Kunstsinn und ist ein sehr geschätzter Gastgeber. Nicht selten interessieren sich Birkenmenschen für religiöse oder esoterische Themen und haben selbst eine Neigung zur Hellsichtigkeit oder zum Gedankenlesen. Da sie sich auch in der Liebe leicht entflammen, können spätere Karzinomerkrankungen mit unerfüllten Liebeswünschen in Verbindung stehen. Oft trauern sie der verlorenen Leichtigkeit des Seins nach: »Hätte ich doch damals die Liebe meines Lebens geheiratet und wäre nicht der Vernunft gefolgt …«

Beim hellen Birkentypus wird besonders häufig Hautkrebs festgestellt, bei Frauen treten oft auch Karzinome in den Eierstöcken auf, und generell gibt es eine auffällige Neigung dieser Patienten zu Allergien und Heuschnupfen auf Birkenpollen. Die Birkenmistel eignet sich besonders für Patienten, denen im späteren Leben der jugendliche Schwung und das Gefühl für Anmut und Schönheit verloren gegangen sind. In manchen Fällen leiden sie darunter, dass sie in ihrer Partnerschaft die falsche Wahl getroffen haben, und sehnen sich nach einer früheren Liebe zurück. Auch wenn einem Menschen die kindliche Fröhlichkeit und Ausgelassenheit fehlen, wenn er in sich erstarrt ist und seine Lebensenergie nicht mehr fließt, sollte der Arzt bei Krebs den Einsatz von Birkenmisteln ins Auge fassen – meist in Verbindung mit einer Kupfersubstanz. Die Birke gilt auch als Hauptmittel bei Blasen- oder Nierenkarzinomen bei Frauen.

Beispiel: Brustkrebs

Einer 43-jährigen Patientin wurde aus der linken Brust ein Karzinom operativ entfernt. Die OP verlief ohne Komplikationen, Metastasen waren nicht vorhanden. Im Anschluss wurde eine Chemotherapie durchgeführt.

Die Patientin stellte sich zur weiteren Behandlung mit einer Misteltherapie in unserer Klinik vor. Es war eine hagere, rothaarige Frau mit leichtem Knochenbau. Sie hatte zahlreiche weißliche, aber auch braun-schwärzliche Pigmentierungen auf der Haut. In einem Pflegeberuf tätig, berichtete sie von aktuell starken Beeinträchtigungen ihres sexuellen Erlebens. Bereits vor der Operation hatte ihre Libido erheblich abgenommen. Sie war in dieser Zeit auch stark erschöpft, besonders durch die zahlreichen Nachtschichten. Im Frühjahr litt die Frau immer unter Heuschnupfen, vor allem durch Birkenpollen. Insgesamt machte die Patientin einen wachen, fast fröhlichen Eindruck. Sie war geistig sehr rege und arbeitete aktiv in der Kirchengemeinde mit.

Der leichte Körperbau der Frau, die weißen und dunklen Hauterscheinungen, ihre allergische Reaktion auf Birkenpollen sowie ihre starke Neigung zu einem sozialen und spirituellen Engagement waren Hinweise auf eine innere Verwandtschaft zum Wesen der Birke. Deshalb wurde der Patienten eine Birkenmistel-Therapie verordnet. Ergänzend zur Mistel erhielt sie noch eine homöopathische Behandlung mit Phosphor. Bereits nach der zweiten Injektion kam es zu einer deutlichen Verbesserung der Libido und zu einer allgemeinen Kräftigung. Nach der dritten Spritze gab es heftige Fiebererscheinungen bis 40 Grad.

Bei einer Untersuchung nach einem Jahr fühlte sich die Frau rundum wohl, auch der Heuschnupfen war verschwunden. Weder mit dem Karzinom noch mit ihrer Lebenskraft gab es in den folgenden Jahren irgendwelche Probleme.

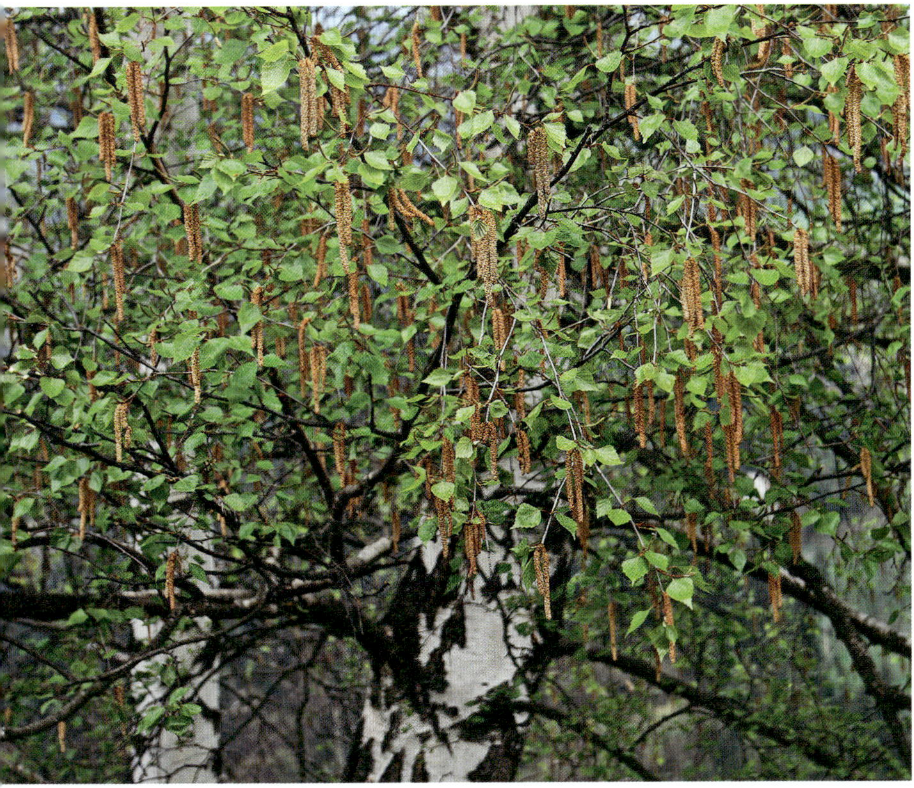
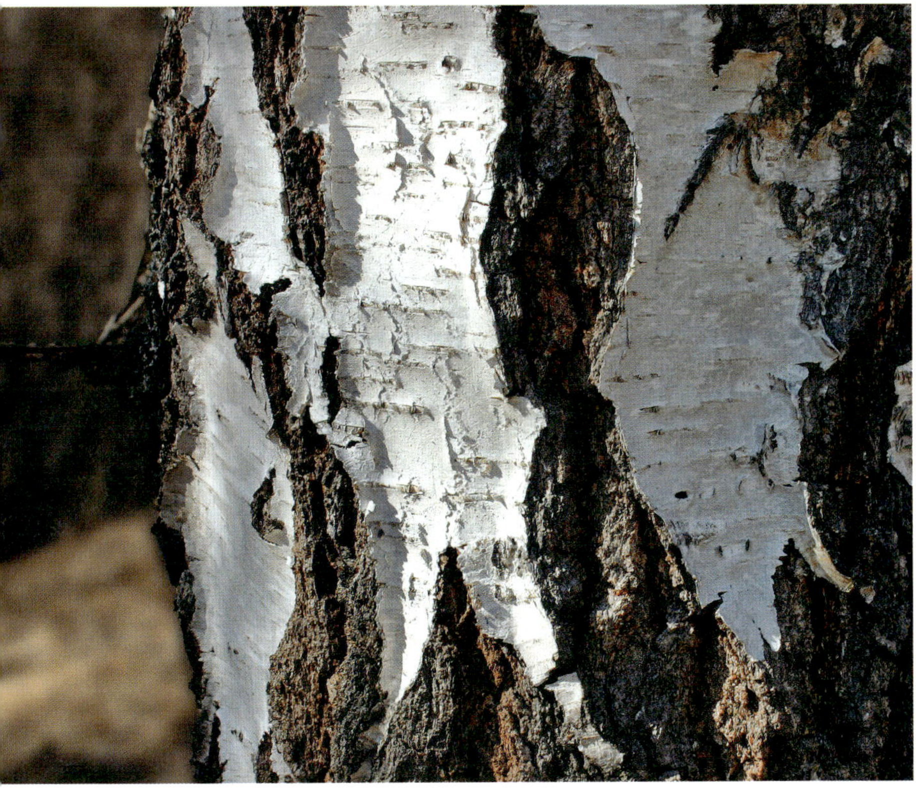

Beispiel: Hautkrebs und Metastasen in der Lunge und im Hirn

Die Beziehung der Birkenmistel zu Allergien zeigt sich auch in einem sehr lehrreichen Fall des Onkologen Dr. Broder von Laue. Er behandelte einen 56-jährigen Patienten mit einem malignen Melanom. Der Hautkrebs war im Nacken aufgetreten, aber in einer Spontanremission wieder verschwunden. Drei Jahre später wurden Metastasen in der Lunge und im Hirn festgestellt – und operativ entfernt. Dabei konnte nachgewiesen werden, dass es sich um Melanomzellen handelte.

Als die Hirnmetastasen wieder wuchsen, wurde die laufende Strahlentherapie abgebrochen und mit einer Birkenmistel-Therapie begonnen. Unter dieser Behandlung zeigten sich kurz nach der Injektion leichte Symptome einer Nesselsucht und Juckreiz. Parallel dazu verkleinerten sich die Metastasen im Hirn und in der Lunge. Im weiteren Verlauf der intensiven Misteltherapie kam es zur totalen Remission der Hirnmetastasen, die Lungenmetastasen bildeten sich deutlich zurück.

Leider trat drei Jahre später trotz der Misteltherapie eine erneute Hirnmetastase auf. Dieses Mal erfolgte eine Therapie mit der Kiefermistel, später auch mit der Eichenmistel – und erneut gab es eine komplette Remission der Metastasen. Allerdings zeigte sich dann ein beginnender Knoten in der rechten Halsseite. Bei dem Versuch, diese Metastase operativ zu entfernen, verstarb der Patient sechs Jahre nach der Erstbehandlung mit der Mistel.

Die Birkenmistel: Hochdosiertes Vitamin C

Besonders Krebspatienten im fortgeschrittenen Stadium beklagen aufgrund ihres schlechten Ernährungszustands sowie wegen der Nebenwirkungen von Chemo- und Strahlentherapien einen ausgeprägten Vitamin-C-Mangel. In der komplementären Krebstherapie wird deshalb zur Verbesserung der Lebensqualität Vitamin C zugeführt – als Infusion oder Nahrungsergänzung. Nach neuen Untersuchungen wird die Lebensqualität besonders durch die intravenöse Therapie oft entscheidend verbessert. Die Anwendung wird daher zunehmend in Arztpraxen und bei Heilpraktikern eingesetzt.

So zeigte sich in einem In-vitro-Versuch, dass Ascorbinsäure (Vitamin C), die kurz vor der Bestrahlung in einer Dosis von 5 Millimolar (mM) appliziert wurde, die Vernichtung von Tumorzellen durch die Strahlentherapie wesentlich unterstützen konnte. Hirntumorzellen, so das Fazit der Wissenschaftler, reagierten unter der Gabe von hochdosiertem Vitamin C besonders empfindlich auf die verabreichte Bestrahlung.

Die Kombination von hochdosierter Ascorbinsäure und Chemotherapeutika (Carboplatin und Pacltaxel) zeigte erheblich stärkere Effekte hinsichtlich der Zerstörung menschlicher Ovarialkarzinomzellen als der Einzeleinsatz der Substanzen.

Bisher existierten über den Wirkmechanismus hoher Dosierungen von Vitamin C im Tumorgeschehen kontroverse Meinungen. Wissenschaftler der Universität Tübingen wurden nun für ihre Arbeit zu diesem Thema ausgezeichnet. Sie konnten nachweisen, dass hochdosiertes Vitamin C die Zell-DNA im Malignen Melanom, einer der aggressivsten Krebsarten, auf epigenetischer Ebene beeinflusst, und lieferten Erklärungen zum induzierten Tumorzelltod. Die aktuelle Forschungslage deutet eine vielversprechende Zukunft an. Als Baum ist vor allem die Birke ein Vitamin-C-Lieferant. In ihren Blättern enthält sie erstaunlich viel Vitamin C. Lichtkräfte als Vitamin C oder als Birkenmistel kann man eigentlich gar nicht genug haben![9]

9 Vergleiche http://www.carstens-stiftung.de/artikel/hochdosiertes-vitamin-c-in-der-krebstherapie.html

Die Birke

Unschuld strahlt ihr Stämmchen aus.
Wird es zum Stamm,
dann strahlt sie aus:
Schuldlos ist alles Leben,
denn Leben lebt von Leben.

Hell flammt ihr Weiß durchs Frühlingsgrün
Durch ihren Nimbus spürt man zieh'n den Geist der Welt.
Der Erdgeist spricht:
Der Ganzheitsgeist entflammt mein Licht.
Was immer hier auf Erden lebt,
durch seine Werdeformen strebt,
das forme, lehre, leite ich.
Im Birkengeist bestreite ich
Den kosmischen Begriff der Schuld.
Gott ist nur Huld.

Seht sie allein im Walde steh´n!
Der Stämme Grau. Der Stämme Grün.
Weiß kündigt sich die Urform an,
die Huld, aus der das Leben sprang,
polar sich auszubreiten.

Alexander Cohn

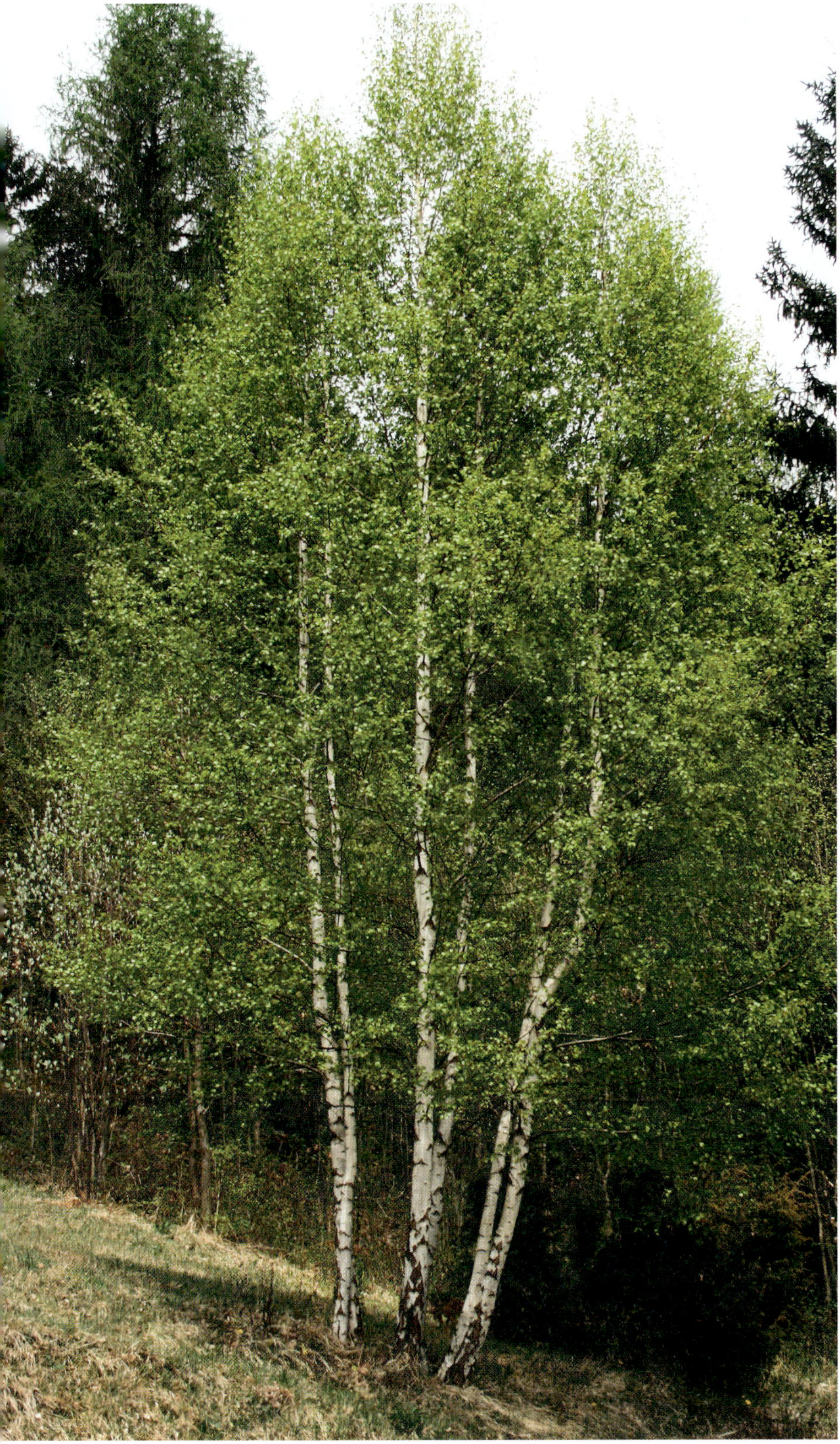

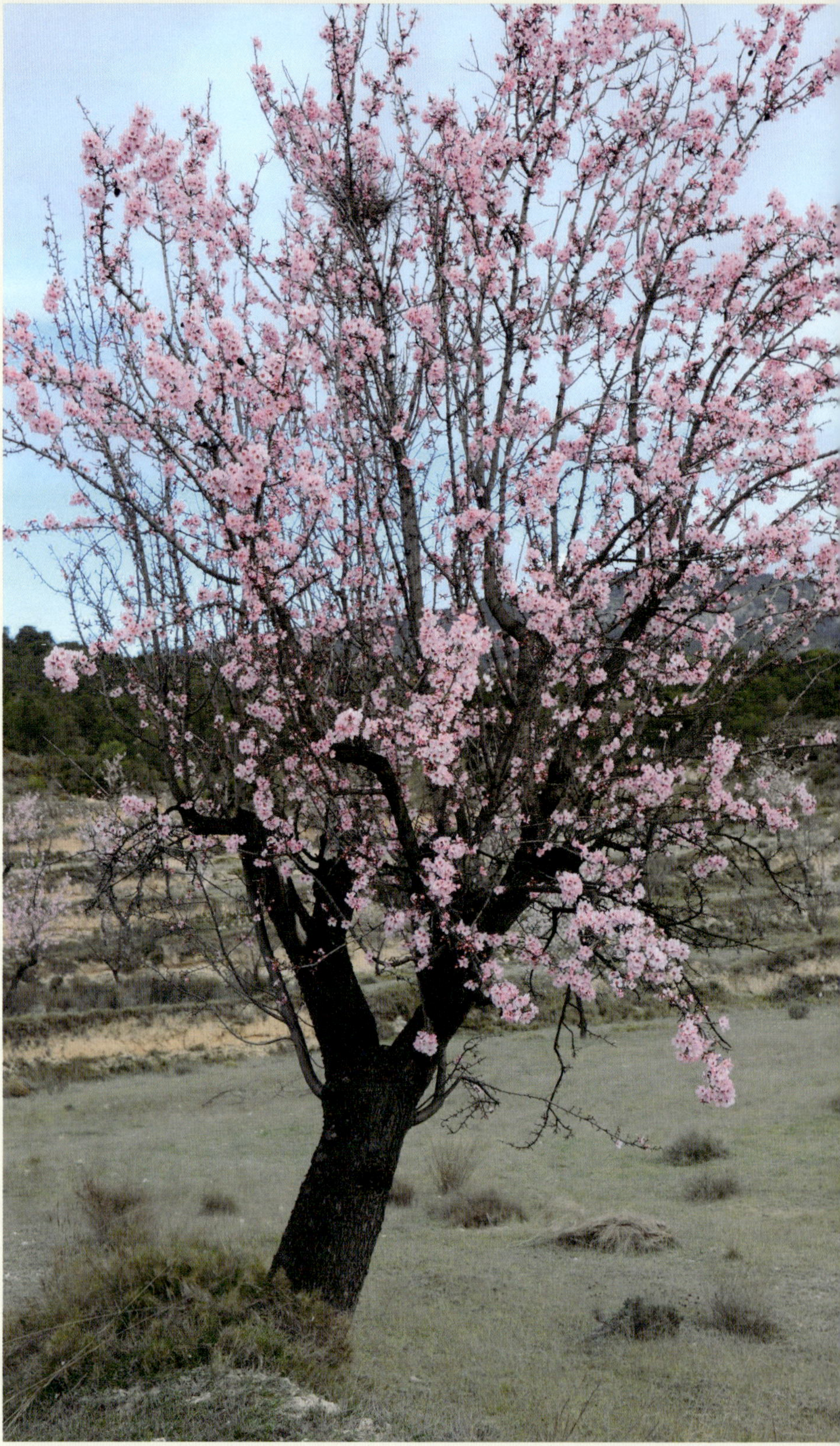

Der Mandelbaum

Baum des Kultus und der Kultur

Auf verwilderten Mandelplantagen in südlichen Ländern kann sie gefunden werden: die Mandelmistel. Mythologisch ist der Mandelbaum mit gekränkten Gefühlen verbunden, besonders mit Liebeskummer. Die jungfräuliche Grazie der frühen Blüten, die jederzeit von einem späten Frühlingsfrost noch dahingerafft werden können, mag als Sinnbild erscheinen für eine hohe Empfindsamkeit durch »Erkältungen«.

Der Mandelbaum ist ein Baum des Südens und gedeiht am besten im Bergland mit heißen, trockenen Sommern und kühlen Wintern. Die Mandel gilt als ältestes Kulturprodukt der Welt. Bis in die Steinzeit lässt sich die Mandel im Nahen Osten und in Griechenland nachweisen. Der sechsarmige jüdische Leuchter, die Menora, ist dem Mandelbaum nachgebildet. Aarons Stab, der ihn zum ersten Leviten des jüdischen Volkes machte, war ein erblühter Mandelzweig. Die Bedeutung der Mandel hat auch Karl der Große erkannt. Er ordnete 812 an, Mandelbäume in der königlichen Landwirtschaft einzuführen. Im Mittelalter besaßen Mandeln einen hohen Stellenwert – sie waren eine wichtige Handelsware. Bekannt und beliebt ist ihre Verwendung im Marzipan.

Die Mandel gehört wie die Kirsche, die Aprikose und viele andere Obstbäume zur Familie der Rosengewächse. Doch anders als bei sonstigem Steinobst wird hier anstelle des Fruchtfleisches der Samenkern verzehrt, der – je nach Sorte – sehr bitter sein kann. Die Bittermandel enthält ein Glykosid, das Blausäure abspaltet, sodass man immer wieder von Vergiftungen mit Todesfolge hört.

In den Handel kommen die vom Fruchtfleisch und den Steinkernen befreiten Samen. Das daraus gewonnene Mandelöl wird wegen seiner weichmachenden und feuchtigkeitsspendenden Wirkung seit der Antike bei Hautentzündungen verwendet. Mit dem Sud der

Bittermandel oder deren Wurzel wurden früher auch feuchte Umschläge gemacht, die zur Reinigung der Gesichtshaut dienten, gegen Hautekzeme und Verletzungen wirkten, aber auch – um die Schläfen gelegt – Kopfschmerzen beseitigten. Außerdem soll die Bittermandel gegen Husten und Erkrankungen von Lunge, Leber und Niere wirken. Im Mittelalter setzte man deshalb Bittermandelwasser gegen Husten, Brechreiz und Übelkeit ein. Wegen der Giftigkeit der Bittermandel wird aber vor jeder Selbstmedikation ausdrücklich gewarnt. Dr. med. Samuel Hahnemann, der Begründer der Homöopathie, berichtete, dass sich die große Arzneikraft der bitteren Mandeln als harntreibendes Mittel gegen Wechselfieber und bei Lungenentzündung eignet. Er warnte allerdings: »Es ist eines der gefährlichsten Gifte, und nur bewährten Ärzten soll sein Gebrauch gestattet sein. Die Reizbarkeit des Muskels erlischt, und nur das Bewusstsein bleibt bis zuletzt. Es löst – äußerlich oder innerlich angebracht – verhärtete Drüsen auf, treibt mächtig den Harn und vertreibt Trunkenheit von geistigen Getränken.«[10] In homöopathischer Dosierung kann aber bei den entsprechenden Indikationen ihr Einsatz noch heute lohnenswert sein. Bittermandelwasser wird verwendet, wenn ein Mensch unter einer schweren Mandelentzündung leidet – mit dunkelrot gefärbtem Gaumen und Rachen sowie Brustschmerzen beim Husten. Erklärlich wird diese Wirkung durch den darin enthaltenen Cyanwasserstoff, der durch die Blockierung der Atmungskette ein Gefühl von »innerer Erstickung« hervorruft.

In der anthroposophischen Medizin hat die Ärztin Ita Wegman auf die Bedeutung von Mandelöl bei schmerzhaften Verdichtungen der Brust hingewiesen. Wenn man nicht genau weiß, ob es sich um eine einfache Entzündung oder einen Tumor handelt, soll ein Mandelölumschlag (und heute die Mandelmistel) sehr hilfreich sein.

Der Mandelbaum-Mensch – Traumatisierte Empfindsamkeit

Mandelbaum-Typen tragen die Signatur des Baumes in einem erstaunlichen Maß in sich. Sie wirken nach außen hin sanft und weich – nachgiebige und friedvolle Charaktere, die ihre Emotionen oft nur

10 Zitiert nach S. Hahnemann, Apothekerlexikon

schwer oder gar nicht äußern können. Häufig stellt sich der Verdacht ein, dass diesen Patienten von ihren Eltern oder ihrem sozialen Umfeld viele seelische Verletzungen – bis hin zum Missbrauch – angetan worden sind. Sie wirken verletzlich und innerlich bis in den Kern ihres Wesens getroffen und verbittert, versuchen aber die erlittenen »sozialen Schmerzen« durch noch mehr Leistung oder großartige kulturelle Erfolge zu kompensieren. Viele können oder wollen über vergangenes Unrecht nicht sprechen. Nach außen hin bleibt aber der freundliche, liebenswürdige Ausdruck, der auch die Unfähigkeit zu jeglicher Gewalt einschließt.

Körperliche Gefährdungen zeigen sich bei Mandelmenschen vor allem im Bereich von Hals und Lunge, worauf schon ihre besondere Empfindlichkeit für Epstein-Barr-Erkrankungen, das sogenannte Pfeiffersche Drüsenfieber, hinweist. Gefährdet sind Asthmatiker und Menschen, die einen schweren Liebeskummer nicht überwunden haben, die ihre Emotionen gern verbergen und sich in die eigene Verbitterung zurückziehen. Häufig entstehen die Karzinome im Lymphsystem oder auch als Lymphstau nach Brustkrebs mit Lymphknotenmetastasen oder als bösartige Tumore in der Haut, wobei die Wirkstoffe der Mandelmistel fast schon ein Spezifikum gegen den dunklen Hautkrebs darstellen. Tumore des Lymphsystems, die Lymphome, werden ebenfalls oft sehr positiv von der Mandelmistel beeinflusst. Spezifisch scheint auch die Wirkung auf das Mandelkarzinom zu sein: Nomen est omen!

Beispiel: Lymphknotenmetastase am Hals

Bei einem 53-jährigen Patienten war vor 13 Jahren Hautkrebs diagnostiziert worden, jetzt zeigte sich eine Lymphknotenmetastase am Hals, und im Computertomogramm wurde der Verdacht auf Hirnmetastasen geäußert. Die Hautklinik empfahl der Frau eine Chemotherapie, die sie jedoch ablehnte. Bei der Untersuchung nach den Erkenntnissen der optimierten Misteltherapie berichtete die Patientin auch über eine Lymphknotenschwellung im Halsbereich, die sie seit einem halben Jahr wahrnahm. Bei Stress hörte sie schlecht, sie rauchte zehn Zigaretten am Tag. Die Frau sagte, dass sie grundsätzlich ein fröhlicher Mensch sei, aber verschlossen. Sie hatte keine glücklichen Beziehungen: Der Vater starb, als sie neun Jahre alt war, mit 17 wurde ihre einzige Tochter geboren. Ihrem Ehemann, der vor einigen Jahren an einem Pankreaskarzinom verstarb, hatte sie sich immer untergeordnet.

Der Ort des Tumors und der psychische Typus der Patientin (ein sanfter, perfektionistischer Mensch, der viel Kummer in sich hineinfraß und vom Leben verbittert und enttäuscht war, dabei aber nach außen verbindlich wirkte) gaben Hinweise auf die Mandelmistel. Auch die Vorgeschichte – die Frau hat zahlreiche seelische Schocks erlebt – war erfahrungsgemäß typisch für Mandelmenschen.

Deshalb wurde dieser Patientin eine Therapie mit der Mandelmistel verordnet, dazu Brom in homöopathischer Dosis. Ein halbes Jahr später wurde erfreulicherweise kein Nachweis einer Hirnmetastase gefunden. Die Frau fühlte sich auch nicht mehr schwach, konnte wieder gut schlafen und war sehr viel ruhiger geworden – das sei, sagte sie, sogar ihrem sozialen Umfeld aufgefallen. Sie hatte ihre frühere Hektik abgelegt, ihr Gesamtzustand war sehr stabil. Die Lymphknotenschwellung war verschwunden. Einige Jahre später traten die Lymphknotenschwellungen allerdings wieder auf. Dieses Mal versagte leider jede Therapie und die Patientin starb kurze Zeit später.

Beispiel: Hautkrebs mit Metastasen

Bei einem 57 Jahre alten Mann war bereits vor 17 Jahren ein Melanom (schwarzer Hautkrebs) am linken Auge entfernt worden. Bei der aktuellen Untersuchung wurde ein Metastasenbefall am Pankreaskopf und am rechten Leberlappen festgestellt. Diese beiden Karzinome waren bereits vor fünf beziehungsweise vor zwei Jahren entdeckt worden. Die neuerliche Untersuchung ergab auch den Verdacht auf weitere Metastasen am Hals und in der Achsel. Die operative Entfernung der Bauchmetastasen war vor einem halben Jahr erfolgt. Seitdem hatte der Patient zehn Kilo abgenommen, er wog jetzt 63 Kilogramm, aber sein Gewicht blieb konstant.

Der ehemalige Beamte wirkte sanft und stabil – wenn er sich schonte, war bei ihm ausreichend Kraft vorhanden. Er litt seit vielen Jahren an einer Übersäuerung des Magens, verbunden mit leichten Magenschmerzen. Früher, schon während der Schulzeit, hatte er Störungen bei der Darmentleerung, sein Bauch war aufgebläht. Der

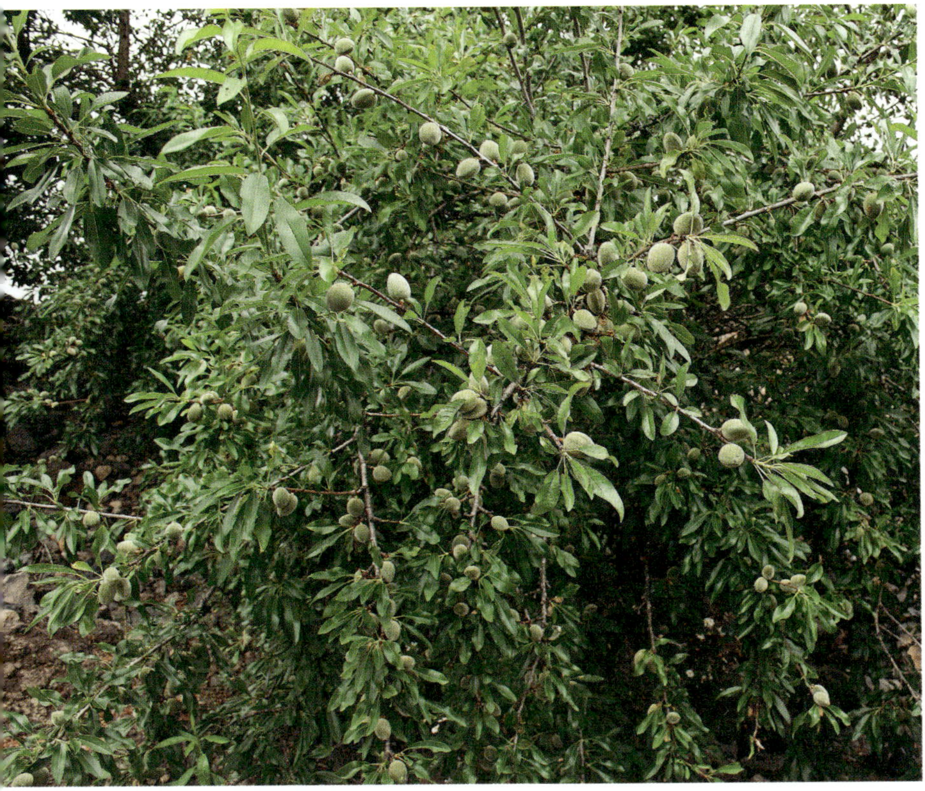

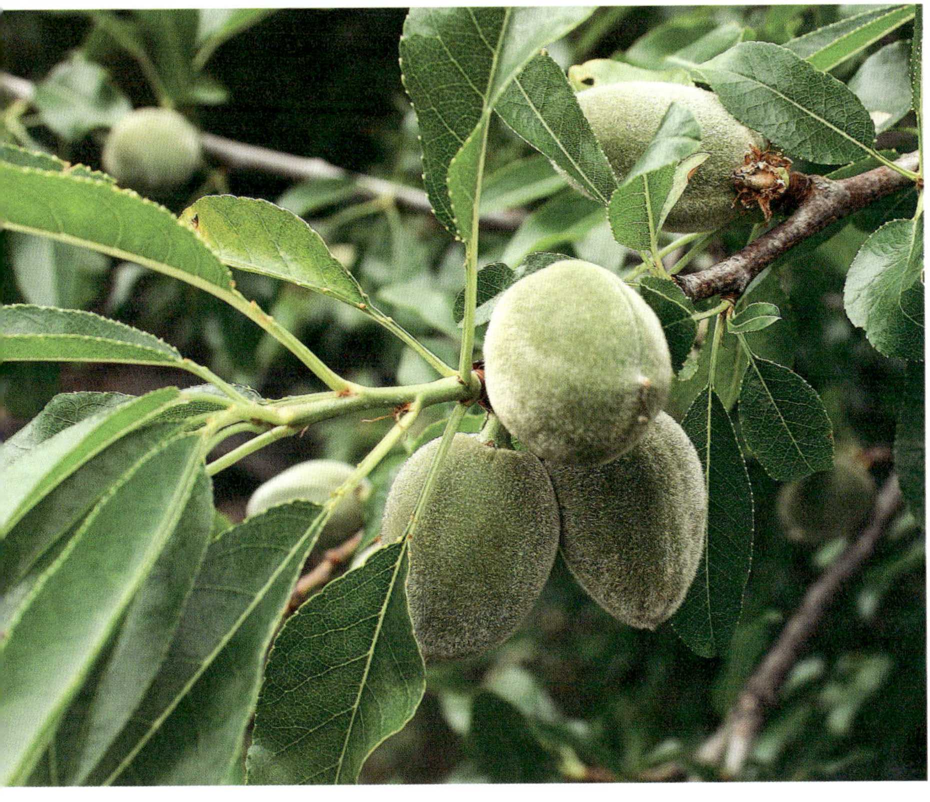

Mann hatte seinen Ärger immer in sich »hineingefressen«, ohne sich zu wehren. Er verkörperte im beruflichen und privaten Leben das Ideal eines stillen Perfektionisten. Seine erste Ehe war gescheitert und hatte dabei tiefe und vielfältige Wunden hinterlassen. Danach war er glücklich wieder verheiratet. Nach den Angaben seiner Frau benötigt er um sich herum eine heile Welt.

Es zeigte sich also ein sehr sanfter, perfektionistischer Mensch, der viel Kummer in sich hineinfraß und dabei nach außen hin freundlich und verbindlich wirkte. Diese psychische Konstellation und der Ort des Tumorgeschehens waren deutliche Analogien zum Wesen des Mandelbaums. Deshalb wurde dem Patienten eine Mandelmistel-Therapie verordnet. Ergänzend wurde ihm zweimal pro Woche ein Silberpräparat gespritzt.

Unter dieser optimierten Misteltherapie bekam der Mann innerhalb weniger Wochen wieder Kraft. Jeglicher Zukunftsperspektive zum Trotz baute er ein Haus. Er konnte schwere Säcke schleppen und bei Bedarf auf die Mittagspause verzichten. Sein Körpergewicht betrug seither stabil 64 Kilogramm, er hatte oft Heißhunger und konnte geradezu unmäßig essen. Die Übersäuerung seines Magens ließ nach, er hatte regelmäßig Stuhlgang, die Übelkeit und seine Magenschmerzen bestanden nicht mehr. Die Füße waren warm, kein Schweiß. Auf die Mistelinjektionen zeigten sich immer wieder die erwünschten heftigen Reaktionen mit schmerzhaften Schwellungen für ein bis drei Tage. So blieben ihm noch einmal fünf Jahre bis zu seinem Tod.

Diese Krankengeschichte und die Biografie des Mannes sind typisch für die Heilchancen durch eine optimierte Mandelmistel-Therapie. Fast immer zeigen sich in der Vorgeschichte von Mandelbaum-Menschen schwere soziale Nöte und Schicksalsschläge. Die Patienten selbst bleiben dabei in der Regel eher sanft, sind aber innerlich verschlossen, teilweise sogar verbittert. Mehr als jedes andere Karzinom scheinen gerade dunkle Hautkrebse auf die Mandelmistel zu reagieren – und fast regelmäßig kommt es nach Injektionen zu heftigen Erstreaktionen mit Fieber oder starken Entzündungen um die Einstichstelle.

Beispiel: Brustkrebstumor

In die Praxis kam eine fein und akkurat gekleidete 60-jährige Frau mit einem Brustkrebstumor. Die Operation war erfolgt, eine Chemotherapie und Bestrahlung lehnte sie ab. Sie sagte, dass sie schon früher nie sonderlich vital gewesen sei und sich trotz aller Schutzimpfungen jeden kleinen Infekt geholt habe. Jede Erkrankung, die in der Luft liegt, lande bei ihr. Seit der Kindheit habe sie kalte Hände und Füße, sie gehe sogar mit Schal und Mütze ins Bett. Überhaupt sei sie sehr empfindlich und habe abends eine eiskalte Nase. Sie berichtete auch von Migräneschüben, die sie früher sehr plagten: meistens rechts, aber auch schon mal von links hinüber nach rechts. Unter der Migräne litt sie oft tagelang, schon das Essen einer Banane konnte die Kopfschmerzen provozieren. Seit der Jugend litt sie zudem unter chronischen Nebenhöhlenentzündungen. Auch der Darm zeigte sich hochempfindlich. Es bestand eine Histamin- und auch Lactoseintoleranz. Doch dies alles war nichts gegen das entscheidende Ereignis in ihrem Leben: die Inhaftierung durch den DDR-Staatssicherheitsdienst aus politischen Gründen über die Dauer von zwei Jahren. Seit dieser Inhaftierung wurde sie von Ängsten begleitet und litt an einer schweren Essstörung mit Ekel vor Überernährung.

Bei dieser Patientin stand weniger das Karzinom (das fast schon eine Erleichterung darstellte) im Vordergrund, sondern die Traumatisierung durch die Haftzeit. Für diesen »Missbrauch« eignete sich die Mandelmistel in hohen homöopathischen Dosierungen.

Schon auf die erste Injektion hin kam es zu Übelkeit, Fressattacken, Durchfall, Abgeschlagenheit und Temperaturerhöhung über viele Tage. Der bis dahin vorhandene Lymphstau am Arm bildete sich schnell zurück. Die Injektionen konnten nur im Abstand von sechs bis acht Wochen durchgeführt werden. Nach der zweiten kam es zunächst zu Kopfschmerzen an Stirn und Hinterkopf und zu einem Zerschlagenheitsgefühl. Ab der zweiten Woche war die Frau dann wie aufgedreht. Ihre Haut wurde besser, ein Leberfleck im Wangenbereich veränderte sich ins tief glänzend Schwarze und verschwand alsbald ganz. In den folgenden fünf Jahren brauchte sie nur wenige Injektionen, um sich in ihrem ganzen Wesen zu verändern. Sie haderte nicht länger mit ihrem Schicksal, sondern machte eine therapeutische Ausbildung, um anderen behilflich zu sein. Migräne und Darm beruhigten sich.

Vitamin B_{17} – Das »Vitamin der Mandel«

In regelmäßigen Abständen sorgen Berichte von der antikarzinomatösen Wirkung von Vitamin B_{17} für viel Wirbel – vor allem bei den Patienten. Dabei ist Vitamin B_{17} gar kein Vitamin, sondern ein Inhaltsstoff der Samen von Mandel oder Aprikose, dem Amygdalin (beziehungsweise einer chemischen Abwandlung von Amygdalin). Unter dem Namen Laetrile wird dieser Stoff in der westlichen Welt als Heilmittel empfohlen. Wissenschaftlich ließ sich jedoch bis heute kein überzeugender Nachweis führen, dass Laetrile gegen Krebs hilft. Hingegen besteht die erhebliche Gefahr von Nebenwirkungen – bis hin zur tödlichen Vergiftung durch Blausäure. Vergiftungsfälle durch Aprikosenkerne sind in der Toxikologie belegt. In Regionen, wo sie für Essrezepte verwendet werden, wird durch die besondere Zubereitung der Amygdalingehalt vorher gesenkt. Wenn diese Vorsichtsmaßnahmen nicht beachtet werden, kann es zu tödlichen Vergiftungen kommen.

Der Mandelbaum – Baum des jüdischen Volkes

Kein anderes Volk ist so tief mit dem Impuls des Mandelbaumes verbunden wie das jüdische. In der Genesis im Kapitel 28 erscheint Gott dem Jakob, als dieser in Luz (aramäisch für »Mandelbaum«) schlief und auf der Himmelsleiter die Engel auf- und niedersteigen sah. Er benannte den Ort des Mandelbaumes nun um in Bet-El (»Haus Gottes«). Im Buch Exodus, das den Auszug der Israeliten aus Ägypten erzählt, wird der aus Mandelholz bestehende Stab Moses und Aarons beschrieben. Der Stamm Levi wurde zum Priesterstamm (Leviten) ausgewählt, weil aus dem Holz Aarons ein Mandelzweig erblühte. Auch die Menora, der siebenarmige Leuchter, gleicht einem stilisierten Mandelbaum und ist heute ein zentrales Symbol für das Judentum und dessen leidvolle Geschichte.

Die Schicksale von Patienten, die eine Mandelmistel brauchen, erinnern an das jüdische Volk. Sie machen in Stellvertretung ähnliche Prozesse durch: aus der Heimat vertrieben, Missbrauch erlitten, Pogrome erlebt, voller heißer Sehnsucht nach dem gelobten Land und mit einem verzehrenden Feuer in der Seele.

In der toxikologischen Literatur werden Vergiftungsfälle auch für die Therapie mit Amygdalin beschrieben. Die niedrigste tödliche Dosis einer erwachsenen Person mit 60 Kilogramm Gewicht liegt bei 0,57 Milligramm pro Kilogramm Körpergewicht – das sind etwa 40 Aprikosenkerne oder 50 bis 60 Bittermandeln, bei Kindern sollen schon fünf Kerne genügen. Doch die Ahnung, dass Inhaltsstoffe der Mandel tatsächlich gegen Krebs helfen, ist richtig – nämlich als Mandelöl oder Mandelmistel und hier auch ohne die Gefahr von Vergiftungen.

Handystrahlung und Tumorrisiko

Wissenschaftlich wird erbittert und kontrovers über ein Phänomen diskutiert, das auch die Ärzte beschäftigt: die intensive Handynutzung und der Anstieg von Hirntumoren und Melanomen. Für die nordischen Länder konnten Forscher bereits 2011 überzeugend nachweisen, dass diese Tumore nach einer Latenzzeit von 20 bis 30 Jahren gehäuft auftreten – und dass damit langfristig ein höchst gefährlicher Trend begonnen hat. Es geht längst nicht mehr um die Frage, ob die Handystrahlung Tumore verursacht – das ist nachgewiesen –, sondern darum, wie diesen Patienten geholfen werden kann. Nach den bisherigen Erfahrungen sind es wieder die Misteln, die dazu einen wichtigen Beitrag leisten können. Für die empfindsamsten Menschen, die als erste erkranken, ist an die Mandelmistel in Hochpotenz zu denken. Bei anderen Patienten kann – je nach Typus – die Mistel von der Kiefer oder der Tanne eine wichtige therapeutische Hilfe sein.[11]

11 Hardell L. et al.: *Use of mobile phones and cordless phones is associated with increased risk for glioma and acoustic neuroma,* Pathophysiology, April 2013

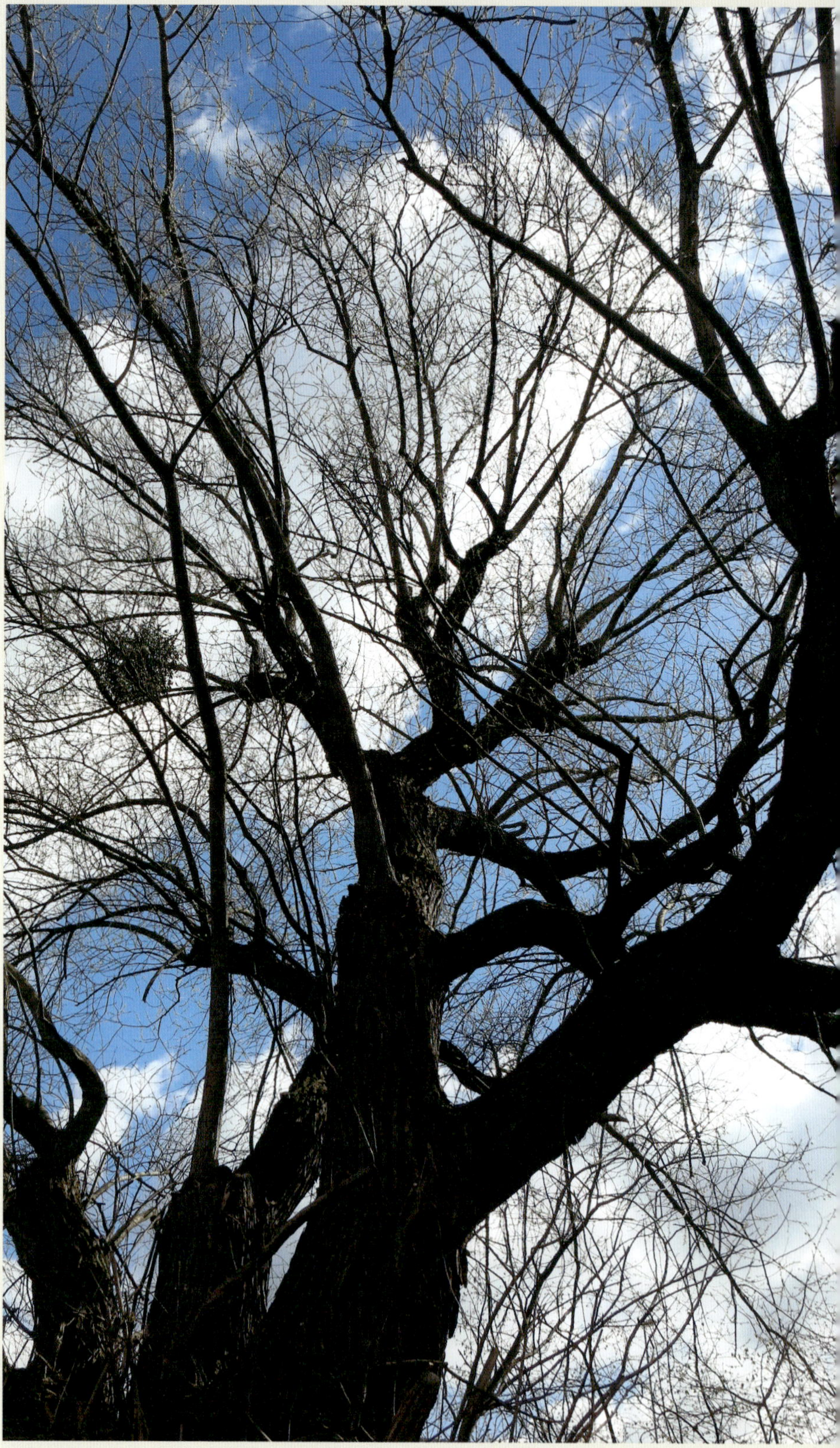

Die Weide

Unbändige Lebenskraft

Der lateinische Name *Salix* bedeutet Weide und ist auf die indogermanische Sprachwurzel *selk* (»winden«, »drehen«) zurückzuführen. Volkstümlich wird auch von der »Kopfweide« gesprochen: Wenn man den jungen Stamm in Mannshöhe köpft und die Schösslinge jeden zweiten oder dritten Winter wieder abschneidet, bildet sich eine Kopfform. Auch »Felber« wird die Weide genannt – nach der Benutzung der Zweige zum Flechten. Andere Namen beziehen sich auf die Blütenkätzchen: Kätkes, Palmkatze oder Katzpalm, Pusekatten oder Katzenpfötchen. Der Wortstamm »Palm« drückt aus, dass die mit jungen Blütenkätzchen besetzten Zweige am Palmsonntag in den katholischen Kirchen geweiht werden. Die Silberweide nennt man auch »Jakobsholz« oder »Judasweide«, weil sich Judas nach seinem Verrat angeblich an einer Weide erhängt hat.

In der griechischen Mythologie war die Weide der Muttergöttin Artemis und der Fruchtbarkeitsgöttin Demeter geweiht. Sie war ein Symbol für unbändige Lebenskraft – ihr unterstanden die Äcker und Felder, die Wiesen, Flüsse und Ströme. Allerdings galten neben den Pappeln auch Weiden als Bäume der Unterwelt. Im Mittelalter waren Weiden sogar als Hexenbäume bekannt, aus Weidenruten wurden »Hexenbesen« geflochten.

Weltweit gibt es etwa 500 Weidenarten. Für Heilzwecke werden meistens Silber- und Schwarzweiden verwendet. Weiden wachsen schnell, selbst kleine Stecklinge treiben rasch Wurzeln aus. Sie entwickeln sich zu einem 20 bis 25 Meter hohen Baum, der in späteren Jahren hohl wird. Der kurze Stamm verzweigt sich bald und trägt eine unregelmäßig gestaltete, lockere Krone. Ab April entwickeln sich die drei bis sechs Zentimeter langen »Kätzchen«.

Weiden wachsen gern auf frischen, feuchten, tiefgründigen Böden und benötigen viel Licht. Sie lieben fließende Gewässer und sind deshalb der bevorzugte Baum an Flüssen, Auen, Teichen und Seen. An alten Weiden kann man eine dicke, längsrissige und ockergraue Borke mit Rillen und einem Rippennetz beobachten. Junge Bäume zeigen dagegen eine glatte, weißgraue Rinde. Der prominenteste Vertreter der Weiden beeindruckt mit seinen hängenden Ästen: die Trauerweide. Die Weidengewächse, wozu auch die Pappel gehört, unterscheiden sich von anderen Kätzchenträgern wie der Birke durch ihre extrem reduzierten Einzelblüten, ihre schnelle Fruchtbildung und die winzigen Samen, die unmittelbar nach ihrer Verbreitung keimen und damit auf die enorme Wurzelkraft hinweisen.

Weiden tragen große Mengen an Pollen und sind daher gerade im Frühjahr ein begehrter Baum für Bienen. Häufig werden Weidenarten zur Gewinnung von Ruten gestutzt. Die Beweglichkeit und die immerwährende Jugend der Weiden zeigt sich in der Flechtbarkeit der Ruten und der Fähigkeit, sich schnell und problemlos zu regenerieren – man muss die Ruten einfach in den feuchten Boden stecken, dort treiben sie wieder aus.

Das Weidenholz ist weich, grobfasrig und biegsam, trocknet schnell und lässt sich gut bearbeiten. Es wird für Kisten, Spankörbe, Holzschuhe, Holzwolle und im Bootsbau sowie in der Zündholz- und Papierindustrie verwendet. Aus den Zweigen wird das Korbwerk hergestellt.

In der traditionellen europäischen Medizin wurde die Weide bevorzugt bei rheumatischen und grippalen Infekten eingesetzt, also bei Beschwerden, die sich typischerweise durch Feuchtigkeit verschlechtern. Darauf weisen die Signatur der Pflanze und ihr Standort nahe am Wasser hin. Außerdem lindert sie Beschwerden, bei denen nicht mehr alles im Gelenkfluss ist, das Rheuma. Bewährte Heilanzeigen sind Muskelschmerzen und die Verwendung als harntreibendes Mittel. Aufgrund der fiebersenkenden Wirkung ist die Weide früher gegen Malaria eingesetzt worden, ebenso bei starken Menstruationsblutungen und zur Behandlung von Schnittwunden. Weidenrinde wird bei Erkältungen im Kopfbereich und als belebendes Tonikum zur Regenerierung angewendet. Im Zentrum stehen aber Kreislaufbeschwerden. Der Schwarzweide wird – mal aktivierend, mal beruhigend – eine normalisierende Wirkung im sexuellen Verhalten zugeschrieben. Sie soll bei Stauung und Schmerzen in den Eierstöcken und in der Gebärmutter helfen.

In der Homöopathie wirken die Substanzen der Schwarzweide günstig auf die Sexualität. Sie zügeln eine überstarke Erregbarkeit der Genitalien und mäßigen die sexuellen Leidenschaften. Schmerzen in Hoden und Eierstöcken sowie Beschwerden bei der Monatsblutung werden mit Weidenextrakten behandelt. Die Präparate der Silberweide tragen dazu bei, dass sich beim Patienten starre Verhaltensmuster entkrampfen und er auf dieser Ebene geschmeidiger wird, sodass er sein Leben wieder mit Zuversicht gestalten kann.

Der Weidenmensch – Implosion des Willens als Groll

Eine Analogie zur Weide und ihrer Mistel gibt es bei Patienten, denen es an Lebenskraft mangelt und die »unflexibel« geworden sind. Meist handelt es sich dabei um Menschen mit einer körperlichen Schwäche, insbesondere nach einer Chemotherapie. Die Weide hilft bei all jenen Beschwerden, die eine Regeneration erfordern. Das gilt insbesondere für Patienten, die gedanklich und in ihrer geistigen Grundhaltung weitgehend erstarrt sind. Zu Weltruhm ist die Heilkraft der Weide im Aspirin gekommen. Aspirin wurde anfänglich aus Weidenrinde (Salicylalkohol) gewonnen und erst später synthetisch hergestellt. Wie kaum ein anderes Mittel reguliert die Wirksubstanz den Flüssigkeitshaushalt beim Menschen, und ganz ähnlich wie die Acetylsäure fördert auch die Weidenmistel die Zirkulation. Sie macht Körper, Geist und selbst die Glieder wieder beweglich und hilft, verbitterte, in sich zurückgezogene Menschen aus dem sozialen Abseits herauszuholen.

Weidenmenschen neigen häufig zu Groll und innerer Bitterkeit. In dieser negativen Grundeinstellung machen sie gern andere für ihr eigenes Unglück verantwortlich. Neidvoll schauen sie auf jene, denen es gut geht, zeigen aber ansonsten wenig Interesse an deren Leben – mit der Folge, dass sie sich oft isolieren und innerlich enttäuscht aus dem gesellschaftlichen Leben zurückziehen. Die Weidenmistel kann dazu beitragen, dass sich diese Patienten wieder einer positiven Grundhaltung zuwenden und ihr Leben selbst meistern – als Baumeister des eigenen Schicksals, nicht als sein Opfer.

Heraklits Grundsatz *panta rhei* (»Alles fließt«) lässt sich in besonderer Weise auf die Weide übertragen: Beim Menschen fördert sie die Fähigkeit, eigene Ideen und Ziele in die Tat umzusetzen und selbst Konflikte und Probleme in lebendige Energie umzuwandeln. So hilft die Weidenmistel Menschen, die zum Schatten ihrer selbst geworden sind, wieder einen Weg aus der Unterwelt hinein ins wahre Leben zu finden.

In der Krebstherapie hat sich die Weidenmistel als spezifisches Mittel beim Blasenkarzinom bewährt. Aber auch bei Erkrankungen des Knochenmarks, bei Eierstock-, Gebärmutterhals- und Hodentumoren sowie bei rheumatischen Beschwerden wird sie eingesetzt. Vor allem wenn die Gelenke nicht mehr »im Fluss« sind, ist die Mistel von der Weide außerordentlich hilfreich. Bei Rheuma, mehr aber noch bei der Fibromyalgie (schmerzhafte Erkrankung des Sehnen-Muskel-Gewebes) besitzt die Weidenmistel eine außerordentlich hohe Heilkraft.

Beispiel: Leukämie

Ein Patient litt seit zwölf Jahren an Leukämie. Vorher war er nie ernsthaft krank, nur als Kind bekam er Diphterie. Vor 25 Jahren hatte sich seine Frau das Leben genommen.

Seine Leukämie wurde mit einer Chemotherapie und mit mehrfachen Bluttransfusionen behandelt. Dabei trat eine Lungenentzündung auf, gegen die Antibiotika eingesetzt wurden – es kam zur Entfieberung und zum Rückgang der Entzündung. Während einer Entwässerungstherapie gingen die Lungenstauung und die Ergüsse im Rippenfell zurück. Wegen der schweren beidseitigen Lungenentzündung wurde zunächst auf eine Fortführung der Chemotherapie verzichtet, aber im Laufe der Jahre verschlimmerten sich die Blutwerte immer mehr.

In seiner Verzweiflung suchte der hagere, leicht nach vorn gebeugte Mann die Humboldt-Klinik auf. Dabei grollte er der Akutklinik und deren Ärzten, die ihm die Chemotherapie »angetan« hatten. Sein Allgemeinzustand war jetzt deutlich eingeschränkt, er hatte in den letzten Wochen zehn Kilo abgenommen. Der starke Groll des Patienten und seine innere Verhärtung, die sich in der Leukämie als »Abkühlung« des innermenschlichen Blutflusses äußerte, passten zum Wesen der Weide und ihrer Mistel.

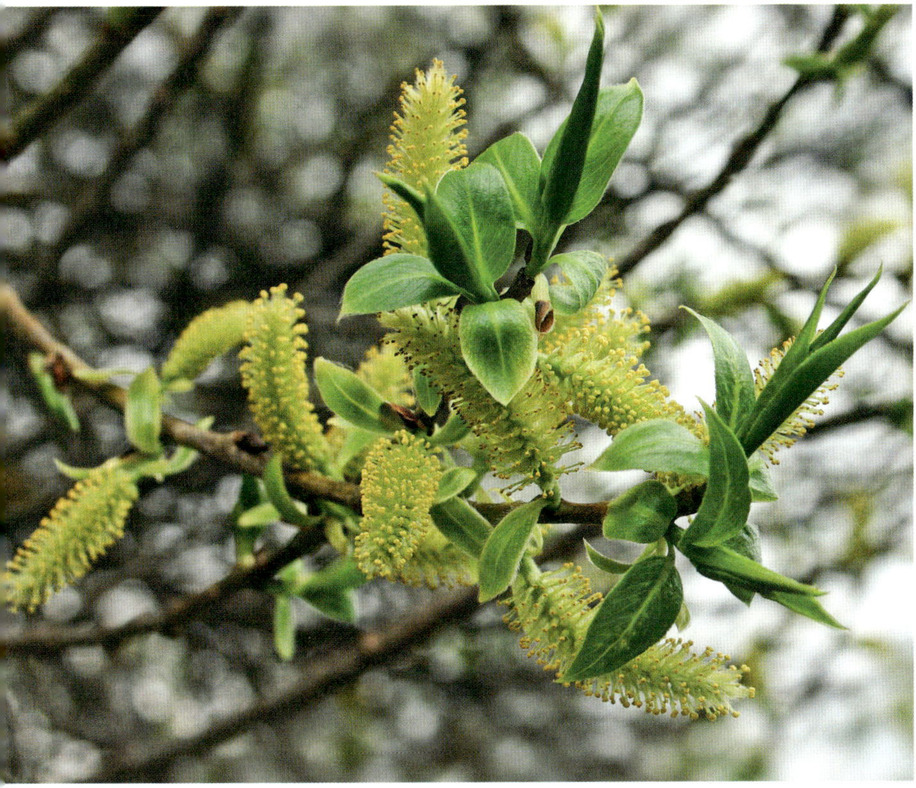

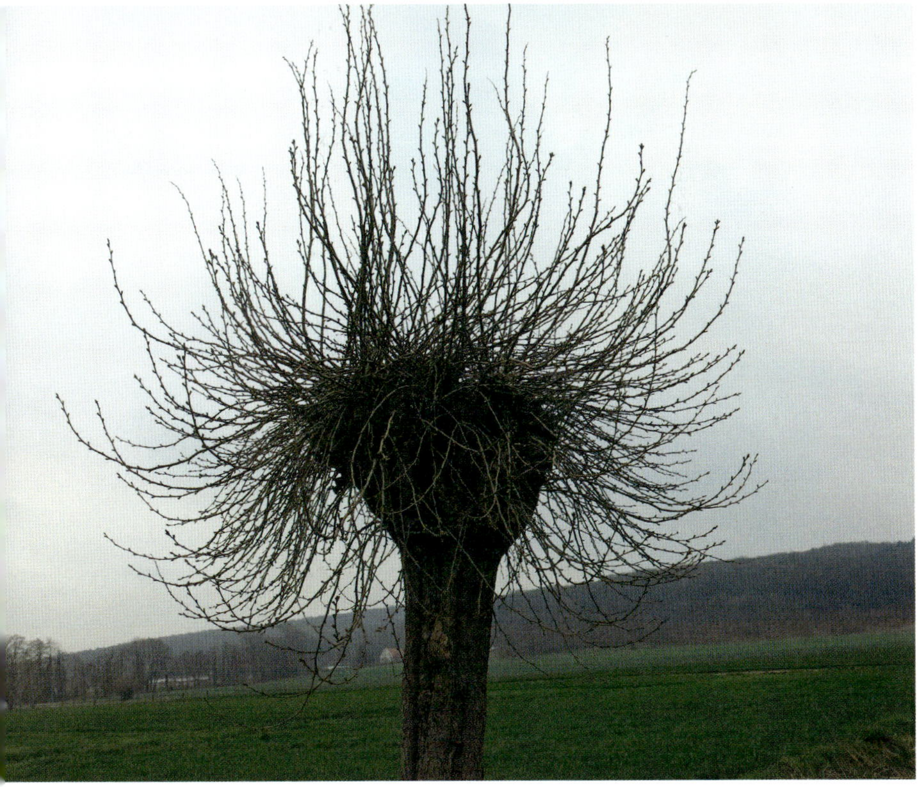

Dem Patienten wurde deshalb eine Weidenmistel-Therapie verordnet, außerdem erhielt er noch anthroposophische Medikamente, auch zur Steigerung seines Appetits. Während dieser Behandlung besserten sich die Laborwerte deutlich und es kam erstmals seit zwölf Jahren zu einem starken Rückgang der Krebszellen im Blut. Der Mann nahm drei Kilo an Gewicht zu und konnte nach vier Wochen in einem sehr guten und friedfertigen Allgemeinzustand aus der Klinik entlassen werden.

Die Weide

Aus hohen Höh'n senkt sie ihr Haupt,
ihr Astwerk tief zur Erde,
hin zum Beginn im Ganzheitssinn
des ewigen Stirb und Werde.

Weiß sie Bescheid?
Fühlt sie als Leid das Wesen der Vergangenheit,
die Rückkehr in den großen Strom?

Was sagt sie aus?
Was tut sie kund?
War sie je wund?
Ihr Astwerk hängt - - -!
Jedoch,
zur Erde drängt es jenseitsfroh.
Was grünt, sprießt sonstwo diesseitsfroh
ins volle Licht des Werdens.

Will sie zurück?

Die Weide spricht mit Worten nicht.
Die Weide meditiert auch nicht.
Sie senkt ihr Haupt und weiß es nicht
taufrisch begrünt zu Boden.

Alexander Cohn

Beispiel: Harnblasenkarzinom

Die Wirkung der Weidenmistel zeigt sich besonders beim Blasenkarzinom. Bei einem 80-jährigen pessimistischen Patienten war ein nicht mehr operables Harnblasenkarzinom diagnostiziert worden, das auch in die Prostata und das Becken überging. Es bestand nun eine palliative Situation – die Ärzte gaben dem Mann nur noch wenige Monate zu leben. Auf eigene Faust hatte er in dieser Situation eine Protonentherapie durchführen lassen. Dennoch blieben weiterhin Schmerzen im Blasenbereich und auch – wegen eines schon länger bestehenden Rheumas – in den Gliedern. Seine Frau war vor vielen Jahren gestorben. Den Schmerz darüber hatte er noch nicht überwunden. Nun wollte er es mit der Mistel versuchen.

Da der Tumor vor allem die Blasenregion betraf und weil es einen Bezug zum Rheuma und zu seinem Verlust der verstorbenen Ehefrau gab, war an die Weide zu denken. Der Mann erhielt daher eine Therapie mit der Weidenmistel in starker physiologischer Dosierung. In der Folge kam es trotz seines hohen Alters zu massiven Schwellungen im Bauchbereich – mit Fieber um die 39 Grad. Unter Fortführung der Injektionen über die nächsten Jahre verbesserten sich die Schmerzen im Rücken und an den Gelenken. Einige Monate nach den ersten Mistelspritzen arbeitete er wieder an der Fertigstellung seiner Gartenlaube und ein Jahr nach der Erstdiagnose konnte in den bildgebenden Verfahren bis heute (vier Jahre später) kein Tumor mehr gefunden werden.

Die Weide – Der »Aspirinbaum«

Die Bedeutung der Weidenmistel in der Onkologie ist groß. Sie wird noch dadurch unterstrichen, dass für einen synthetisch hergestellten Baustein der Weidenrinde, die Acetylsalicylsäure, bereits eine erstaunlich gute krebsmindernde Wirkung belegt ist. In großen Studien konnte gezeigt werden, dass sich das Krebsrisiko bei täglicher Einnahme von 75 bis 325 Milligramm über fünf bis zehn Jahre gerade für die Gruppe der 50- bis 65-Jährigen um fast 10 Prozent reduziert. Besonders gut war die Wirkung auf Karzinome des Verdauungstraktes, aber auch auf Brust- und Prostatakrebs.

Ich selbst (Dr. Wilkens) konnte in wissenschaftlichen Veröffentlichungen auf die beeindruckende Kraft der Weidenmistel beim Blasenkarzinom hinweisen. Sie enttäuscht bei dieser Tumorart nur sehr selten und hat es verdient, bei dieser Indikation zur Standardtherapie schlechthin aufzusteigen.[12]

12 Vgl. Cuzik, J. et al.: *Estimates of benefits and harms of prophylactic use of aspirin in the general population*, Ann Oncol (2015) 26(1):47–57. doi: 10.1093/annonc/mdu225

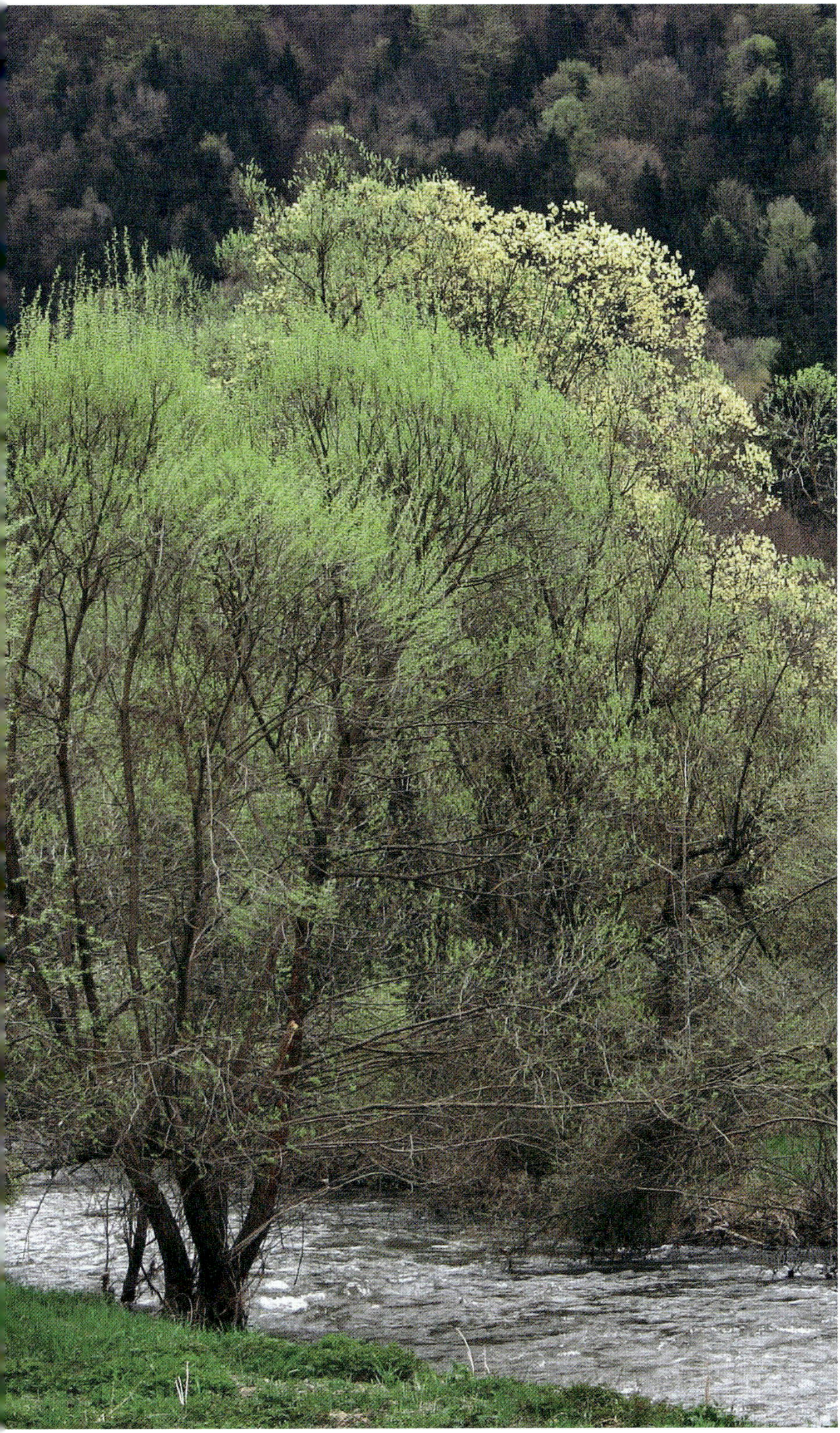

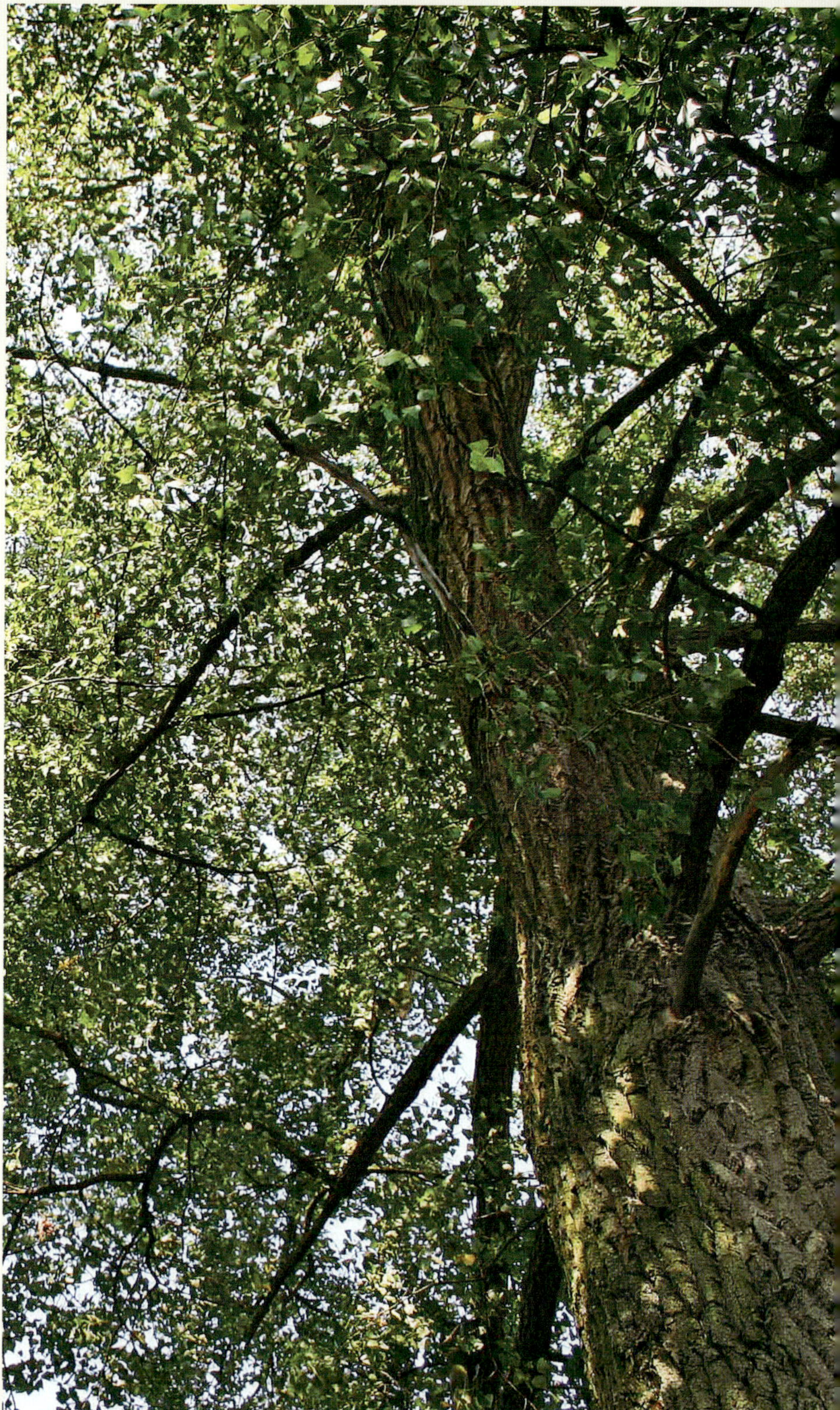

Die Pappel

Kräfte, die sich luftig versprühen

Der Name der Zitterpappel (lateinisch *Populus tremula*) leitet sich aus der ständigen Bewegung der raschelnden Blätter ab (*tremere* bedeutet »zittern«). So wird die Pappel sogar »Zitterle« oder »Ratterle« genannt. Auch die Bezeichnung »Espe« wird für die Zitterpappel gebraucht – der Ausdruck »Zittern wie Espenlaub« erinnert daran. In Frankreich ist – neben der Eiche – die Pappel der Freiheitsbaum, der »Volksbaum«. Im französischen Wort *peuplier* (»Pappel«) steckt der Begriff *peuple* (»Volk«).

Die Pappeln haben in der griechischen Mythologie eine Beziehung zur Unterwelt und zur Weissagung. Dabei gilt die Silberpappel eher als ein Baum des lichten Todes – im Gegensatz zur Schwarzpappel, die als Unheilbringer gefürchtet war. Dieser düstere Aspekt zeigte sich auch auf dem Marsfeld zu Rom, wo die Scheiterhaufen für die Verbrennung der Kaiser von Schwarzpappeln umsäumt waren. Ein anderer Mythos erzählt die Entstehung der Pappel aus den Heliaden, den Töchtern des Sonnengottes Helios. Aus Trauer über den Verlust ihres Bruders, der aus dem Himmel gestürzt worden war, verwandelten sie sich in Pappeln.

Die Pappeln gehören zu den schnellwüchsigen einheimischen Nutzhölzern. Man unterteilt sie in viele Arten, darunter die Schwarzpappel, die Weißpappel und die Zitterpappel. Letztere ist ein Lichtbaum, der keine besonderen Ansprüche an seine Umgebung stellt. Pappeln können 10 bis 30 Meter hoch werden. Sie wachsen in geradezu atemberaubender Geschwindigkeit – für ihr Wachstum genügt es, einen Ast in die Erde zu stecken, dann entwickeln sich sofort Wurzelschösslinge. Die Spitz- oder Pyramidenpappeln gleichen überdimensionalen Zeigefingern, die sich gegen den Himmel recken. Wie eine Armee aus riesigen Soldaten stehen sie an Alleen oder Flüssen. Napoleon selbst war es, der sie entlang seiner Heerstraßen pflanzen ließ – als unmissverständlichen Ausdruck seines Besitzanspruchs.

Pappeln gedeihen besonders an Gewässern. Sie sind Pionierpflanzen, die ödes Land besiedeln. Mit ihrem Wurzelwerk befestigen sie Bachläufe, Moorränder, Flüsse und Kanäle. Die Blätter sind auf der einen Seite hell, auf der anderen Seite dunkel – ein Wechselspiel wie Yin und Yang, wie Sonne und Mond. Alle Pappeln haben abgeflachte Blattstiele, wodurch die Blätter beweglich werden und lemniskatenartige Bewegungen vollführen. Am deutlichsten zeigt sich – schon beim leichtesten Windhauch – die immense Beweglichkeit im Blattbereich bei der Zitterpappel.

Pappelholz wird vor allem zur Zelluloseherstellung und für Sperrholz verwendet. Es ist leicht, weich, hell und gut spaltbar. Streichhölzer werden ebenfalls aus Pappelholz hergestellt. Da das Holz sehr schnell wächst, hat es keine große Härte und Haltbarkeit. Die Rinde der Pappel verwendete man zum Gerben, ihre Zweige und Äste zur Herstellung von Fallen. Die Knospen und Blätter wurden symbolisch getragen, um Geld anzuziehen und reich zu werden.

Die medizinische Verwendung der Pappeln ist in Europa, Amerika und China verbreitet. Indianer nutzten sie als Heilmittel gegen Husten, die Knospen der schwarzen Pappel verwendete man gegen Hämorrhoiden und Brandwunden, in China waren Pappelwirkstoffe ein Mittel gegen Hüftschmerzen und Harnträufeln. Die Knospen wurden bei Verbrennungen und Entzündungen eingesetzt. In Europa gelten Pappelextrakte als gutes Mittel bei Durchfall, Tripper und Weißfluss, bei Blasenentzündungen und chronisch starken Monatsblutungen. Die Blätter werden bei Inkontinenz alter Menschen empfohlen. In Russland wurde die Weißpappel (*populus alba*) mit gutem Erfolg bei Malaria verwendet. Die Zitterpappel soll auch bei Prostatavergrößerungen helfen.

In der Phytotherapie nimmt man Blütenknospen und Rinde als Bittertonikum, das bei Verdauungs- und Leberbeschwerden hilft. Die Zitterpappel enthält Vorstufen der Salicylsäure und hat damit eine dem Aspirin verwandte Wirkung. Sie ist ein gutes Mittel, wenn entzündete Gelenke schmerzen. Zudem wird von Erfolgen bei einer Schwäche der Gebärmuttermuskulatur berichtet.

In der Homöopathie wird die Pappel bei älteren Menschen gegen Sodbrennen und Blasenkatarrh oder auch bei Blasenleiden und bei vergrößerter Prostata eingesetzt.

Der Pappelmensch – Beängstigende Lebenslust

Die Pappelmistel eignet sich besonders für hoch gewachsene Menschen, die eine Tendenz zum – fast schon soldatischen – Gehorsam haben und sich gern ihrer Stärke in Gemeinschaften versichern. Man findet sie häufig unter Menschen, die für ihr eigenes Selbstbewusstsein die Anerkennung durch eine Gruppe benötigen. Allein gelassen sind es Patienten, die – oft ohne Grund – in sehr starkem Maß von Ängsten oder unbewussten Spannungen getrieben werden, vor allem dann, wenn sie an der Schwelle zum Tod stehen. Diese Menschen zittern tatsächlich wie Espenlaub und lassen sich nicht selten von abergläubischen Vorstellungen und Vorahnungen beeinflussen. Sie beschäftigen sich intensiv mit dem Tod, mit Religion – und mit vermeintlich bevorstehendem Unglück. Eine Tendenz zum Aberglauben ist ihnen nicht fremd. Wie die Pappeln selbst lieben sie das Windspiel und fahren gern als Rocker in Motorradgruppen oder im offenen Cabrio spazieren.

Wenn Pappelmenschen an Krebs erkranken, leiden sie besonders häufig unter diesen undefinierbaren Ängsten. Sie befürchten, dass jeden Augenblick etwas Schlimmes passieren kann, sind übernervös und haben ein ständiges Redebedürfnis. Karzinome wachsen bei diesen Patienten meistens sehr schnell. Häufig sind bereits bei der Erstdiagnose Metastasen zu finden.

Die Pappelmistel scheint gut zu wirken bei Karzinomen, die Nachtschweiß und starke Erschöpfung zur Folge haben, sowie generell bei stark schmerzenden Tumoren. Sie bewähren sich besonders bei Blasen-Nieren-Krebs und Prostatakarzinomen und bei Patienten, die bezüglich Nässe und Kälte sehr empfindlich sind. Die Pappelmistel kann – wie auch die Weidenmistel – heftiges Fieber erzeugen. Dabei kommt es in der Nähe der Injektionsstelle fast regelmäßig zu ödematösen Schwellungen.

Beispiel: Prostatakrebs und Knochenmetastasen

Ein 80-jähriger hagerer und geschwächter Patient mit Prostatakarzinom und Knochenmetastasen in der Lenden- und Brustwirbelsäule, in den Oberschenkeln und Oberarmen kam nach der operativen Entfernung der Prostata und nach wiederholten Hormonbehandlungen in unsere Klinik. Bei ihm bestand ein stetes Redebedürfnis, er hatte Angst vor den Folgen seiner Erkrankung. Die ihm vorhergesagte geringe Lebenserwartung quälte ihn, er wollte ja noch ein paar Jahre gut leben. Der glatzköpfige Patient war in seinem Wesen eine rheinische Frohnatur. Jetzt fröstelte er stark und musste wegen seines Harndrangs jede Nacht ein paar Mal aufstehen und zur Toilette gehen.

Die anfänglich starke Schwäche und Erschöpfung des Patienten war ein Hinweis auf die Esche. Allerdings deuteten der Ort des Tumors, die stete Furcht des Mannes vor einer Ausbreitung der Krankheit und sein dauerndes angstvolles Reden (»Plappern«) auf die Pappel hin. Er wurde daher zunächst mit einem Präparat von der Eschenmistel behandelt, aber es zeigte sich keine wesentliche Verbesserung seines Allgemeinzustands.

Die Art der Erkrankung, die Schnellwüchsigkeit der Metastasen und die weiterhin vorhandenen Ängste beim Patienten veranlassten dann, die Therapie auf Pappelmisteln umzustellen. In den folgenden drei Wochen hatte der Patient Schüttelfrost und Fieber bis 40 Grad, dann sanken neben dem ursprünglich viel zu hohen Blutdruck auch die Kontrollwerte des Tumormarkers innerhalb von drei Monaten von 100 auf fast null. Die mittlere Körpertemperatur lag bei 37 Grad (vorher 35,9 Grad).

Auch drei Jahre nach Therapiebeginn war der Allgemeinzustand des Patienten gut, die zahlreichen Metastasen im Knochensystem hatten sich leicht zurückgebildet. Allerdings berichtete der Mann noch von häufiger Schlaflosigkeit. Auf Alkohol konnte er inzwischen verzichten. Während der dreijährigen Behandlungszeit, in der er regelmäßig mit den Misteln und mit Silbersubstanzen behandelt wurde, hatte er kein Gewicht verloren. Seine Ängste waren weitgehend verschwunden, er fühlte sich in seinem Körper wohl. Sein Ziel, noch einige Jahre gut zu leben, hatte er bereits erreicht. Nach weiteren vier Jahren starb er.

Beispiel: Verdacht auf Prostatakrebs

Ein 50-jähriger Arzt-Kollege wurde schon seit vielen Jahren wegen Asthma bronchiale mit Thuja und Natrium sulfuricum homöopathisch behandelt. Dabei konnte er sich deutlich stabilisieren und be-

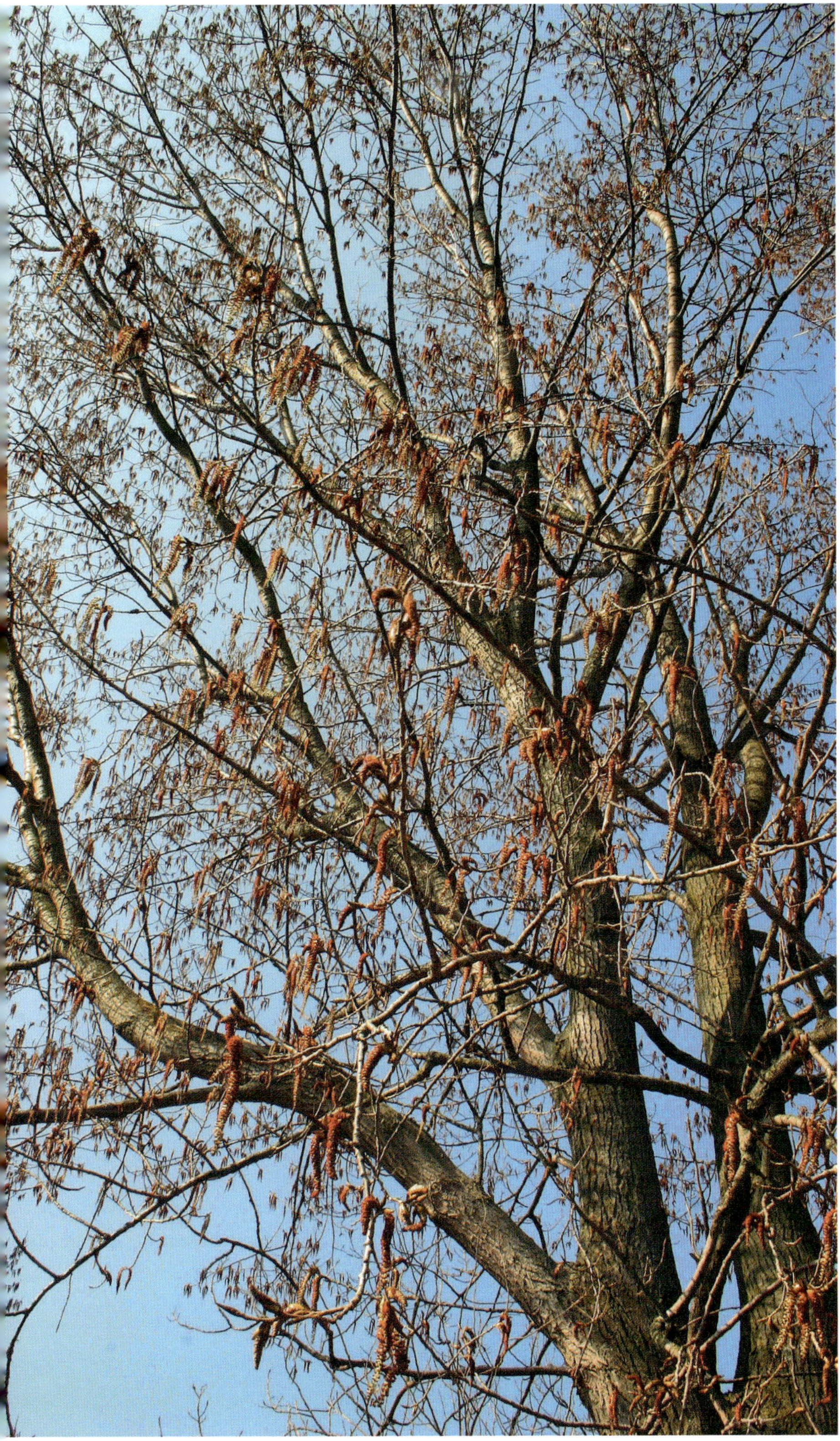

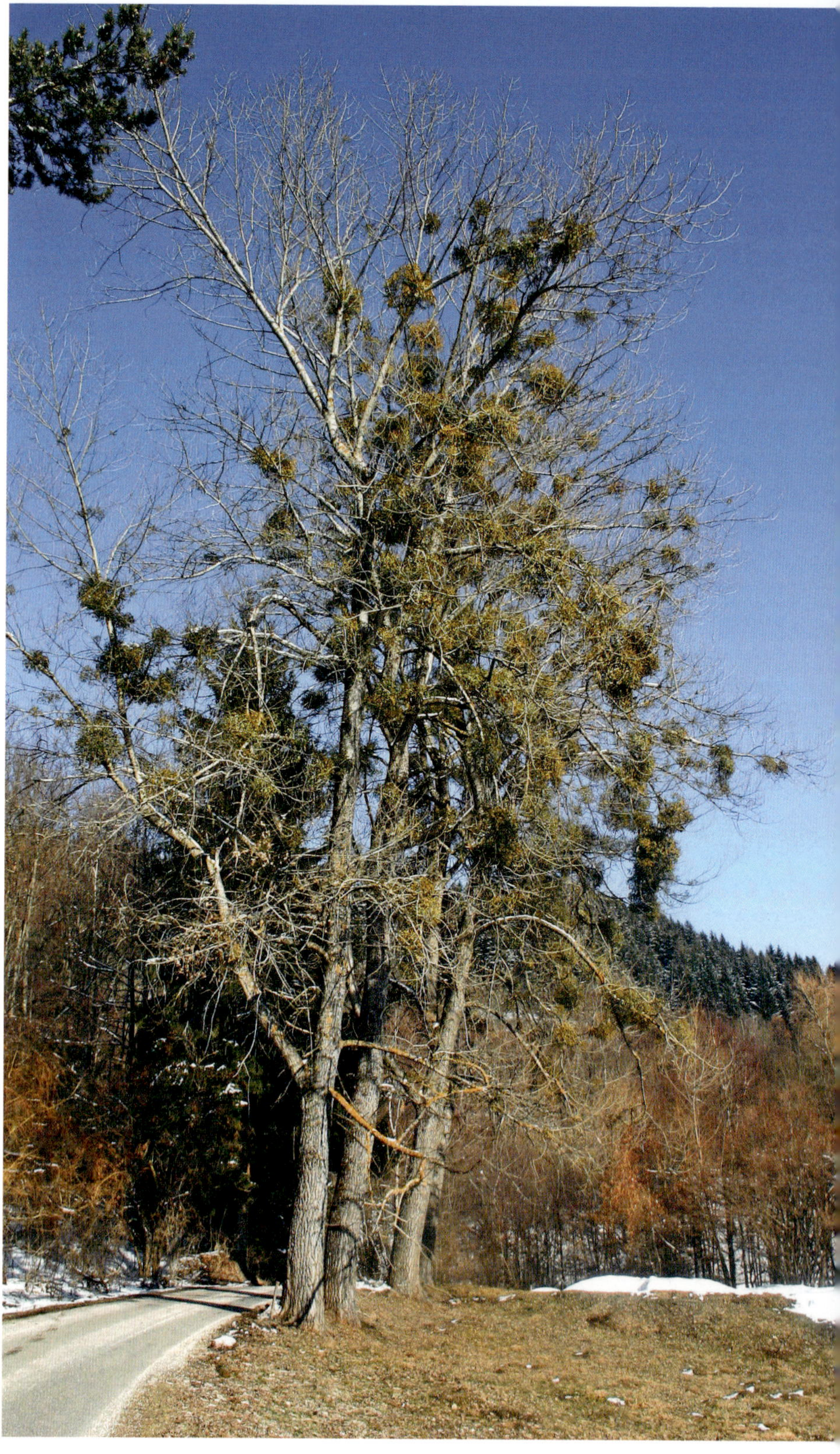

Die Pappelmistel, der Krebsangst-Spezialist

Nach neuen Studien, die 2013 in der Fachzeitschrift *Lancet* erschienen sind, steigt bei Menschen mit einer Krebserkrankung wider Erwarten nicht das Risiko für Depressionen, wohl aber für Ängste. Depressionen finden sich häufig vor einer Krebserkrankung, sind aber später im Vergleich zu Nicht-Krebspatienten nur unwesentlich erhöht. Das Depressionsrisiko nimmt nach der Erkrankung innerhalb von zwei Jahren ab, hingegen steigt parallel das Risiko für Ängste um 50 Prozent.[13]

durfte nur selten eines Asthmasprays. Nun war es aber binnen dreier Monate zu einem plötzlichen PSA-Anstieg (Tumormarker für die Prostata) gekommen. Der Patient war nervös und ängstlich und wusste nicht so genau, was er jetzt machen sollte. Er war leicht erkältet, nässeempfindlich und hatte eine starke Schweißneigung.

In diesem Fall war es noch nicht wirklich sicher, ob eine Krebserkrankung bestand, aber prophylaktisch wurde eine Fiebertherapie mit der Pappelmistel in physiologischer Dosierung und einem Silberpräparat eingeleitet. Die Injektionen erfolgten im Abstand von drei Wochen. Darauf trat jeweils Fieber um 39 Grad auf. Drei Monate später sank der PSA-Wert deutlich ab. Als erfreulichen Nebenaspekt des Fiebers bestand seither keine Empfindlichkeit gegen Nässe, Kälte und Schwitzen. Atemnot und Erkältungen blieben aus.

13 Mitchell, A. J. et al.: *Depression and anxiety in long-term cancer survivors compared with spouses and healthy controls: a systematic review and meta-analysis,* The Lancet Oncology 2013, 14(8):721–732

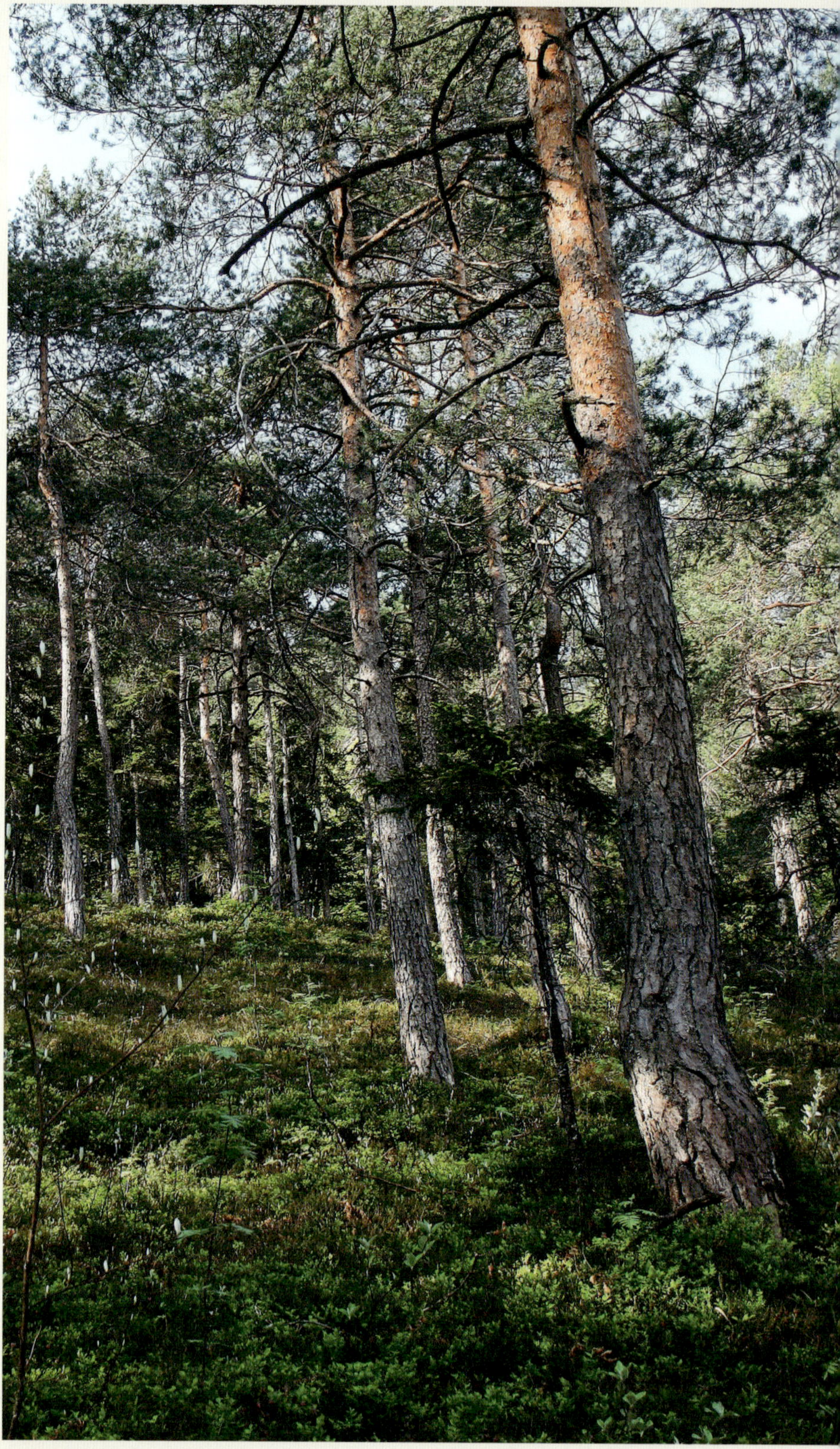

Die Kiefer

Anspruchslosigkeit als Prinzip

Unsere einheimische Kiefer oder Föhre heißt lateinisch *Pinus sylvestris.* Das Holz ist außerordentlich harzreich, brennt sehr gut und wurde seit jeher gern als Fackel verwendet. Die Kiefer kann bis zu 40 Meter hoch werden. Anfangs gleicht die Wuchsform einem Kegel, später einem Schirm. Sie ist ein besonders anspruchsloser Baum und wächst an Plätzen, wo es anderen Bäumen zu nass, zu trocken, zu sonnig oder zu kalt ist.

In der nordischen Mythologie finden sich zur Kiefer kaum Angaben, wohl aber genoss ihre südeuropäische Verwandte, die Pinie, in Griechenland und Italien große Verehrung. Mit ihr sind die Namen von zwei kleinasiatischen Gottheiten, Dionysos und Attis, verbunden. Dionysos wird geradezu als der Gott der Pinie gesehen – er erscheint als die Personifizierung der Wildheit, des prallen Lebens, der orgiastischen Lust. Dabei entsprechen die menschlichen Orgien der Brunft der Tiere. Bei den Bäumen gleichen sie der massenhaften Freisetzung von Pollen und Blütenstaub, die in manchen Jahren in der Nähe von Kieferwäldern als gelbe Wolken durch die Luft wehen.

In der Mythologie ist die Pinie noch mit einer zweiten wilden Gottheit verbunden: mit Attis, der vor der inzestuösen Liebe seiner eigenen Mutter floh, nach der Selbstkastration starb und von Zeus in eine Pinie verwandelt wurde. In dieser Geschichte findet sich beides: pralle Lust, aber auch gehemmte Lebensfreude. In Griechenland hat sich die erste Eigenschaft noch im Würzen des Weines mit Kiefernaroma erhalten, indem junge Holzzapfen in Weinfässer eingelegt wurden – der griechische Retsina schmeckt nach Kiefernharz. Dagegen ist das bescheidene Wesen der Kiefer im asiatischen Raum zum Vorbild für Tugend geworden und gilt als Symbol für Ruhe, Ordnung und Beständigkeit. In China pflanzte man Kiefern auf Gräber, um die Seelen der Verstorbenen zu stärken.

Kiefern liefern neben ausgezeichnetem Bau-, Brenn- und Nutzholz auch Terpentin, Harz, weißes und schwarzes Pech, Teer, Kohle, Ruß – und sogar verschiedene Ölessenzen, eine dem Paraffin ähnliche Substanz zur Herstellung von Kerzen, ferner den sogenannten Holzessig und Kreosot (aus Holzteer destilliertes Öl mit antiseptischer Wirkung). Die innere Rinde der Kiefer verwendete man früher in Skandinavien zum Brotbacken, die Nadeln wurden in Lauge gekocht und zu »Waldwolle« verarbeitet. Aus dieser stellte man weiche und warme Gesundheitsflanelle her, die vor allem Menschen mit Gicht und Rheumatismus empfohlen wurden.

In der Volksheilkunde gelten die Nadeln der Kiefergewächse als ein ausgezeichnetes Heilmittel gegen Lungenkrankheiten, vor allem gegen Tuberkulose. Hauptwirkstoff ist ein ätherisches Öl. Als Sirup lindert es festsitzenden Husten und asthmatische Beschwerden und wird als Heilmittel bei Luftröhrenkatarrh, grippöser und chronischer Bronchitis verwendet. Auch bei Kopf- und Zahnschmerzen, Furunkulose, Hysterie und Hypochondrie sowie gegen krebsige Entartungen der weiblichen Genitalien, gegen Nieren-Blasen-Leiden oder bei Muskelschwund durch Gipsverbände sollen die Kiefernsprossen hilfreich sein. Darüber hinaus wird vom erfolgreichen Einsatz bei Erschöpfung, Schwäche und Ängsten berichtet.

Terpentin ist der Balsam oder Harzsaft der Kiefer und anderer Nadelbäume. Es fand früher Verwendung bei Rheuma und Fäule der Extremitäten. Der berühmte griechische Arzt Hippokrates benutzte es als lokal erweichendes Mittel bei Geschwüren und bei Mastdarmvorfall. Außer den Heilmitteln aus der Waldkiefer werden seit jeher besonders die Arzneien aus der Latschenkiefer geschätzt, die noch in hohen Gebirgsregionen wächst.

Als homöopathische Arznei werden Kiefersubstanzen gegen blutende und gereizte Schleimhäute genommen, auch gegen Nierenentzündung mit dunklen Blutungen, gegen Frostbeulen sowie gegen einen gestörten Gleichgewichtssinn und bei Schwindel. Kieferextrakte wirken bei dumpfem Kopfschmerz oder wenn in den Ohren ein Rauschen auftritt, durch das sogar die eigene Stimme unnatürlich klingt. Koliken der Gallen- und Harnwege wurden mit Kiefernpräparaten ebenso behandelt wie ein Brennschmerz bei Lungenleiden und in der Nierengegend.

Der Kiefermensch – Falsche Bescheidenheit

In der Bach-Blütentherapie wird die Kiefer jenen Menschen zugeordnet, die unter Selbstvorwürfen, Schuldgefühlen und Mutlosigkeit leiden. An sich selbst stellen sie hohe Ansprüche und fühlen sich schuldig, wenn sie nicht besser sind als andere. Im negativen Seelenzustand zeigen sie einen fast masochistischen Aufopferungsdrang. Kinder mit den Wesenszügen der Kiefer sind oft die Sündenböcke der Klasse und entwickeln entsprechende Schuldkomplexe. Im positiven, transformierten Zustand bleibt das tiefe Verständnis für die Fehler anderer Menschen erhalten, die eigenen Schwächen werden akzeptiert und man kann sich seine Unzulänglichkeiten selbst vergeben.

Die Kiefermenschen gleichen in ihren Eigenschaften den Kiefern der Natur. Sie sind bescheiden und fühlen sich – wie die Kiefern als Wald – besonders wohl in einer Gruppe, für die sie gern auch Beiträge leisten. Früher waren Kiefermenschen oft Nonnen und Mönche in Klostergemeinschaften – heute findet man sie häufig in religiösen oder spirituellen Gemeinschaften, in denen sich der Einzelne einer gemeinsamen Idee unterordnet. Kiefermenschen, die unter starken Schuldkomplexen leiden, den Hass gegen sich selbst richten und keine adäquate Ich-Entwicklung erfahren haben, laufen nicht selten Gefahr, dass sie Opfer dubioser Zirkel werden.

Die Kiefermistel hilft im rheumatischen Formenkreis (mit Verstümmelung der Hände), wenn es bei empfindsamen, aber meist unzufriedenen Menschen zu Unpässlichkeiten kommt. Sie wird auch Patienten verabreicht, die unter starken Leidenschaften und Trieben (Dionysos!) stehen, diese aber unterdrücken, damit sie nicht ans Licht kommen.

Bei Kiefermenschen treten Karzinome auffallend oft im zentralen Nervensystem, in der weiblichen Brust, in der Haut und an der Schilddrüse auf. Die Mistel der Kiefer ist ein Mittel gegen Tumore bei eher mageren, bescheidenen Menschen, die sich im Leben zurücknehmen und den Pflichtgedanken über die eigenen Bedürfnisse stellen. Für sie sind Abmagerung (insbesondere der Beine) und eine Anfälligkeit für chronische Atemwegserkrankungen kennzeichnend. Da sich Kiefermenschen selbst wenig zutrauen und sich schwertun, auch einmal Nein zu sagen, werden sie auffallend häufig operiert. Der Meinung des Arztes wird nur ungern widersprochen.

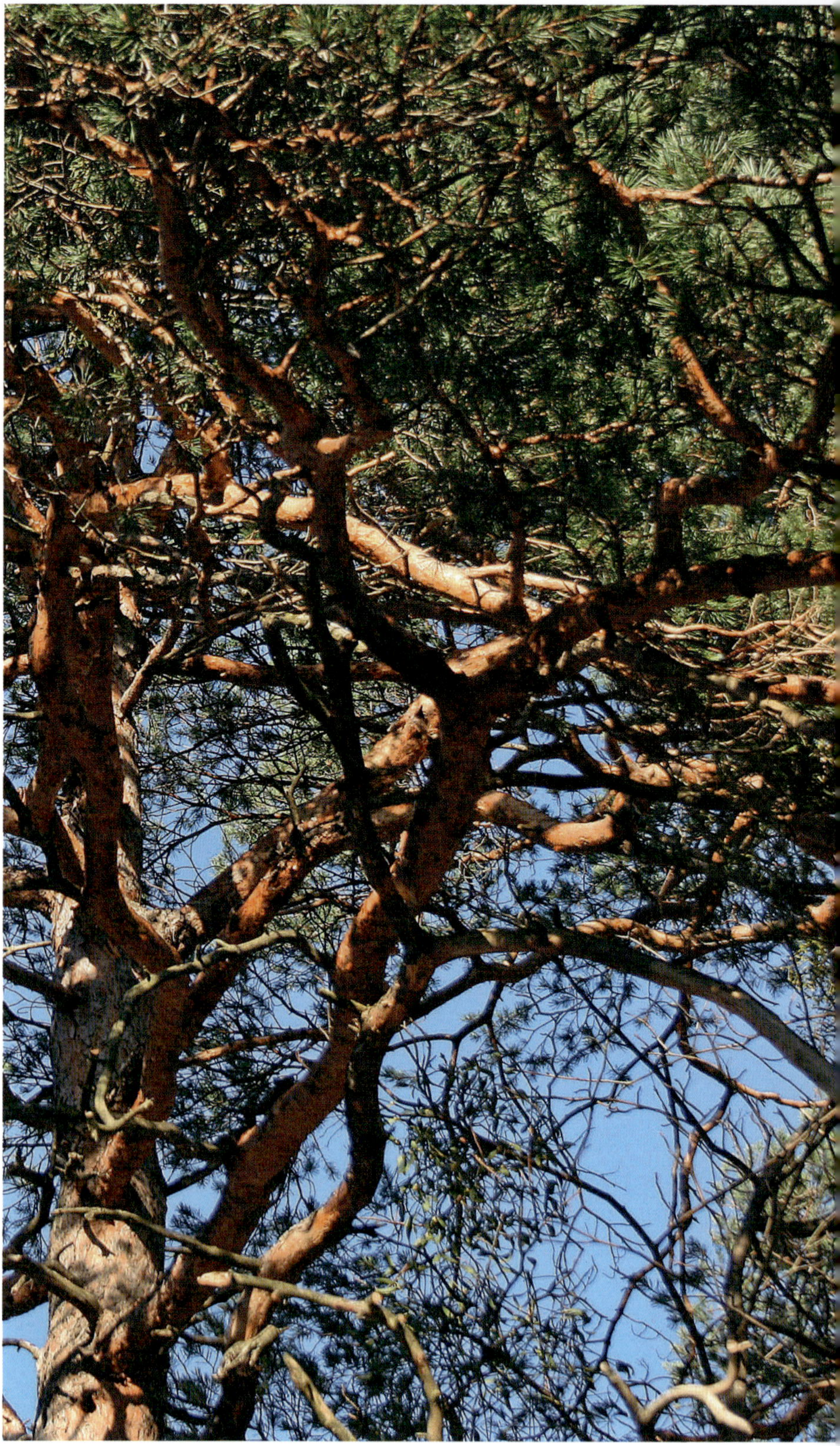

Beispiel: Schilddrüsenkrebs

Bei einer 40-jährigen Frau wurde – als man ihr einen Kropf entfernte – ein Schilddrüsenkarzinom entdeckt. Die sehr aktive Geschäftsfrau, die nie krank war, führte das Entstehen des Tumors auf die Tschernobylstrahlung zurück. Bereits vor der Erkrankung hatte sie sich intensiv mit dem Unglück beschäftigt.

Die Patientin erhielt jahrelang Injektionen mit Extrakten von Kiefer- und Eschenmisteln. Es kam zu einer Stabilisierung ihres vorher labilen Zustands. Dennoch ließ sich die Entstehung von Lungenmetastasen nicht verhindern, sodass auch innere Bestrahlungen erfolgen mussten. Der Zustand der Frau stabilisierte sich, sie kam weitgehend frei von ihren Ängsten und verlor kein Gewicht mehr.

Bei der Bewältigung der regelmäßig durchgeführten Strahlentherapie und zur Unterdrückung der danach immer auftretenden Übelkeit half ihr ein potenziertes Extrakt der Herbstzeitlosen sehr gut. Die letzten Kontrollwerte aus der Uniklinik zeigten die Oberhalsregion komplett frei von Karzinomen, die Lungenmetastasen waren rückläufig. Die Mistelinjektionen wurden weitergeführt, ohne sie fühlte sich die Frau geradezu unwohl. Zusätzlich erhielt sie Kupfersubstanzen als homöopathisch wirksames Mittel gegen Schilddrüsenkrebs. Dieser Zustand hält sich nun schon über 20 Jahre stabil. Sie kann mit dem Krebs leben.

Beispiel: Adenokarzinom der Gebärmutter

In besonders eindrucksvoller Weise zeigte sich die Bedeutung der Kiefermistel bei einer 55-jährigen Patientin, bei der ein Karzinom der Gebärmutter mit Ausbreitung in den Muttermund sowie Infiltration des Bauchfells und der Lymph- und Blutgefäße operiert worden war. Der Vater und die Mutter der Frau waren an Karzinomen gestorben. Vor und nach der Operation war bei der Patientin jeweils eine Chemotherapie erfolgt.

Schon als Kind war die hagere Frau anfällig für Lungenentzündungen. Später kam es zu multiplen Darmoperationen. Am Dünndarm war es zu einer Perforation der Darmwand gekommen. Die Kindheit war hart und schwer. Die typischen Kinderkrankheiten bekam sie erst spät nach der Pubertät. Gelenkrheuma stellte sich

Anfang ihrer 20er-Jahre ein. Es bestand eine Schilddrüsenvergrößerung sowie eine Neigung zu drückenden Schläfenkopfschmerzen und eine Tendenz zu niedrigem Blutdruck. Die Frau hat ihre Arbeit immer ohne Murren gemacht, obgleich sie jahrelang finanziell ausgenutzt worden ist.

In diesem Fall wurde nach der Operation zunächst drei Mal eine Fiebertherapie mit physiologischen Dosierungen der Weidenmistel und Silber durchgeführt. Im Anschluss gab es eine konsequente Fortführung der Therapie mit der eigentlich besser passenden Kiefermistel in homöopathischen Dosierungen. Die Neigung zu Lungenentzündungen schon in der Kindheit, ihr »Dünnlingtum«, die Dünndarmperforation, das Gelenkrheuma und die Kopfschmerzen – das alles sind typische Symptome eines Kiefermenschen.

Der Frau ging es von Monaten zu Monat besser, sie fühlte sich in ihrem Allgemeinzustand gestärkt und interessanterweise klarer im Denken. In den nächsten Jahren kam es zwischenzeitlich zu geschwollenen Lymphknoten, die an ein Rezidiv denken ließen, doch bildeten sich diese Schwellungen der Leisten wieder zurück. Selbst nach acht Jahren zeigten sich keine Hinweise mehr für eine Krebserkrankung.

Die Kiefermistel – Vitamin D in Mistelform

Nur 7 Prozent der Brustkrebspatientinnen sind ausreichend mit Vitamin D versorgt. Die Beziehung zwischen niedriger UV-B-Einstrahlung und erhöhter Erkrankungsrate ist für einige Karzinome inzwischen gesichert, besonders aber für Brustkrebs nach den Wechseljahren belegt.

Zur Herstellung des Vitamins ist die Sonnenexposition notwendig. Insofern kann Vitamin D auch als Lichtvitamin der Knochen gelten. Vitamin-D-Mangel wäre dementsprechend ein Mangel an Licht im Körper, vor allem in den Knochen. Für die Behandlung eignet sich die Kiefermistel, die auffallend viel Kieselsäure (Helixor P) enthält, ein Lichtmineral mit ähnlicher Wirkkraft wie Vitamin D.[14]

14 Engel P. et al.: *Joint effects of dietary vitamin D and sun exposure on breast cancer risk: results from the French E3N cohort,* Cancer Epidemiol Biomarkers Prev. Januar 2011, 20(1):187–98. doi: 10.1158/1055-9965.EPI-10-1039. Epub 2010 Dec 2.

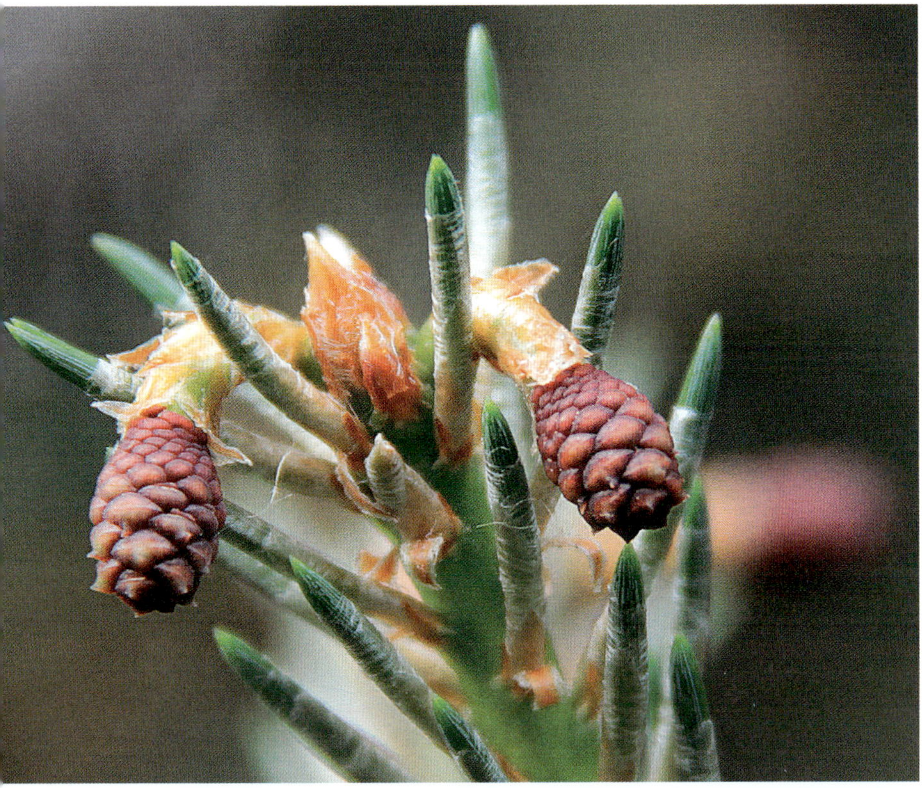

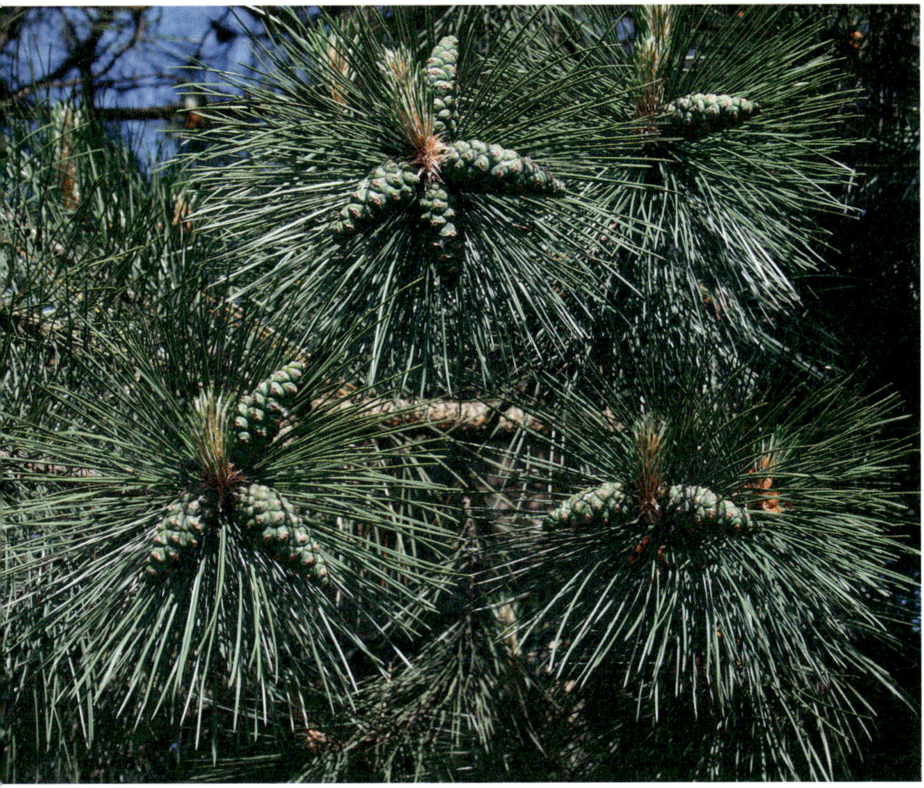

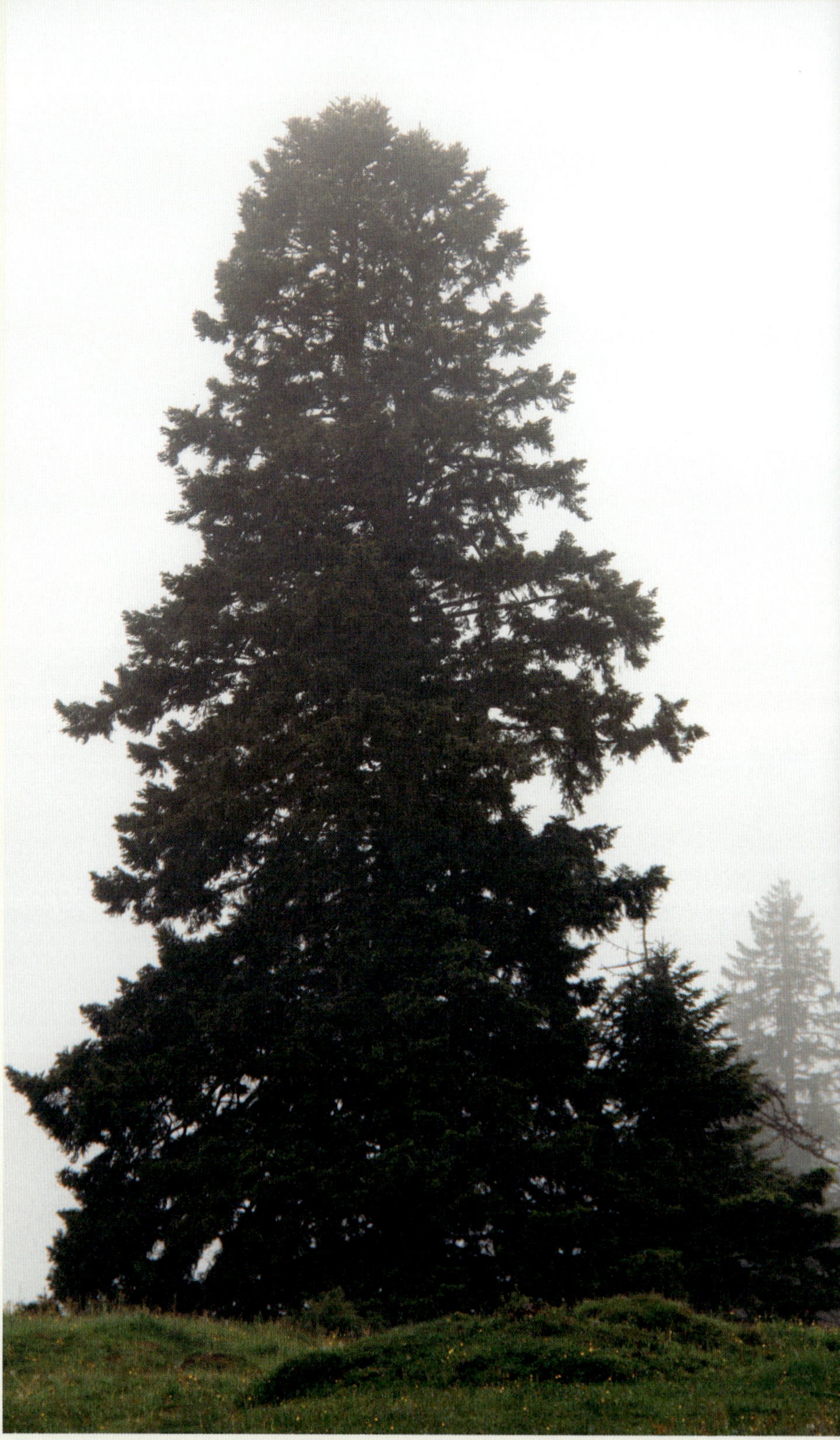

Die Tanne

Aufstrebendes, asketisches, immergrünes Leben

Die Tanne (lateinisch *Abies*) ist seit Jahrhunderten untrennbar mit dem Weihnachtsfest verbunden. Der erste Weihnachtsbaum soll 1538 im Straßburger Münster gestanden haben, seit etwa 1870 ist der Brauch in Mitteleuropa verbreitet. Das Schmücken der Tannenbäume mit Äpfeln und Nüssen zeigt das Wunder der Geburt Christi an. Der Tannenbaum gilt als Lebensbaum im Winter, als Symbol für die Verwandlung der Eisstarre zum Leben und von der Nacht des Todes zum Licht der Welt – daher auch die Weihnachtskerzen. Die geistige Verwandtschaft der Tanne, die als Weihnachtsbaum zum Mythos wurde, mit der Mistel ist besonders tief.

Tannen sind in unserer Kultur selten geworden, weil an ihre Stelle die Fichte getreten ist. Die ausgedehnten Tannenwälder früherer Zeiten sind verschwunden. Es bestehen nur noch Reste im Schwarzwald, im Frankenwald, im Bayerischen Wald und in den Vogesen. Durch den aktuellen Klimawandel bekommt die Tanne aber eine neue Chance, die anfälligere Fichte abzulösen. Tannen erreichen ein Höchstalter von 180 bis 200 Jahren – bei einer Höhe von 30 bis 40 Metern. Im Alter hat der Baum eine lange Pfahlwurzel und eine abgeplattete Krone, die wie ein Storchennest aussieht.

Das Holz ist hell, leicht und gut spaltbar, die Rinde schimmert rötlich. Splint und Kern sind nicht scharf voneinander geschieden. Das Holz trocknet rasch und reißt leicht. Die Tannennadeln sind langlebig und fallen nur alle sechs bis elf Jahre ab. Tannen beginnen erst in einem Alter von ungefähr 30 Jahren zu blühen. Sie bevorzugen frische bis feuchte, tiefgründige, lehmige bis tonige, fruchtbare Böden in schattigen Lagen. Saure Böden verträgt die Tanne nicht, wie in der jüngeren Vergangenheit das Waldsterben gezeigt hat. Das Holz wird gern als Resonanzboden im Instrumentenbau verwendet. Ansonsten dient es zur Herstellung von Möbeln, hölzernen Gefäßen, Zündhölzern und Schindeln. In früheren Zeiten war es das wichtigste Holz im Schiffsbau.

Von der Tanne wurde hauptsächlich das Harz zu Heilzwecken verwendet, es war auch als »Elsässer Terpentin« im Handel. Das Harz duftet nach Zitronen oder Gewürzen. Es ist Bestandteil in Rheuma- und Arthrosesalben, soll aber auch das Zahnfleisch festigen können. Die frischen Triebe der Tannen werden, wie auch Kiefernzweige, bei Husten und Verschleimung sowie bei Lungenschwäche und Bronchitis verwendet – eine Empfehlung des legendären Sebastian Kneipp. Für die mittelalterliche Mystikerin Hildegard von Bingen war die Tanne ein Sinnbild der Stärke. Ihrer Meinung nach hassen Geister das Tannenholz und meiden Orte, an denen Tannen wachsen.

In der Homöopathie werden nur die Substanzen von zwei Tannenarten (*Abies nigra* und *Abies canadensis*) verwendet, bei denen eine Beziehung zu den Schleimhäuten des Magens besteht. Die Symptome, die für den Einsatz von Tannenmisteln sprechen, können sehr unterschiedlich sein, aber fast immer eignen sich Tannenpräparate, wenn der Patient in sich eine »winterliche Kälte« verspürt. Auch bei ständig großem Appetit, bei nagendem Hungergefühl im Oberbauch, bei dem Empfinden, als ob das Blut aus Eiswasser bestehe, bei Magenschmerzen nach dem Essen und Verdauungsbeschwerden im Alter empfiehlt die Homöopathie die Tanne als Heilmittel.

Der Tannenmensch – Protestantische Ethik

Die Mistel von der Tanne ist für Patienten geeignet, die ein starkes Verantwortungsgefühl in sich tragen und zu Dingen, zu Ereignissen und zu anderen Menschen gern auf Distanz gehen. Dieses Verhalten wird ihnen häufig als Starre und Unbeweglichkeit angekreidet. Dabei haben diese Menschen klare Vorstellungen, wie sich andere und sie selbst in bestimmten Situationen zu verhalten haben. Sie wirken spröde, aber unter der Oberfläche »knistern« sie häufig vor seelischer Anspannung.

Bei Tannenmenschen treten besonders häufig Karzinome in der Lunge, in der Speiseröhre, im Magen, im Darm sowie bei Männern in der Prostata auf. Auch Wirbelsäulenmetastasen wurden auffallend oft beobachtet. Patienten, denen die Tannenmistel helfen kann, frieren viel und leiden unter einem starken Kältegefühl, das sie im Blut

(Leukämie, myelodysplastisches Syndrom), im Magen oder in der Lunge verspüren. Die Tannenmistel kräftigt auch das Lungengewebe, sodass sie vor allem bei langjähriger, chronischer Bronchitis eingesetzt wird.

Beispiel: Prostatakrebs

Einem 60-jährigen großen, hageren Patienten mit Prostatakrebs und weit fortgeschrittenen Metastasen in den Lymphgefäßen wurde die Prostata operativ entfernt. Danach erhielt er eine Hormontherapie und Bestrahlungen, die aber beide nach kurzer Zeit wegen auftretender Beschwerden abgebrochen werden mussten. Seit der Operation klagte der Mann über Inkontinenz, besonders am Nachmittag. Im Gespräch stellte sich heraus, dass er seit seiner Kindheit an Verstopfung litt – mit maximal einem Stuhlgang pro Woche. Er klagte über stetig kalte Hände. Der Mann träumte selten, wirkte sehr nervös und hatte das Gefühl, dass er seine Arbeit nicht mehr bewältigen könne. Er zeigte sich beim Arztgespräch verschlossen und still, sagte wenig und war eher in sich gekehrt. Sein Leben drehte sich im Wesentlichen um Haus und Hof und um den Sport. Die moralischen Grundsätze, die sein Leben bestimmten, waren ziemlich starr und festgefahren.

Aufgrund der »harten« Moral des Mannes, wegen seiner Grundsätze und der Freude an Haus und Hof schien für ihn die Eichenmistel sinnvoll zu sein. Es wurde ihm daher zunächst eine optimierte Eichenmistel-Therapie verordnet, zusätzlich erhielt er ein homöopathisches Aluminiumpräparat.

Schon einen Monat später konnte der Mann nach der Injektion leichter schlafen, die Verstopfung war verschwunden, sein Stuhlgang hatte sich normalisiert. Im weiteren Verlauf klagte er jedoch über ein zunehmendes Kältegefühl in Armen und Beinen, eine Krampfader am rechten Oberschenkel entzündete sich, er hatte starke Magenprobleme und ein Magendrücken.

Die nun zutage getretene stete Kälte und das erhebliche Magendrücken bei hagerer Gestalt wiesen auf die Tannenmistel hin. Auch in der relativ starren moralischen Haltung war eine Analogie zu diesem Baum zu erkennen. In der Therapie wurde also aufgrund des neuen Befundes von der Eichenmistel auf die Tannenmistel gewechselt, als metallhaltige Substanz erhielt der Patient statt Aluminium jetzt Silber verabreicht. Ergänzend dazu wurde eine Hyperthermiebehandlung durchgeführt.

Diese kombinierten Therapien führten zu einer guten Gewichtszunahme, der Mann fühlte sich sehr wohl – es ging ihm, wie er selbst sagte, »unverschämt gut«. Die Computertomografie zeigte indes kleine Herde in der Lunge, sodass der Verdacht auf Metastasen bestand. Die Mistelbehandlung wurde fortgesetzt – und bei einer Untersuchung fünf Jahre nach der Erstkonsultation bestätigte sich erfreulicherweise der Verdacht auf Lungenmetastasen nicht. Die Werte des Tumormarkers hatten sich zurückgebildet und waren bei der letzten Untersuchung nicht mehr nachweisbar. Der Mann wirkte auch im Umgang mit anderen Menschen nicht mehr so unterkühlt wie früher, sondern war »aufgetaut«.

Beispiel: »Unheilbares« Bronchialkarzinom mit Metastasen

Bei einem 80-jährigen Patienten waren ein plötzlicher Gewichtsverlust, Appetitlosigkeit und Husten aufgetreten. Als Ursache fand sich ein zentral sitzendes Bronchialkarzinom mit Metastasen- und Lungenwasserbildung. Infolge des weit fortgeschrittenen Stadiums und der allgemeinen Schwäche sah man von weitergehenden Therapien gänzlich ab. Er wurde als palliativer Patient zum Sterben nach Hause entlassen.

Es gab ernste Zweifel, ob eine Misteltherapie ihm noch etwas bringen würde. Dennoch wurde dem schweigsamen, erstarrt wirkenden Patienten eine homöopathisch dosierte Tannenmistel verordnet. Es kam dann erstaunlich schnell zu einer Rückbildung des Tumors und der Metastasen, sodass schon nach drei Monaten in der Computertomografie kaum noch Tumorgewebe gefunden wurde. Nach neun Monaten war der Befund völlig frei von tumorverdächtigem Gewebe. Der Patient war inzwischen wieder mehr im Wald beim Holzmachen als hinter der Ofenbank zu finden. Erst drei Jahre später trat ein erneuter Schwächezustand mit Lymphknotenschwellungen auf. Dieses Mal fand sich eine chronische lymphatische Leukämie, an der der Patient binnen weniger Wochen verstarb.

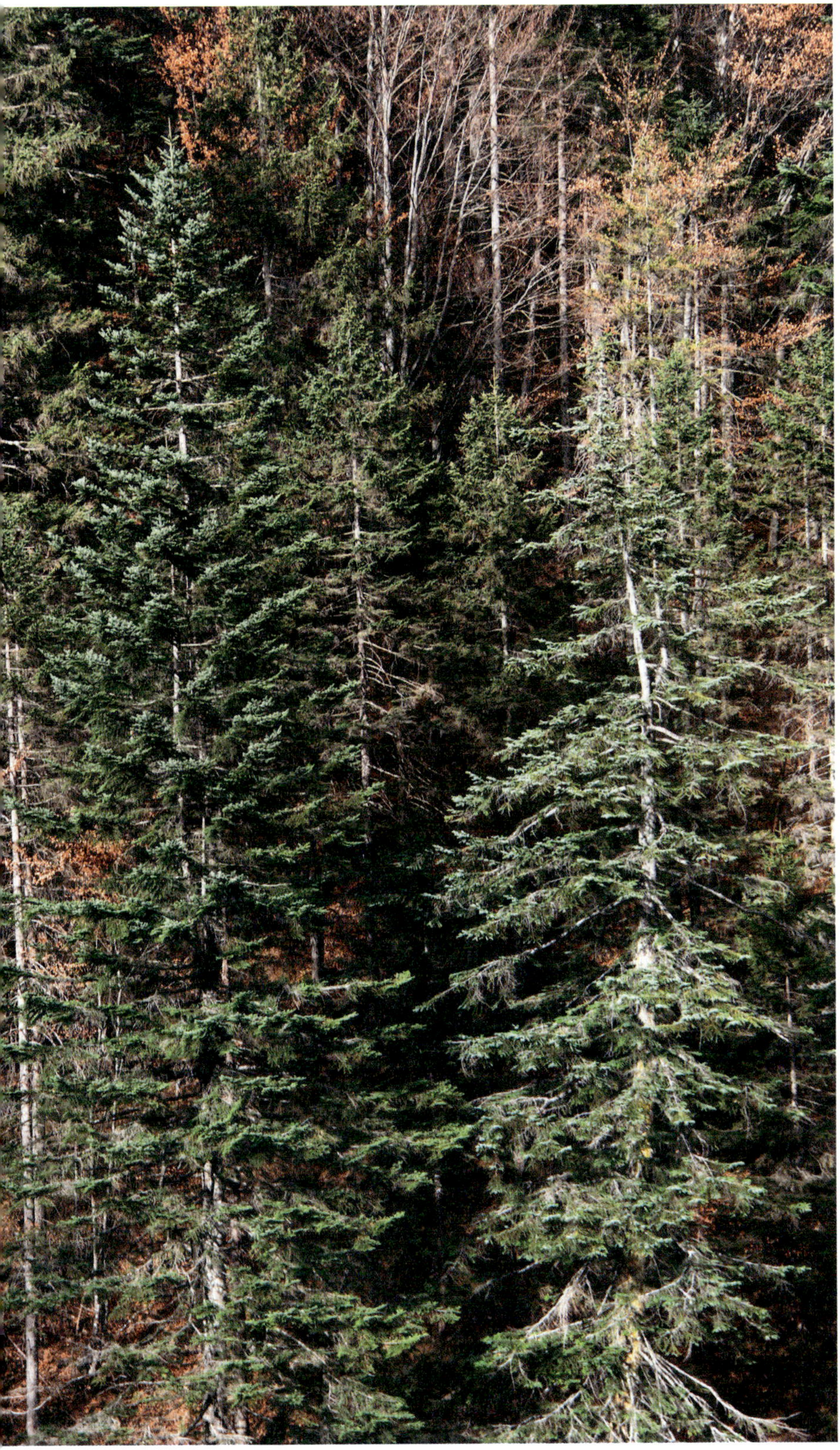

Beispiel: Morbus Parkinson

Bei einem 75-jährigen Patienten bestand ein Morbus Parkinson mit Kribbeln beider Fußsohlen und dem typischen Zittern der Arme. Ein Prostatakarzinom war vor acht Jahren operiert worden. Dennoch hatte der Mann eine starke Krebsangst, er litt an einer mittelgradigen Depression mit Schlaflosigkeit und hatte Schmerzen in der Lendenwirbelsäule. Blutdruckerhöhung und eine chronische Schleimhautentzündung des Magens rundeten das Krankenbild ab. Der Mann war bereits zu DDR-Zeiten wegen seines empfindlichen Magens von der Armee freigestellt worden. Später stand er als Direktor einer Oberschule ständig in einem inneren Konflikt, wenn es um die Vermittlung zwischen der SED-Parteimeinung und den Interessen der Jugendlichen ging. Manche Schüler mussten wegen ihrer Gesinnung ins Gefängnis, und er selbst litt mit seinen starken moralischen Grundsätzen unter dieser Ungerechtigkeit.

Aufgrund seiner steif wirkenden Haltung, den Ängsten, die ihm auf den Magen schlugen, und der Krebsvorgeschichte verabreichte man dem Mann Tannenmistel-Injektionen in homöopathischer Dosierung. Danach hatte der Patient wieder mehr Energie. Er fühlte sich innerlich wärmer, antriebs- und ideenreicher und hatte mehr Unternehmungsgeist. Er konnte wieder sieben Stunden durchschlafen (vorher vier Stunden). Dem Magen ging es deutlich besser, die Krebsangst war geringer geworden. Zwei Mal pro Jahr machte er seither eine Kur mit der Tannenmistel.

Tannenmistel: Die wahrscheinlich beste Form einer Säure-Basen-Therapie bei Krebs

»Auch die Bronchialbäume sterben« – mit diesem Titel überschrieb das Magazin Spiegel 1984 einen Artikel über die Folgen des sauren Regens und der Schwefeldioxidbelastung. Die Folgen betrafen auch Menschen: Die Flimmerhärchen ihrer Bronchialschleimhaut wurden gelähmt, sodass die Lunge ungeschützt den Giftstoffen ausgesetzt war.

Bäume und Menschen litten damals unter der massiven Störung ihres Säure-Basen-Haushalts – nicht nur in der Lunge. Die chemische Grundregulation im menschlichen Organismus wird entscheidend durch das ausbalancierte Zusammenspiel von Säuren und Basen bestimmt. Es regelt die Atmung, den Kreislauf, die Ausscheidungstätigkeit der Niere und vieles mehr. Mit Phosphorsäure angereicherte süße Getränke, Cola und Limonaden, aber auch Fleisch, Weißmehl, Wurst, Fast Food und so weiter sind schädlich für die Gesundheit. Aber auch Stress, »sauer sein«, Chemo- und Strahlentherapien wie auch allopathische Medikamente bringen den Körper durcheinander. Die Folgen sind dann eine rasche Ermüdung, verminderte Leistungsfähigkeit, schnelles Frieren, kalte Hände und Füße, Kopfschmerzen, gesteigerte Anfälligkeit für Infekte, Stimmungsschwankungen, Gliederschmerzen, verstärkter Schweißgeruch (Achsel, Füße), Blähungen, Verstopfung oder Durchfall sowie Haar- und Nagelprobleme – kurzum: alle Symptome, die im Therapiebereich der Tanne liegen. Waldsterben ist Menschensterben – und die Tanne ist der Baum, der dem Übersäuern im Menschen Einhalt gebieten kann.

Protestantische Ethik und der Geist der Tanne

Einer der berühmtesten soziologischen Texte der Weltgeschichte stammt aus der Feder von Max Weber. Seine Überschrift war gleichzeitig Programm: »Die protestantische Ethik und der Geist des Kapitalismus«. Max Weber stellte in dieser Schrift ausführlich dar, dass nach der von Luther und Calvin beeinflussten Ethik die Erfüllung des Berufes eine zentrale, von Gott gestellte Aufgabe sei, der man mit Hingabe an die Arbeit nachkommen solle. An diesem Fleiß – und nicht mehr an der mönchischen Askese – entscheide sich das Gottesgnadentum des Einzelnen. Gefordert und gefördert wurde hier von Max Weber ein Menschentypus, der den Kapitalismus (lateinisch *capital*, »kopfbetont«) hervorgebracht hat, mit der Maxime, dass steter Fleiß im Beruf oberste Pflicht sei.
Der Gott dieser Ethik ist kühl, objektiv und fordernd, eigentlich schon fast alttestamentlich streng. Lebensfreude aus sich heraus ist darin kaum zu finden. Rudolf Steiner hat diese Seelenart als Verstandesseelenentwicklung im Gegensatz zu der mehr gemütsseelenhaften Entwicklung der katholischen Kirche bezeichnet, die im Marienideal auch weniger den strengen Vater als die himmlisch verklärte reine Frau sucht. Als Baum ist diese asketische »moralinsaure« (Friedrich Nietzsche) Haltung in der nach oben strebenden Tanne zu finden. Hingegen zeigt sich das Gemütsseelenideal der Katholiken in der Linde und den aus Lindenholz geschnitzten Marienfiguren.

Metalle erhöhen die Heilkraft der Misteln

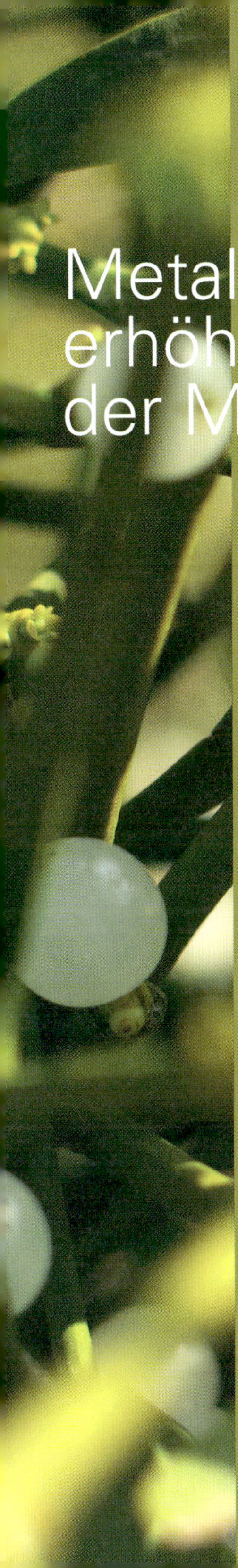

▶ Neben der Mistel sind in der anthroposophischen Krebsbehandlung auch einige Metalle von entscheidender Bedeutung. Das mag auf den ersten Blick unverständlich sein. Aber welche Wirkungen Metalle auf den Körper und den Gemütszustand eines Menschen haben können, ist uns beispielsweise durch die Diskussion um Amalgam bewusst geworden. Offensichtlich werden aus Amalgam-Zahnfüllungen winzige Mengen metallhaltiger Wirkstoffe in den Körper geschleust, sodass es im Laufe der Zeit zu schlimmen Vergiftungen kommt. Amalgam ist eine Legierung aus Quecksilber und vielen anderen Metallen, besonders den für die Krebstherapie wichtigen Elementen Kupfer, Zinn und Silber. Amalgam führt in der Regel nicht direkt zu einer Vergiftung – die auftretenden Beschwerden sind eher unspezifisch und werden wissenschaftlich oft angezweifelt. Allerdings sind einige Symptome, die bei einer Amalgamvergiftung auftreten, inzwischen unbestritten, so die leichte Ermüdung des Menschen, seine gesteigerte Reizbarkeit, Schwächen im Bereich der Erinnerungsfähigkeit, eine erhöhte Anfälligkeit für Allergien, Konzentrationsprobleme, nachlassende Leistungsfähigkeit, Schlafstörungen, Depressionen, Kopfschmerzen sowie eine auffällige Neigung zu Infektionen (vor allem in Mund und Rachen) und zu chronischen Dickdarmentzündungen.

Am Beispiel Amalgam zeigen sich Beschwerden, die auch im Vorfeld einer Krebserkrankung als typische Symptome geäußert werden. Umgekehrt wird dadurch deutlich, dass gerade Amalgam und Krebs in einer gewissen Beziehung zueinander stehen. Und es mag kaum überraschen, dass eines der erfolgreichsten Arzneimittel der schulmedizinischen Krebstherapie ein Metall ist: Platin.

Eine Therapie mit potenzierten Metallsubstanzen gehört in der Homöopathie längst zu den gängigen Behandlungsmethoden bei chronischen Erkrankungen. Und die anthroposophische Medizin ist ohne den differenzierten Einsatz von Metallen nicht denkbar. Interessanterweise ist die Verwendung von metallischen Präparaten auch aus einem der ältesten Heilsysteme nicht wegzudenken, nämlich aus der tibetischen Medizin. Dort mischen die Mönchsärzte ihren selbst hergestellten pflanzlichen Medikamenten und Pillen nach uralten Rezepturen Quecksilber- oder auch Silberpräparate bei. Im indischen Exil des Dalai Lama, in Dharamsala am Fuße des Himalaja, kann man die Mönche noch heute bei dieser Arbeit im »Tibet Medical Center« beobachten.

Die Verwendung von Metallen zur Heilung von Krankheiten ist also keine esoterische Erfindung unserer Zeit, sondern hat weltweit tiefe Wurzeln. Die manchmal positive, manchmal auch zerstörerische Kraft von Metallsubstanzen war in der Medizin lange vor Rudolf Steiners Misteltherapie bekannt. Aber in seinem berühmten 13. Vortrag (siehe Seite 32) hat der österreichische Geisteswissenschaftler ausdrücklich darauf hingewiesen, dass bei Krebserkrankungen die Wirksamkeit der Misteln durch eine ergänzende Metalltherapie wesentlich erhöht werden kann. Er nannte erstmals auch die inneren Verwandtschaften, die zwischen den einzelnen Organen und bestimmten Metallen bestehen. Seitdem wissen wir: Blei hat eine Beziehung zur Milz, Zinn zur Leber, Eisen zur Galle, Kupfer zur Niere, Gold zum Herzen, Quecksilber zur Lunge, Silber zum Unterleib, Platin zur Bauchspeicheldrüse.

Um bei einer Misteltherapie die maximale Heilwirkung zu erzielen, ist es also nicht nur wichtig, dass der Wirtsbaum, auf dem die Mistel wächst, dem jeweiligen Menschentypus entspricht – auch die richtige Auswahl des Metalls, das dem Krebskranken zusätzlich verabreicht wird, erhöht den Wirkungsgrad. Es ist die hohe Kunst des Arztes, zu erkennen, welches Metall dem Patienten helfen kann. Dazu muss er neben den Ähnlichkeiten, die zwischen dem Wirtsbaum und der Persönlichkeit des Kranken bestehen, auch die Zusammenhänge zwischen den Eigenheiten des Metalls und dem Wesen des Patienten sehen. Denn nicht jedes Metall eignet sich für jeden Menschentyp.

Vor Beginn einer Misteltherapie muss deshalb der Arzt das äußere Erscheinungsbild des Patienten und dessen Biografie in eine Analogie zu einem bestimmten Metall bringen. Erst wenn diese Verknüpfung von menschlichen und metallischen Eigenschaften gefunden ist, kann man die spezifische Mistelbehandlung mit der passenden Metalltherapie kombinieren – und auf diese Weise den optimalen Erfolg für den Krebskranken erzielen.

Blei

Gegen die Lähmung des Lebens

Nach dem homöopathischen Grundsatz, Ähnliches mit Ähnlichem zu behandeln, sind Bleisubstanzen für Patienten geeignet, deren Lebensprozesse gelähmt erscheinen. Meist sind es abgemagerte Menschen mit tiefen Falten, die kraftlos, erstarrt und bleiern wirken. Die Lähmung betrifft auch das Geistes- und Gemütsleben. Diese Patienten sprechen auffallend langsam und tun sich sehr schwer, ihre Gedanken zu formulieren. Häufig leiden sie unter Gedächtnisverlust oder -schwäche. Ihre Gefühlsregungen sind nur gering ausgeprägt. Fast im Gegensatz zu dieser Schwere steht eine Eigenschaft, die beim Bleityp oft beobachtet wird: eine manchmal auftretende Spielleidenschaft wie überhaupt eine Neigung zu Süchten (zum Beispiel Alkohol). Nicht selten spüren diese Menschen in sich ein Verlangen, etwas Verbotenes zu tun. Charakteristisch für eine Bleivergiftung sind Strecklähmungen an Handgelenken (mit der typischen Fallhand) oder am Fuß, aber auch Muskelschwund, die Starre der Gefäße (blasser Bluthochdruck) und die Neigung zu chronischer Verstopfung. Häufig besteht eine Überempfindlichkeit einzelner Hautbezirke, und die Patienten sind oft unfruchtbar oder leiden unter Impotenz.

Bezieht man die oben beschriebenen Analogien auf das Karzinom, so ist Blei (lateinisch *Plumbum*) vor allem ein geeignetes Mittel zur Behandlung von Knochenmetastasen, weil in den Knochen die Lebenskraft des Patienten am stärksten »gelähmt« zu sein scheint.

Empfehlung In der anthroposophischen Medizin hat sich bei Knochenmetastasen Cerussit (Bleicarbonat) D8 als Injektion als Basistherapie bewährt.

Zinn

Gegen Erschöpfung und Lustlosigkeit

Während Blei im Menschen zur Lähmung führt, sind für Zinn Erschöpfung, Müdigkeit und eine tiefe, chronische Schwäche charakteristisch. Dabei zeigt Zinn (lateinisch *Stannum*) eine starke Beziehung zur Brust und zu Schwächen der Atmungsorgane, auch zur Tuberkulose und ihren Spätfolgen.

Charakteristisch sind Beschwerden der Atmung, insbesondere beim Gehen, oder ein eher lockerer Husten mit süßlichem Auswurf. Beim Sprechen fühlt der Patient Schwächen in der Brust. Zu viel Zinn bewirkt, dass die Menschen beim Schreiben das Gefühl haben, Hand und Handgelenk seien sehr schwach. Der Kehlkopf wird oft in Mitleidenschaft gezogen, dann klagen Sänger über Schmerzen im Hals oder an anderen Stellen, wenn sie husten. Im Kopfbereich sind drückende Schmerzen vor allem an der Stirn typisch – wenn sie am Hinterkopf auftreten, werden sie eher von Blei verursacht. Typisch für Zinnmangel ist, dass die Beschwerden im Tagesverlauf steigen und wieder abnehmen. Patienten, die *Stannum* benötigen, haben ein starkes Verlangen, sich hinzulegen und zur Ruhe zu kommen. In Gesellschaft fühlen sie sich nicht besonders wohl.

Menschen mit zu wenig Zinnkraft neigen dazu, mit einer Arbeit anzufangen, ohne sie abzuschließen. Sie fühlen sich häufig müde und schläfrig. Oft verfallen sie in Traurigkeit (bei Frauen häufig vor der Menses), ein kraftloser Zustand, der in ihnen ein Gefühl von Lustlosigkeit und Lebensüberdruss auslöst, oft verbunden mit Ängsten. In anderen Fällen führt der Zinnmangel zu einem mürrischen Gemüt oder zu bewusster Boshaftigkeit.

Stannum gilt als ein Metall, das die irdische Kraftentwicklung und die Ausgestaltung der Organe beeinflusst. Insofern ist die Gabe von Zinn immer dann angezeigt, wenn ein Organ schwach und kraftlos geworden ist. Das gilt besonders bei Leber- und Lungenkarzinomen, aber auch bei Kehlkopfkrebs oder anderen Tumoren der Atemwege.

Empfehlung Eine bewährte anthroposophische Arznei bei schmerzhaften Karzinomen am Lungenfell ist die Verbindung der Pflanze Zaunrübe mit dem Zinn als Bryonia/Stannum der Firma WALA.

Gold

Die eigene Mitte finden

Gold (lateinisch Aurum) steht beim Menschen in Beziehung zu »Schwere«, bis hin zur Schwermut, die den Verzweifelten manchmal sogar in den Suizid treiben kann. Beim Gold geht es um die Polarität von inneren und äußeren Werten. Aurumpatienten finden sich häufig bei Geschäftsleuten. Man erkennt sie oft an einer eher gedrungenen Gestalt, nicht selten mit knolliger Nase, einem cholerischen Temperament, aber akkurater Kleidung und guten Manieren. Sie sind den materiellen Dingen des Lebens zugetan und brauchen Anerkennung, eine erfolgreiche Karriere und Wohlstand. Auf der anderen Seite geht dieses Streben nach äußerem Erfolg einher mit geschäftlichen Sorgen, mit Kummer oder tiefstem Leid, das in ihnen manchmal eine Art Todessehnsucht auslöst.

Aurumpatienten bekleiden häufig führende Positionen in Unternehmen, in der Politik und in anderen Bereichen der Gesellschaft. Sie tragen fast immer (zu) viel Verantwortung. Bei Misserfolgen und materiellen Problemen können Aurummenschen in schwerste Depression verfallen. Wegen ihrer einseitigen Ausrichtung aufs materielle Leben fehlt ihnen dann meistens der Mut, auf eine höhere, vielleicht göttliche Führung zu vertrauen.

Körperlich erleiden Aurumpatienten oft einen Schlaganfall, einen Herzinfarkt, schwere autoimmune Erkrankungen oder eine Leberzirrhose. Sie klagen über Kopfschmerzen, die sich häufig wie unter einer Krone ringförmig um den Scheitel ziehen. Alle Beschwerden beim Goldtypus nehmen in der Nacht zu. Positiv wirken sich bei ihnen körperliche und spirituelle Bewegungen aus – Tanz, Meditation, Gebet, selbst lautes Weinen.

Bei Aurumpatienten fällt auf, dass sie nicht gelassen in sich ruhen, sondern ihre eigene Mitte verloren haben. Ist Lähmung ein wesentlicher Aspekt beim Blei und fehlende Kraft die Indikation für Zinn, so ist Gold charakteristisch für das Fehlen der »inneren Sonne«.

Empfehlung Nach dem ersten Schock der Diagnose Krebs eignet sich zur Wiederherstellung des inneren Gleichgewichtes Aurum/Apis regina comp. von WALA. Aurum muriaticum natronatum D4 ist eine gute Basistherapie bei Gebärmutterkarzinomen in Verbindung mit einer Mistel.

Quecksilber

Für die richtige Ich-Du-Beziehung

Quecksilber (lateinisch *Mercurius)* ist wahrscheinlich eines der am schwierigsten zu verstehenden Metalle. Früher wurde es vor allem bei syphilitischen Erkrankungen eingesetzt, heute wird Quecksilber besonders gegen Krankheiten im Lymphsystem verordnet.

Patienten mit einem gestörten Quecksilberhaushalt fallen häufig durch ihre Aggressionsbereitschaft auf. Sie fühlen sich in ihren Urteilen sicher, neigen dabei aber zur Selbstgerechtigkeit und mögen es nicht, wenn jemand lange um den heißen Brei herumredet. Mercuriuspatienten leben sehr intensiv und haben das Bedürfnis, Wahrheiten aussprechen zu müssen, die sonst vielleicht keiner sagt – eine Grundhaltung, die auf andere oft verletzend oder zerstörend wirkt. Deshalb sind sie für ihre Umgebung ziemlich schwierig und unbequem. Darunter kann selbst ihr Verhältnis zum Arzt leiden, von dem sie oft eine bedingungslose Zustimmung zu ihrer eigenen Bewertung der Krankheit erwarten – nicht selten führt das sogar zum Abbruch der Behandlung.

Mercuriusmenschen wirken häufig schon durch ihre äußere Erscheinung – kurze Haare oder rasierte Glatze, auffällige Kleidung – bedrohlich. Dass sie manchmal einen unangenehmen Körpergeruch verströmen, hängt meistens mit ihrer heftigen Schweißtätigkeit zusammen. Sie leiden vor allem an reichlichem Nachtschweiß und an der Bildung von Geschwüren. Auch ihre Tendenz zum Speichelfluss oder zu Schleimstühlen (zum Beispiel *Colitis ulcerosa*) ist typisch. Quecksilber beeinflusst beim Menschen das Verhältnis von innen und außen, das über die Schleimhäute erfolgt – im übertragenen Sinn geht es um die Ich-Du-Beziehung.

Tumore, die Schleim produzieren oder von den Schleimhäuten ausgehen, erfordern meistens eine Mercuriusbehandlung. Das betrifft generell alle Schleimhäute, vor allem aber den Dickdarm und die Lunge.

Empfehlung Mercurius cyanatus D4 bei Mucositis und Aphten nach einer Chemotherapie, die die Schleimhäute im Mund erheblich in Mitleidenschaft zieht.

Kupfer

Gegen Verkrampfung und Schuldgefühle

Kupfer (lateinisch *Cuprum metallicum*) steht in Beziehung zur Ästhetik und zu den Gefühlen. In der Homöopathie wird es vor allem bei Verkrampfungen im Körper und in der Seele eingesetzt.

Kupferpatienten besitzen in der Regel ein stark ausgeprägtes Pflichtgefühl. Sie erreichen viel, sind diszipliniert und werden in der Gesellschaft durch ihr liebevolles Wesen anerkannt. Dennoch leiden sie oft unter Schuldgefühlen und unterdrücken ihre Emotionen. Weil sie aber nach außen immer freundlich und zuvorkommend erscheinen wollen, verkrampfen sie innerlich. Nicht selten sehnen sie die heimliche Erfüllung von Wünschen herbei, die mit den gesellschaftlichen Normen nicht übereinstimmen oder sogar bestraft werden. Wegen seines Mangels an Mut ist sich dieser Mensch oft selbst böse. Seine aggressiven Gefühle können sich kaum den Weg nach außen bahnen – mit der Folge, dass der Körper verkrampft. Erstes Anzeichen für diesen Zustand ist das Zähneknirschen. In der Kindheit können schon kurz nach der Entbindung Magenkrämpfe auf ein gestörtes Kupferverhältnis im Körper hinweisen. Weitere Symptome sind Fieber- oder Affektkrämpfe, auch Zuckungen an unterschiedlichen Körperteilen oder die nach außen verkrümmte große Zehe (*Hallux valgus*).

Bei Karzinomen ist Kupfer dann geeignet, wenn sich eine venöse Stauung gebildet hat oder wenn beim Patienten parallel zum Tumorleiden eine starke Verkrampfung seelischer oder körperlicher Art erkennbar ist. Doch auch bei Brustkrebs und Schilddrüsenkarzinomen können Kupfersubstanzen die Misteltherapie wirksam unterstützen.

Empfehlung Neben einer Mistel und der Herbstzeitlosen ist oft auch Cuprit (Kupferoxid) ein Basistherapeutikum bei Schilddrüsenkarzinomen. Dioptas (Kupfersilikat) D30 eignet sich für Brustkrebspatientinnen, wenn die oben beschriebenen Kupfersymptome vorhanden sind.

Eisen

Für Kampfesmut im Leben

Eisen (lateinisch *Ferrum metallicum*) wird grundsätzlich in eine Beziehung zur Aggression gebracht (lateinisch *aggredere*, »entgegenschreiten«, »herangehen«, »sich an jemanden wenden«, »unternehmen«), zum Willen, zu Kampf und Männlichkeit. In der Krebstherapie macht die Verabreichung von Eisensubstanzen vor allem dann Sinn, wenn dem Patienten der Kampfesmut fehlt, um sein Schicksal selbst in die Hand zu nehmen. Man erkennt diese Menschen auch daran, dass sie zu Anämie (Blutarmut) neigen und schon bei geringsten Anstrengungen oder Erregungen erröten. Das ist besonders oft in den späteren Stadien einer Krebserkrankung der Fall. Bei den Folgen eines schweren Blutverlustes oder bei stark blutenden Tumoren muss ebenfalls an Ferrum gedacht werden.

Patienten, die Eisen brauchen, definieren sich im Leben meistens über die Leistung, ihre Gefühle können sie nur schwer ausdrücken. Selbst wenn diese Menschen äußerlich vielleicht kraftvoll erscheinen, haben sie oft erhebliche Schwächen – insbesondere beim Sprechen oder Gehen. Charakteristisch für sie sind ihre blasse Haut und ihre hohe Empfindlichkeit schon bei geringsten Geräuschen. Entsprechend dem Wesen des Eisens sind bei diesen Menschen Kopfschmerzen eher von hämmerndem Charakter. Es kann Heißhunger oder vollständige Appetitlosigkeit auftreten, häufig besteht eine Unverträglichkeit auf Eier. Eisentypen klagen oft über Schmerzen in den Armen und Schultergelenken. Wenn es bei Krebskranken zu fieberhaften Infekten oder zu Lungenentzündungen kommt, wird der anthroposophische Arzt die Misteltherapie durch Eisenpräparate unterstützen. Sie können wie kein anderes Mittel dem Patienten neuen Lebensmut geben und ihm die Angst vor dem Tumor nehmen.

Empfehlung Skorodit (Arseneisen) hilft Krebspatienten bei Erschöpfungserscheinungen, vor allem in den Phasen der Abmagerung. Skorodit Kreislaufglobuli WALA eignen sich besonders, wenn außer der Erschöpfung auch eine Kreislaufschwäche vorhanden ist. Pulmo/Vivianit WALA ist ein Basistherapeutikum bei Lungenentzündungen – nicht nur während einer Krebserkrankung.

Silber

Gegen Angst vor Enge

Nach Rudolf Steiner ist das wichtigste Metall in der Krebsbehandlung das Silber (lateinisch *Argentum*) beziehungsweise Silbersalz (*Argentum nitricum*). Silber und Silbersalze sind bei Schmerzen und Störungen in der Gebärmutter, in den Eierstöcken und Hoden ein bewährtes Mittel. Doch auch zum Kehlkopf – dort speziell zur Heiserkeit oder zu einem gestörten Sprachtonus (gepresste Stimme) – hat das Silber eine Beziehung, ebenso als Mittel gegen Kehlkopfentzündungen. Silber hat sich auch bei Knorpelschwellungen oder bei der Neigung zu Sehnenverhärtungen bewährt.

Als Mensch ist der Silbertyp charakterisiert durch Zwänge. Er befürchtet ständig, sich zu blamieren. Oft wird er von Zwangsgedanken regelrecht verfolgt – zum Beispiel von der Vorstellung, dass über ihm plötzlich ein Gebäude einstürzt oder dass er unter die Räder eines Zuges geraten kann. Angst vorm Fliegen oder vor Menschenmassen sind beinahe klassische Hinweise, dass der Patient mit Silberpräparaten behandelt werden muss. Insgesamt lässt sich sagen: Die Ängste dieser Menschen entstammen einem Gefühl von Enge – von der Prüfungsangst bis zur ganz konkreten Furcht vor engen Räumen oder einem Tunnel. Diese Enge erinnert durchaus an die unbewusst erlebte frühkindliche Enge und Austreibung im Geburtskanal – insofern verwundert es nicht, dass Karzinome, die in Beziehung zum Geburtskanal stehen, fast immer einen Bezug zu Silber haben.

Neben den Erlebnissen der Enge finden sich diametral entgegengesetzt auch Erweiterungsgefühle, meistens wahrgenommen am Kopf, am Bauch und an den Eierstöcken. An Silbersalz ist zu denken, wenn Heiserkeit und/oder starke Angst und Nervosität bestehen. Als Ursache für die Krebserkrankung ist beim Silbertypus häufig ein Trauma, besonders ein Geburtstrauma, eine künstlich eingeleitete Geburt oder später im Leben entstandene Beengungsgefühle zu finden.

Neben Argentum sind aber auch zwei weitere silberartige Metalle wichtig: Platin als »Eisen-Silber« (bei Bauchspeicheldrüsen-Karzinomen) und Uran, »das Silber des Alters«, das in Form einer »innerlichen Strahlentherapie« gegen Unterleibsgeschwüre eingesetzt wird. Entsprechende Präparate aus Uran sind allerdings in Deutschland leider verboten und dürfen nur über internationale Apotheken bezogen werden.

Empfehlung Argentum D30/Echinacea D6aa Weleda ist bewährt bei septischen Fieberzuständen, aber auch in Verbindung mit einer Mistel zur Fiebererzeugung bei Unterleibskarzinomen.

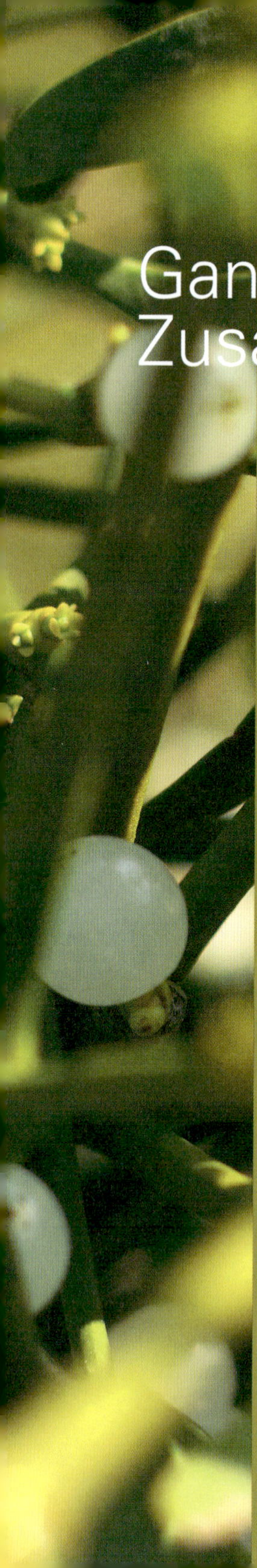

Ganzheitliche Zusammenhänge

▶ Bei der Betrachtung der optimierten Misteltherapie wird deutlich, dass jede Mistel mit ihrem Wirtsbaum eine eigene, spezielle Qualität besitzt, die durch den Einsatz von bestimmten Metallen noch gesteigert werden kann. Erstaunlicherweise entspricht diese ganzheitliche Heilwirkung genau dem alten Wissen der chinesischen Medizin bezüglich der Meridiane, deren Kräfte durch die Misteln zusätzlich angeregt werden. So korreliert der Lebermeridian mit den Kräften der Eichenmistel – und ähnliche Beziehungen gibt es auch zwischen anderen Meridianen und Misteln.

Bei vielen Patienten kann parallel mit dem Einsatz der Mistel auch ein Wandel in ihrer Seele einhergehen. Die Patienten werden klarer und entschiedener in ihrem Tun oder Nicht-Tun. Das Vertrauen in die eigenen Fähigkeiten wächst ebenso wie die seelische Wachheit für Nöte und Probleme anderer Menschen. Insofern darf man sogar von einer »Gnade der späten Geburt« seelischer Kräfte sprechen, die insbesondere ein alternder Organismus in unserem Krebszeitalter gut brauchen kann. Solche ganzheitlichen Einsichten sind in der nachfolgenden Tabelle eingearbeitet.

Meridiane und Misteln

Meridian	Problem	Christologische Transformation der Mistel: Aus malignen Organüberschusskräften werden seelische Fähigkeiten
Lunge	Innere unterdrückte Wut (Mandel), Misstrauen, Enttäuschung, Süchte (Ulme), Benebelung	Kontaktfreude, Variabilität, Neugierde, Ordnung, Offenheit für Neues, stete Wandlungsfähigkeit
Dickdarm	Schamgefühl, Nicht-zu-sich-Stehen, Ideal versus Wirklichkeit, Launenhaftigkeit, Genusssucht	Fürsorge, anderen etwas gönnen, Gefühlsreichtum, Begeisterung,
Magen	Kühle, Distanz, Starre, Alles-auf-sich-Beziehen, Stolz, Hypochondrie	Lebensbejahende Durchwärmung, Harmonie, Streben, Lebendigkeit
Milz/Pankreas	Pseudodemut, Grübeln, Entscheidungsschwäche, Hast und Hektik	Anpassung, Fähigkeit zu Kritik und Selbstkritik, ruhige Konzentrationskraft
Herz	Gestaute oder unterdrückte Gefühle, Workaholic	Einsicht, Großmut, Herzensgüte, Koordination, Gerechtigkeit
Dünndarm	Überhöhte Ansprüche, Sich-nichts-Gönnen, Schuldgefühle, Zwänge	Tiefe, Entlarven, Klarheit, Erkennen der Widersprüche, Unterscheidung der Geister, Gewissenhaftigkeit
Blase	Melancholie, Nicht-vergeben-Können, Sich-außen-vor-Fühlen, Groll, Neid	Sehnsucht, Ideale, Weitsicht, Werte, Angstfreiheit
Niere	Extrovertiertheit, Gefühl der Unreinheit, zu offen, starke seelische Beeinflussbarkeit, zu freundlich	Ausdauer, Bewahrung, Kraft, Ehrgeiz, Takt, Normen, Disziplin, Sinn für Ästhetik und Schönheit
Kreislauf	Erregbar, unstet, Oberflächlichkeit	Freude, Lust, Extreme, Freiheit
Dreifacher Erwärmer	Opferbereitschaft, Diakonissensyndrom, Erschöpfung	Verbindlichkeit, ehrliche Hilfsbereitschaft, Idealismus, Mitleid
Galle	Verkrampfungen, familiäre Harmoniestörungen, Verdrängungen, Nachgiebigkeit	Entscheidungsfreude, Impulse, Initiative, Entschlüsse, Familiensinn
Leber	Verharren, Nichts-ändern-Wollen, innere Verarmung, Alkoholsucht	Beständigkeit, Ausdauer, positive Besitzstandswahrung, Kraft

Mistel	Ergänzendes Metall	System
Ulmenmistel bei extro-vertiertem Typus, Mandel-mistel bei Introversion	Ulme: Quecksilber und Zinn Mandel: Gold oder Silber	Immunsystem
Apfelmistel	Silber, Quecksilber, Antimon	Lymphsystem
Tannenmistel	Blei oder Silber	Säure-Basen-Haushalt
Ahornmistel	Platin, Zink	Blut, Nahrungsrhythmus, Kohlenhydratstoffwechsel
Weißdornmistel	Gold	Rhythmen, Gefühle
Kiefernmistel	Arseneisen, Eisen, Kupfer	Resorption, Temperament
Weidenmistel	Silber	Sexualität, Vitalität
Birkenmistel	Kupfer	Flüssigkeit, Elektrolyte
Pappelmistel	Silber	Blutdruck, Durchblutung
Eschenmistel	Gold	Endokrinum (Hormonhaushalt)
Lindenmistel	Kupfer, Quecksilber, Silber	Fettstoffwechsel
Eichenmistel	Eisen und Kupfer	Eiweißstoffwechsel

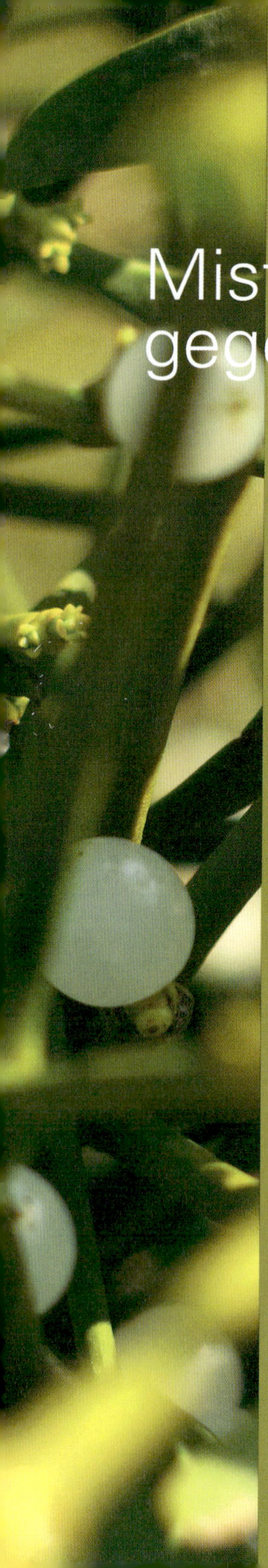

Mistelimpfung gegen Krebs

▶ Die »optimierte Misteltherapie« führte in Anlehnung an Ita Wegmann zur Idee einer frühzeitigen Mistelimpfung gegen Krebs. Als Arzt an einer Klinik und in meiner Praxis habe ich (Dr. Wilkens) tagtäglich mit Krebspatienten zu tun, mit ihren Schmerzen und ihrem Leid, mit ihren Hoffnungen und Enttäuschungen. Wer diese Menschen zwischen Heilung und Sterben erlebt, wird mit Prognosen und Heilsversprechen besonders sorgsam und verantwortungsbewusst umgehen, um nicht falsche Erwartungen zu wecken. Aber meine positiven Erfahrungen mit optimierten Misteltherapien zeigen tatsächlich neue Wege in der Krebsbehandlung auf – und ermutigen mich sogar zu der These: Menschen mit einer Disposition für Krebs können durch eine vorbeugende Behandlung nach den Grundsätzen der optimierten Misteltherapie »geimpft« werden, sodass der spätere Ausbruch der Krankheit verhindert wird.

Natürlich handelt es sich bei dieser Prophylaxe nicht um eine Impfung im herkömmlichen Sinn, bei der den Menschen ein millionenfach produzierter Impfstoff verabreicht wird, sondern um eine ganz und gar individuelle Mixtur von Wirksubstanzen, die der Arzt aufgrund der Erfahrungen mit der optimierten Misteltherapie zusammenstellt und dem von Krebs bedrohten Menschen injiziert. Die Prinzipien dieser vorbeugenden Behandlung gleichen der Misteltherapie am schon erkrankten Patienten. Weil allerdings der Impfstoff für jeden Einzelfall individuell hergestellt wird, ist eine solche Krebsimpfung für den behandelnden Arzt ziemlich aufwändig. Es genügt nicht, schnell die Symptome einer Epidemie zu erkennen und anschließend zu impfen oder dem Kleinkind einen millionenfach bewährten Impfstoff zu verabreichen. Bei der Krebsvorbeugung muss der Mediziner den gefährdeten Menschen in seinem ganzen Wesen erfassen und zusätzlich die charakteristischen Merkmale der Mistelbäume und der Metalle kennen. Erst dann ist es möglich, einen wirksamen Impfstoff zu mischen. Das erfordert viel Zeit und viel Wissen, aber die so gefundene Impfsubstanz, die nur zu diesem einen Patienten passt, ist verhältnismäßig billig – kein Vergleich zu den enormen Kosten heutiger Krebsbehandlungen.

Der These, dass man Menschen frühzeitig gegen Krebs impfen kann, liegen drei Überlegungen zugrunde:

- erstens die wissenschaftlich bewiesene Erfahrung, dass Misteln das menschliche Immunsystem stärken und vorhandene Tumorzellen zerstören,
- zweitens die unter den Medizinern aller Richtungen einheitliche Meinung, dass eine Krebserkrankung nicht von einer Woche auf die andere entsteht, sondern fast immer eine jahrelange Vorgeschichte hat,
- und drittens, dass eine Mistelimpfung – selbst wenn sich die erwünschte Reaktion nicht einstellen sollte – keinerlei negative Nebenwirkungen auslöst.

Ärzte und Forscher wissen heute, dass der Krebs im Körper und in der Seele des Menschen in einem Zeitraum von bis zu 20 Jahren allmählich heranwächst, bevor er konkret als Tumor diagnostiziert wird. Bei Rauchern werden nachweislich durch den steten Reiz des Tabaks anfänglich die Zellen in der Lunge umgebildet (Metaplasie), ehe sie dann zunehmend über die Stufen Dysplasie und Carcinoma in situ zum Krebs entarten. Wenn man diesen langen Zeitraum, in dem sich die Krankheit entwickelt, in Beziehung bringt zu der statistischen Erkenntnis, dass drei Viertel aller Neuerkrankungen erst nach dem 60. Lebensjahr auftreten, dann stellt sich die Frage: Was sind die Besonderheiten in jener Lebensphase, in der sich der Krebs einnistet, also im Alter zwischen Mitte 40 und 60? Warum sind die Menschen ausgerechnet in dieser Phase ihres Lebens in so großer Gefahr? Weshalb bildet sich bei manchen Menschen, zum Beispiel bei Rauchern, ein Karzinom aus und bei anderen nicht, obwohl sie in vergleichbaren Lebensbedingungen stehen? Und was kann man tun, um das Entstehen von Krebs zu verhindern?

Wenn ein scheinbar gesunder Mensch ab Mitte 40 Symptome für eine spätere Krebserkrankung zeigt, dann kann ihm – so meine feste Überzeugung als Arzt – heute schon mit einer prophylaktischen Mistelimpfung geholfen werden. Natürlich ist es mir gegenwärtig noch nicht möglich, diese Prognose wissenschaftlich zu beweisen – meine Erkenntnisse sind dafür noch zu jung. Aber meine bisherigen Erfahrungen mit Patienten in der Präkanzerose bestätigen diese These. Ich habe inzwischen zahlreiche Menschen, bei denen sich in ihrer Lebensmitte eine Veranlagung für Krebs zeigte, mit der optimierten Misteltherapie behandelt. Fast immer sind die Ursachen, die den Krebs ankündigten, anschließend verschwunden.

Was passiert in der Präkanzerose?

In der stark körperorientierten Schulmedizin wird auch heute noch darüber gestritten, ob es für Krebs überhaupt ein Vorstadium (Präkanzerose) gibt, in dem bereits Kriterien für die spätere Krankheit erkennbar sind. Als Ausnahme gelten natürlich die klassischen Risikofaktoren wie Rauchen, ungesunde Ernährung und zu wenig Bewegung sowie die genetische Veranlagung, wenn in der Familiengeschichte Krebs gehäuft auftritt. Doch auch der Zusammenhang von psychischen Belastungen und Krebserkrankungen wird ernster genommen, seitdem weltweit führende Onkologen und klinische Psychologen die enge Korrelation zwischen Krebserkrankungen und vorausgegangenen sozialen Trennungserlebnissen wissenschaftlich nachgewiesen haben – zum Beispiel der Tod eines Ehepartners, eine Scheidung, schwere Krankheiten bei nahestehenden Menschen und Depressionen.

Mit dieser Erkenntnis erhalten manche Ereignisse in der Präkanzerose eine tiefe Bedeutung, weil aufgrund dieses Wissens mögliche Krebsauslöser frühzeitig beseitigt oder abgemildert werden können – auch durch vorbeugende Impfmaßnahmen auf der Basis der Misteltherapie.

Bevor wir jedoch auf die Details einer Krebsimpfung eingehen, wollen wir zum besseren Verständnis den Blick auf die Präkanzerose lenken – in unserem Fall also auf die Lebensphase zwischen Mitte 40 und 60, in der laut Statistik drei von vier späteren Krebserkrankungen entstehen. Immerhin werden allein in Deutschland jährlich rund 500 000 Menschen mit der Diagnose konfrontiert. Fast 400 000 davon legen gewissermaßen dafür den Grundstein ab der Lebensmitte. Jeder Mensch ist ein einmaliges Wesen, es gibt keinen zweiten, der ein identisches Leben führt. Trotzdem zeigt die Erfahrung in allen Kulturen und zu allen Zeiten, dass die Lebensrhythmen zwischen Geburt und Tod viele Gemeinsamkeiten aufweisen. Aus dieser Erkenntnis wurde sogar ein Lebensmodell abgeleitet, das auf Beobachtungen seit Menschengedenken beruht: der sogenannte Siebener-Rhythmus. Er besagt, dass ein Mensch ab dem Zeitpunkt seiner

Geburt alle sieben Jahre in eine andere Lebensphase wechselt – eine Entwicklung, die begleitet wird von jeweils neuen Erfahrungen und Verhaltensweisen. Dieser Siebener-Rhythmus ist keine esoterische Erfindung, sondern spiegelt Erfahrungen wider, die die Menschen über Jahrtausende gemacht haben. Auch die moderne Psychoanalyse – von C. G. Jung bis zu den medizinischen Psychoonkologen der Gegenwart – hat die im uralten Siebener-Rhythmus beschriebenen Entwicklungen weitestgehend bestätigt.

Im Wesentlichen geht es dabei um Beobachtungen, wonach der Lebensrhythmus des Menschen in Beziehung zu den Rhythmen der Schöpfung steht, die um ihn herum sein Leben beeinflussen: der Wechsel von Tag und Nacht, der sich aus der Erdrotation und aus dem Lauf der Sonne ergibt, die Wirkungen der Planeten, die sich beispielsweise in den Kräften des Mondes und seinen Einflüssen auf Menschen, Tiere und Pflanzen widerspiegeln, der Lauf der Jahreszeiten – der Lebensrhythmus eines Menschen ist offensichtlich eingebunden in eine universale Ordnung. Für unsere Überlegungen interessiert uns aber vor allem die Frage: Was passiert beim Menschen im Vorstadium von Krebs, also in der Lebensphase zwischen Mitte 40 und 60?

Grundsätzlich lässt sich feststellen: Diese Zeit ist typisch für neue Einsichten und spirituelle Perspektiven. Der Mensch spürt, dass seine kämpferischen Bewegungen allmählich zur Ruhe kommen und dass es im Leben nicht mehr allein um Auseinandersetzungen, um Sieg oder Niederlage geht. In der ersten Lebenshälfte lag der Schwerpunkt vor allem auf Äußerlichkeiten: die berufliche Karriere, das eigene Haus, Auto, Urlaub, Partys und Events – dazu der Aufbau der Familie, das Heranwachsen der Kinder, der Freundeskreis.

In der Lebensmitte geschieht fast immer eine Wende: Der Mensch wird mit Ereignissen konfrontiert, die sein bisheriges Leben durcheinanderbringen. Oft sterben in dieser Zeit die Eltern oder gute Freunde, nicht selten scheitert die Ehe, die Kinder verlassen das Elternhaus und gehen ihre eigenen Wege, im Beruf erhöhen sich die Anforderungen, die Arbeitsstelle wird gewechselt, Kündigung und Entlassung drohen – und der Mensch spürt erste Verschleißerscheinungen an Körper und Seele. Es ist eine Zeit, in der ihm die ersten tiefen Verlusterfahrungen die eigene Begrenztheit bewusst machen. Ab Mitte 40 kommt häufig die Einsicht, dass einem das Leben vieles vorenthalten hat, und es stellen sich die Fragen nach dem Sinn.

Jetzt hat der Mensch die Möglichkeit, zu sich zurückzufinden, nachdenklicher zu werden, sich der Spiritualität, vielleicht dem Glauben zu öffnen – auf jeden Fall den Weg langsamer zu gehen und das Leben gelassener zu betrachten. Ihm wird bewusst, dass das Wachstum nicht unendlich ist, sondern ebenfalls dem Werden und Vergehen unterliegt.

Die starken Spannungen, die bisher das Leben und den Erfolg bestimmten, lassen allmählich nach, das kämpferische Element weicht einer gelasseneren Einstellung und der Mensch erkennt Zusammenhänge, die er bisher kaum beachtet hat. Jetzt kann er sein Leben mit mehr Ruhe und Distanz betrachten und lässt sich nicht mehr so leicht verrückt machen. Die Ziele verlagern sich an der Schwelle zur zweiten Lebenshälfte mehr von außen nach innen, und der Blick richtet sich eher weg von der Erde und hin zu Höherem. Der Mensch wird bereit, anderen zu helfen, und zwar aus ehrlicher Überzeugung und nicht mehr nur aus Berechnung, wie das früher vielleicht oft der Fall war. So ist es ganz natürlich, dass sich der Mensch mehr mit seinem Schicksal und mit der Frage nach dem Sinn des Lebens beschäftigt. Es sind im Grunde genommen erste Schritte auf dem Weg zu Weisheit.

Aber viele nehmen diese ganz natürliche Wandlung in der Lebensmitte nicht als Chance wahr und reagieren auf eine ungünstige Weise. Sie weigern sich, in ihr Inneres hineinzuschauen, und treten die Flucht an. Meistens stürzen sie sich dann noch stärker auf die Äußerlichkeiten der Welt und wollen mit Gewalt alles verbessern und verschönern. Dabei werden manche auch rücksichtslos, rechthaberisch, oft sogar tyrannisch. Firmenbosse kleben dann an ihrem Sessel und verweigern den Generationenwechsel. Sie glauben, dass sie unersetzlich sind und weiterkämpfen müssen. Andere beharren eisern auf ihrer bisherigen Einstellung, wollen bewusst nichts verändern oder erneuern – und erstarren. Doch auch eine andere Tendenz kann beginnen: eine Flucht in die Rastlosigkeit, in der die Menschen alle bisherigen Lebensformen über Bord werfen und sich schwärmerisch von einem Experiment ins nächste stürzen.

Oft werden solche Störungen zwischen Mitte 40 und dem 60. Lebensjahr nicht bewusst wahrgenommen, weil die Menschen in diesem Alter körperlich noch ziemlich fit sind und kaum an Gebrechen leiden. Die gute physische Verfassung täuscht dann darüber hinweg, dass der Mensch in dieser Phase seines Lebens eine allmähliche Abwendung vom körperlich-materiellen hin zu seelisch-geistigem Wachstum braucht. Wenn er seine Emotionen nicht auslebt und seine spirituelle Entwicklung missachtet, wenn er sich weiterhin hetzen und treiben lässt, wenn er den alten Zeit- und Erfolgsdruck nicht umwandelt in mehr Gelassenheit und wenn ihm der Stress wie eh und je das Leben vergällt und er nicht zu innerer Ruhe finden kann, dann verliert der Mensch seinen Rhythmus, seine Ausgeglichenheit, seine Mitte. Wer den Wandel missachtet, stört den natürlichen Lebensrhythmus – und öffnet die Einfallstore für alle möglichen Krankheiten. Auch der Krebs findet jetzt seinen Nährboden.

In der Psychoonkologie sind – zumindest in der Rückschau – diese Fehlentwicklungen inzwischen genau beschrieben. Sie zeigen die Veranlagung zur Krebskrankheit lange vor den viel später nachgewiesenen Gewebeveränderungen. Leider ist aber die Bindung an konventionelle Sicherheiten bei vielen Menschen stärker als ihre Bereitschaft zur Veränderung, für den Schritt in die nächste Stufe des Lebens. In solchen Fällen werden die Gefühle und Ängste nicht frei erlebt oder bewusst »bearbeitet«, sondern ins Unterbewusstsein abgedrängt. Der Faden zum individuell gestalteten Leben kann abreißen, und Sinnverlust, Perspektivlosigkeit und Unlust versperren dann den weiteren Weg. Die Gefahr ist jetzt groß, dass die brachliegenden inneren Kräfte in abnormes organisches Wachstum umschlagen, der Lebenswille wird zum Vernichtungswillen. Die nicht in sinnvolles Denken, Fühlen und Handeln umgewandelte Lebensenergie kann entarten und zu Karzinomen heranwachsen.

Wann ist eine Mistelimpfung angezeigt?

Nach der Lebensmitte sollte eigentlich jeder Mensch einmal innehalten und sein eigenes Leben betrachten – ohne rosarote Brille, sondern offen und selbstkritisch. Die Störungen, die er dann vielleicht an Leib und Seele entdeckt, können ihm helfen, sein Leben neu auszurichten – vor allem im emotionalen Bereich, um seine Selbstheilungskräfte zu stärken. Diese Energiezufuhr wird auch das Immunsystem in die Lage versetzen, Krebszellen zu beseitigen, die vielleicht irgendwo im Körper »andocken« wollen.

Es ist natürlich nicht immer leicht, seinen eigenen Gefühlszustand zu analysieren und daraus die richtigen Schlüsse zu ziehen.

Aber zu viel Stress und ein gestörter Lebensrhythmus ab Mitte vierzig zeigen sich in der Regel in vielen körperlichen Reaktionen. Sie signalisieren, dass etwas nicht stimmt. Folgende Symptome können in der Lebensmitte Vorboten für eine spätere Krebserkrankung sein:

- Ständiges Frieren oder Frösteln, weil der Körper nur mangelhaft durchwärmt wird. Die normale Körpertemperatur beträgt 36,5 Grad Celsius. Wenn sie dauerhaft darunter liegt und wenn man häufig kalte Hände und Füße hat, stimmt etwas nicht. Außerdem: Am Abend soll die Körpertemperatur geringfügig höher sein (mindestens ein halbes Grad Celsius) als morgens.
- Müdigkeit, oft bis zur Erschöpfung, ist ebenfalls ein Indiz dafür, dass der Lebensrhythmus stark gestört ist. Dieses Syndrom äußert sich häufig als Lustlosigkeit bei der Arbeit, in außerberuflichen Engagements und in der Sexualität.
- Schlaflosigkeit, Einschlafprobleme und häufiges Erwachen in der Nacht verhindern, dass sich der Mensch im gesunden Schlaf erholt und neue Kraft für den nächsten Tag sammelt – der verlorene Rhythmus von Schlafen und Wachsein wirkt sich auf den Körper und auf die Seele negativ aus.
- Ständiger Nachtschweiß ist ein Warnzeichen dafür, dass die körperliche und/oder seelische Verfassung aus dem Ruder läuft.
- Auch das verstärkte Auftreten von Wucherungen oder Warzen überall am Körper zeigt an, dass etwas nicht in Ordnung ist und pathologische Wachstumsprozesse auftreten.
- Zu den Symptomen, die nicht missachtet werden dürfen, gehört auch die Neigung zu Schwindelanfällen, vor allem beim morgendlichen Aufstehen oder bei schnellen Bewegungen.
- Ein Alarmzeichen ist auch, wenn ein Mensch älter aussieht, als er tatsächlich ist. Dann nämlich stimmen das biologische und das numerische Alter nicht mehr überein. Das ist vor allem bei Rauchern der Fall, bei denen häufig schon ihre vergilbte Haut ein vorzeitiges Altern signalisiert.
- Raucher, die mehr als zehn Zigaretten täglich inhalieren, sind ohnehin besonders gefährdet – der Zusammenhang von Rauchen und Lungenkrebs wird inzwischen von niemandem mehr bestritten.
- Ein Warnsignal sind auch psychische Belastungen, die gerade um die Lebensmitte bei vielen Menschen auftreten und die

Anfälligkeit für eine Krebserkrankung deutlich erhöhen. Dazu gehören vor allem der Tod des Ehepartners, eines Angehörigen oder guten Freundes, auch eine Scheidung, eine Krankheit bei sich oder bei einem nahen Menschen, finanzielle Probleme, ein Arbeitswechsel oder die vorzeitige Pensionierung und ähnliche Ereignisse, die das Gemüt belasten.

- Auch Ruhelosigkeit und die Hast, bei sich und bei anderen die Gedanken, Gefühle und Handlungen nicht ausreifen zu lassen, sondern ständig zu unterbrechen, sind Hinweise auf einen gestörten Lebensrhythmus.
- Menschen, die übergewichtig sind, kaum Bewegung haben und sich obendrein falsch ernähren (zu wenig Ballaststoffe, zu wenig Obst und Gemüse, zu viel Fett und zu häufig Fast Food), tun sich und ihrem Immunsystem nichts Gutes. Bei Übergewicht wurde vor allem eine erhöhte Neigung zu Dickdarm- und Brustkrebs beobachtet.

Damit kein falscher Eindruck entsteht: Niemand soll sich verrückt machen, wenn er bei sich dieses oder jenes der erwähnten Anzeichen findet. Es wäre unsinnig, dauernd wie ein Hypochonder in sich hineinzuhören und sich von geringsten Wahrnehmungen die Lebensfreude nehmen zu lassen. Jedes einzelne dieser Symptome ist noch lange kein Vorbote von Krebs. Nur die auffällige Häufung kann auf einen bedrohlichen Zustand, auf eine Krebsgefährdung hinweisen. Wer also nach der Lebensmitte mehrere solche Anzeichen bei sich entdeckt, sollte sie beachten. Wenn außerdem noch Störungen im Lebensrhythmus vorliegen, wie wir sie beim Siebener-Rhythmus beschrieben haben, und falls darüber hinaus auch noch eine genetisch bedingte Krebshäufigkeit bei Vorfahren und Blutsverwandten vorliegt, dann sollte man die Beobachtungen ernst nehmen. In solchen Fällen ist vorsorglich der Besuch bei einem Mediziner anzuraten, der auch eine naturheilkundliche Ausbildung hat. Wir haben im Anhang die Adressen einiger Institutionen zusammengestellt, die Auskunft darüber geben, wo solche Ärzte zu finden sind.

Im Gespräch mit dem Mediziner muss dann entschieden werden, ob eine vorbeugende Krebsimpfung erforderlich ist. Falls dies bejaht wird, beginnt die Impfung, die nach den gleichen Prinzipien durchgeführt wird wie eine optimierte Misteltherapie bei Patienten, die bereits an Krebs erkrankt sind. Der Arzt muss also zuerst die Analogien suchen, die zwischen dem Menschen und dem Wirtsbaum der Mistel bestehen. Die potenzierten Wirkstoffe der ausgewählten Mistel werden dann meistens noch angereichert mit Metallsubstanzen, die ebenfalls zum Wesen des Impflings passen. Manchmal werden zusätzlich homöopathische Mittel verordnet. Der Krebsimpfstoff besteht also aus einer Kombination von Mistelextrakten, Metallsubstanzen und Heilmitteln aus der anthroposophisch-homöopathischen Richtung und ist eine individuelle Mischung nur für diesen einen Patienten. Allein die jeweilige Biografie des Menschen und seine Wesensverwandtschaft zu bestimmten Misteln und Metallen sind ausschlaggebend für die Zusammenstellung des Impfstoffs.

In meiner klinischen Arbeit hat sich bei den vorbeugenden Impfungen gezeigt, dass sich einzelne Misteln für bestimmte Vorschädigungen im Körper besonders gut eignen. Und es stellte sich heraus, dass die Mistelimpfung nicht nur eine Anti-Krebswirkung hat, sondern darüber hinaus auch sehr erfreuliche »Nebenwirkungen«: Sie heilt nämlich eine ganze Reihe von Erkrankungen, die nicht zu den typischen Krebsauslösern zählen.

Hier eine kurze Zusammenfassung der zusätzlichen Erkenntnisse, die ich als anthroposophischer Arzt bei Mistelimpfungen gewonnen habe:

- Eine Lindenmistel hat positive Auswirkungen nicht nur auf passive und aktive Raucher, sondern auch auf Menschen, die unter schweren Familienkonflikten leiden.
- Krebsgefährdete, die nach außen kulturelle Höchstleistungen vollbringen, aber nach innen unsicher und in ihrem Selbstwertgefühl schwer gekränkt sind – häufig wurden sie in ihrer Kindheit körperlich oder seelisch missbraucht –, finden Hilfe bei der Mandelmistel. Bei ihnen ist häufig eine Neigung zu Epstein-Barr-Virus-Erkrankungen (Pfeiffersches Drüsenfieber) erkennbar.
- Die Eschenmistel wird vor allem dann eingesetzt, wenn bei eher hageren und sportlichen Patienten im präkanzerosen Stadium Erschöpfungszustände auftreten. Mütter, die sich permanent überfordern, sind hier besonders zu nennen.
- Die Eichenmistel eignet sich für kraftvolle Persönlichkeiten, die durch schwere Schicksalsschläge in ihrem Immunsystem geschwächt worden sind, aber auch im Beginn von Arthrosen der großen Gelenke wie Hüfte und Knie.

- Die Apfelmistel ist die wichtigste Prophylaxe fürs Verdauungssystem, besonders bei korpulenten Patienten, die dazu neigen, Frust in sich »hineinzufressen«. Häufig findet sich in der Vorgeschichte dieser Menschen eine Zuckerkrankheit (Diabetes mellitus) oder ein metabolisches Syndrom, bei dem unterschiedliche Beschwerden des Magen-Darm-Traktes ineinander übergehen. Übergewichtige Patientinnen mit Kinderwunsch profitieren von der Apfelmistel besonders häufig.
- Eine Impfung mit der Birkenmistel kann hilfreich sein, wenn von einer zu frühen sexuellen Lustlosigkeit oder von einer Schwäche im Nieren-Blasen-System berichtet wird. Die Birkenmistel gilt nicht von ungefähr als eine Art natürliches Viagra.
- Gegen eine Autoimmunerkrankung, bei der fehlgesteuerte Zellen den eigenen Körper angreifen, kann vor allem ein Impfstoff aus der Kiefermistel eingesetzt werden – besonders dann, wenn es sich um einen schlanken Menschen handelt, der Probleme mit seiner Schilddrüse (Hashimoto) hat, eine zunehmende Warzenbildung feststellt oder über rheumatische Beschwerden klagt.
- Die Ahornmistel wird gern bei starken Blutzuckerschwankungen verwendet, insbesondere bei einer wiederholten Neigung zu Hypoglykämien (mangelnde Blutregulation).
- Die Weidenmistel gilt beinahe schon als ein Spezifikum für Fibromyalgie, wenn sich in den Armen und Schultern am Muskel-Sehnen-Ansatz Verhärtungen gebildet haben oder wenn es in vielen anderen Knochen schmerzt – bis hin zu rheumatischen Erkrankungen (in Verbindung mit Magnesium phosphoricum comp. WALA). In solchen Fällen sollte frühzeitig eine Therapie mit der Weidenmistel begonnen werden, natürlich auch als Vorbeugung gegen Karzinome.
- Die Tannenmistel wird eine Hilfe für Patienten sein, die ständig frieren oder eine Neigung zur körperlichen und seelischen Erstarrung haben, wie sie bei Demenz und Morbus Parkinson zu finden ist.
- Dagegen eignet sich die Ulmenmistel vor allem für starke Raucher oder für Menschen, die auch anderen Umweltgiften ausgesetzt sind oder sie im Übermaß zu sich nehmen.
- Die Pappelmistel ist ein wirksames Mittel bei allen bereits frühzeitig zu erkennenden Prostatakarzinomen und generell bei Krebsangst. Schon wenn beim Tumormarker die Werte leicht erhöht

sind, ohne dass jedoch eine Notwendigkeit zur Operation besteht, sollte man mit einer Pappelmistel-Impfung beginnen.

Die Impfung selbst

Wenn der Arzt alle Symptome abgeklärt hat und die Analogien kennt, die zwischen dem Patienten, dem Wirtsbaum der Mistel und einem charakteristischen Metall bestehen, kann die eigentliche Impfung beginnen. Dann wird einmal wöchentlich der Impfstoff unter die Bauchhaut injiziert. Der Patient kann sich diese völlig unkomplizierte Spritze auch selbst verabreichen – ähnlich wie bei Zuckerkranken, die sich das Insulin selbst spritzen. Nach der siebten Injektion gibt es eine Pause von einer Woche – und danach folgen in einem zweiten Impfzyklus noch einmal sieben Impfungen unter die Bauchhaut.

Nicht selten tritt schon nach wenigen Injektionen rund um die Einstichstelle eine Rötung auf und/oder es kommt zu einer deutlichen Erhöhung der Körpertemperatur, dem erwünschten Mistelfieber, das nach spätestens drei Tagen wieder verschwindet. Diese

Prophylaxe, aber wie?

Trotz all dieser konkreten Hinweise wird es sicherlich viele Patienten und Ärzte geben, die auf eine Mistelimpfung verzichten, weil sie sich nicht klar für eine bestimmte Mistel entscheiden können. Auch im Falle einer Krebserkrankung kann die Mittelfindung Schwierigkeiten bereiten. Hilfe kommt inzwischen aus neuartigen Messmethoden, die in der russischen Raumfahrt entwickelt wurden. Mit dem Messgerät Prognos©, das die aus der chinesischen Akupunktur bekannten Meridianbahnen abtastet, kann der Einfluss einer bestimmten Mistel dem Energiefeld eines gefährdeten Körperorgans zugeordnet werden. Es ist zu erwarten, dass mit diesem Apparat der Durchbruch für die Misteltherapie gelingt.

15 Weitere Hinweise unter www.medprevent-systems.net

Anzeichen signalisieren, dass der Impfstoff bereits wirkt. Das heftige Fieber, das manchmal sogar bis auf 40 Grad ansteigen kann, ist ja das Ziel der Krebsprophylaxe, weil es die einzelnen Zellen wie auch den ganzen Körper aufwärmt. Es kann aber auch vorkommen, dass diese Symptome nicht auftauchen, obwohl die Wirkung im Körper vorhanden ist. Dass die Impfung anschlägt, spüren die Patienten meistens schon nach wenigen Tagen an Leib und Seele: Sie haben Kraft für den ganzen Tag, schlafen gut, fühlen sich innerlich durchwärmt und empfinden eine gesteigerte Lebensfreude. Die Wirkstoffe stärken jetzt das Immunsystem, entfalten die Selbstheilungskräfte – und zerstören gleichzeitig etwaige Krebszellen, falls sie sich irgendwo im Körper gebildet haben.

Die Impfaktion mit insgesamt 14 Injektionen ist also in der Regel nach zwei Monaten beendet, der Impfstoff kostet nicht mehr als drei Vollmassagen.

Impfbeispiele

In diesem Kapitel werden beispielhaft einige Mistelimpfungen aus der klinischen Arbeit in Bad Steben beschrieben.

Beispiel: Prostatagefährdung

Der Patient war ein 62-jähriger Geschäftsführer, der in seinem Beruf stark gefordert wurde und viel Verantwortung trug. Er war groß gewachsen, kräftig – eine Kämpfernatur mit starker Willenskraft und noch voll erhaltener Sexualität. Der Mann ernährte sich vollwertig und trainierte regelmäßig im Fitnessstudio. Er fühlte sich körperlich sehr gut, sein Gewicht war konstant, kein Nachtschweiß. Lediglich sein Blutdruck war seit einigen Jahren zu hoch. Bei einem Check-up wurden dann beim Tumormarker deutlich erhöhte PSA-Werte festgestellt – ein Verdacht auf Prostatakrebs.

Da der Mann befürchtete, dass nach einer eventuellen Operation eine Harninkontinenz auftreten könnte und dass seine Sexualität geschwächt wird, lehnte er jede weitere schulmedizinische Behandlung ab und wollte es mit einer Misteltherapie versuchen. Weil er der Prototyp eines Athleten mit enormer Kampfkraft war, aufgrund des maskulinen Ortes der Krebsgefährdung (Prostata) und wegen des arteriellen Bluthochdrucks wurde dem Patienten eine Impfbehandlung mit der Eichenmistel verordnet.

Nach drei Monaten stellte sich der Patient wieder vor. Er hatte inzwischen eine Serie mit Eichenmistel-Injektionen durchgeführt, ohne dass es allerdings zu einer spürbaren Temperaturveränderung gekommen war. Allerdings sank seit den Mistelinjektionen sein Blutdruck auf Normalwerte – auf das gegen den Bluthochdruck verabreichte Medikament konnte bald komplett verzichtet werden. Durch die Eichenmisteln fühlte er sich immer wieder wie »gedopt«, konnte besser trainieren und die Sexualität mit seiner Partnerin intensiver erleben. Parallel dazu gingen die Werte des Tumormarkers auf die Hälfte zurück. Eine Operation steht – auch zehn Jahre später – nicht zur Diskussion.

Beispiel: Gutartiges Myom in der Gebärmutter

Bei einer 45-jährigen Frau war seit einigen Jahren eine Wucherung in der Gebärmutter diagnostiziert worden. Die Patientin hatte sich innerlich sowohl von ihrem Mann als auch von ihrem sozialen Umfeld und von ihrer beruflichen Tätigkeit zurückgezogen. Sie mied die Menschen. Äußerlich wirkte sie unförmig, behäbig und phlegmatisch. In den letzten Jahren war ihr Gewicht von ehedem 70 auf fast 100 Kilo angestiegen. Das lag offenbar an ihrer »Fresssucht«, vor allem an ihrem ständigen Heißhunger auf Süßigkeiten – sie konnte sich in dieser Hinsicht kaum beherrschen. Mit ihrem Leben war die Frau höchst unzufrieden, ihr Geschäft führte sie lustlos und mit dem Mann bestand nur noch eine Zweckgemeinschaft. Selbst die Kinder konnten sie über den fehlenden Sinn in ihrem Leben nicht hinwegtrösten.

Myome als eine Art gutartiger Tumor, dazu die dauernde Beschäftigung der Patientin mit Nahrung und ihre stete Esslust, das ständige »Sich-Versündigen« an Speisen und Süßigkeiten, aber auch die Lustlosigkeit der Patientin und ihr dauerndes (Fehl-)Urteilen über andere Menschen in Verbindung mit ihrer korpulenten Gestalt waren typische Zeichen, die auf den Apfelbaum und seine Mistel hinwiesen. Die Patientin erhielt deshalb eine Apfelmistel-Impfung.

Bei der Untersuchung drei Monate später fühlte sich die Frau bereits sehr viel besser. Sie wirkte in ihrer Gesichtsmimik wie auch vom Körper her beweglicher, obgleich es noch zu keiner Gewichtsabnahme gekommen war. Sie sagte von sich selbst, dass sie nun mehr Antrieb zu einer eigenen Lebensgestaltung habe, wieder an ihrem Umfeld interessiert sei und noch bewusster in der Ablehnung ihres Mannes. Der Heißhunger auf Süßes hatte sich fast vollständig gelegt. Das Myom in der Gebärmutter war allerdings unverändert vorhanden.

Wiederum drei Monate später kam die Frau völlig verändert in die Praxis. Jetzt wog sie zehn Kilogramm weniger und hatte sich selbst und ihr Schicksal in die eigenen Hände genommen. Gegenüber früher wirkte sie fröhlicher, und in den Gesichtszügen strukturierter. Sie berichtete, dass sie eines Tages im Darm plötzlich ein Gefühl hatte, als habe sich ein Klumpen gelöst.

In ihrem Falle schien die potenzierte Mistel durchaus zu einer Bewusstwerdung ihres Selbst geführt zu haben. Ob sich dadurch auch eine drohende Krebserkrankung verhindern ließ, kann nur gemutmaßt werden. Die Apfelmistel ist die zentrale Mistel für den Enddarm, zumal ja ein Großteil der Dickdarmkarzinome durch eine Fehlernährung verursacht wird.

Beispiel: Krebs in der Familie, Autoimmunerkrankung, Erschöpfung

Eine 48 Jahre alte hagere, drahtige Patientin war seit einem Pfeifferschen Drüsenfieber vor drei Jahren nie wieder richtig zu Kräften gekommen. Bis dahin war sie voll berufstätig gewesen und hatte den gesamten Haushalt mit drei Kindern geführt. Nach der Arbeit hatte sie sogar noch Sport betrieben. Dann trat eine Autoimmunerkrankung der Schilddrüse auf – mit der Folge, dass die Frau schon nach wenigen Stunden körperlicher Arbeit vollkommen erschöpft war und sich ausruhen musste. Die zahlreichen Untersuchungen bei verschiedenen Ärzten und in Krankenhäusern konnten die Ursache ihres Leidens nicht klären. Auch eine zweijährige homöopathische Therapie brachte nicht den erwünschten Heilerfolg, obwohl es zwischenzeitlich immer wieder eine leichte Besserung gab.

In der Humboldt-Klinik klagte die Frau über ihr stetes Frieren und Frösteln, und wir erfuhren, dass die Mutter der Patientin an einem Brustkarzinom verstorben war. Man spürte in der Frau eine starke (zornige) Kraft, die sich jedoch verinnerlicht hatte. Der Typus der Patientin wies auf die Esche hin: eine hagere Gestalt, dabei aber kraftvoll, mit hohen Anforderungen in Beruf und Haushalt, mit Krebs in der Familienvorgeschichte, mit einer Autoimmunerkrankung und starken Erschöpfungserscheinungen – alles charakteristische Anzeichen für ein Vorstadium von Krebs. Deshalb wurde der Patientin eine Eschenmistel-Impfung verordnet.

Nach der zweimonatigen Behandlung verspürte sie eine deutliche Verbesserung in ihrem Wärmehaushalt, sie fror nicht mehr und hatte Kraft für den vollen Tag. Seither ist die Frau stabil, ihre Schilddrüsenwerte haben sich normalisiert.

Beispiel: Fibromyalgie

Eine 50-jährige Patientin klagte bereits seit Jahren über zunehmende Schmerzen im Schulter-Nacken-Bereich, die auch in die Arme ausstrahlten. Es handelte sich um eine Fibromyalgie, die drei Jahre vorher bereits von einem Orthopäden diagnostiziert worden war – also nicht um ein Karzinom, sondern um schmerzhafte Verhärtungen am Sehnen-Muskel-Ansatz. Die hagere Frau litt unter ziehenden Schmerzen, sobald sie ihre Arme über die Horizontale hinaus anhob. Sie wirkte insgesamt erstarrt, auch im Gesichtsausdruck, in ihrer Mimik und in der Sprache. Ursachen für dieses Krankheitsbild sah die Patientin in Entwicklungen, die sie psychisch sehr belasteten: Der Betrieb, den sie gemeinsam mit ihrem Mann aufgebaut hatte, war nicht mehr rentabel, sodass sie sich gezwungen sah, eine andere Arbeit zu suchen.

Der offensichtlich gestockte Fluss in den Gelenken, aber auch die Erstarrung und die seelische wie körperliche Unflexibilität der Frau waren typische Symptome, die auf die Weide hinweisen. Bei der Patientin wurde aufgrund dieses Befundes eine Weidenmistel-Impfung durchgeführt.

Schon nach wenigen Wochen ging es ihr gut. Schmerz und Stimmung wurden zusehends besser, die Frau fühlte sich gelassen und voller Lebensfreude. Früher sah sie die Welt eher von der negativen Seite, aber inzwischen konnte sie sich über die schönen Dinge des Lebens freuen. Sie hatte sich aus dem Betrieb ihres Mannes gelöst und ein anderes Arbeitsfeld gefunden. Trotz der Belastung durch diesen Wechsel waren ihre Beschwerden nicht zurückgekehrt – im Gegenteil: Die Schmerzen waren kaum noch spürbar.

Ein weiteres Jahr später offenbarte die inzwischen beschwerdefreie Frau dem Arzt ihren Kummer: Schon seit 20 Jahren hatte sie nämlich überlegt, ob sie sich von ihrem Mann trennen soll, konnte sich zu diesem Schritt aber nicht durchringen. Sie fand, dass ihr Mann bei der Arbeit zu unpräzise und ungenau war und ihre Existenzängste nicht ernst nahm. Jetzt war sie froh, dass sie nicht mehr mit ihm zusammenarbeiten musste und eine andere Arbeit gefunden hat. Die endgültige Trennung von ihrem Mann wollte die Patientin vollziehen, sobald ihre Tochter das Studium beendet hat.

Die Weidenmistel ist ein gutes Heilmittel bei Fibromyalgie und hilft gegen chronische Beschwerden am Muskel-Sehnen-Ansatz, vor allem in den Schultern und an der Halswirbelsäule, aber auch gegen Blasenkrebs und bei tumorösen Entartungen des Knochenmarks – also immer dann, wenn es um die Regeneration von Gewebe geht.

Beispiel: Depression und Potenzschwäche

In diesem Fall handelte es sich um eine Erkrankung, die zwar noch keinen konkreten Krebsbefund zeigte, aber als gefährliches Vorstadium einzustufen war. Ein 50-jähriger Manager mit der Diagnose »Depression und Potenzschwäche« war bis vor zwei Jahren bei einer großen Firma beschäftigt und viel unterwegs. Da ihn die zahlreichen Geschäftsreisen immer weiter von der Familie entfernten, hatte er sich zum beruflichen Wechsel in die Selbstständigkeit entschlossen, die sich aber als nicht sehr erfolgreich erwies. So geriet der Mann schon im Laufe des ersten Jahres zunehmend in eine depressive Stimmung. Er fühlte sich nicht mehr recht wohl, sah seine Leistungsfähigkeit schwinden und bekam Potenzstörungen, sodass er sich auch den ehelichen Anforderungen nicht mehr gewachsen fühlte. Er hatte bloß noch selten Sex mit seiner Frau, nur in seinen Träumen tauchten noch vereinzelt erotische Fantasien auf. Der Patient wirkte geistig und körperlich verlangsamt und war sprachlich gehemmt.

Vieles wies in diesem Fall auf die Birke hin. Sie steht für Reinheit, auch Keuschheit – es gibt also eine Analogie zu hageren, spirituellen Menschen mit religiöser Rückbindung. In ihrem Wesen entspricht die Birke aber auch jenen Menschen, die unfreiwillig nach dem Keuschheitsgebot leben. Ihnen kann die Birkenmistel helfen. Außerdem zeigten sich in der Biografie dieses Patienten weitere Symptome, die auf eine Birkenmistel hindeuteten: Müdigkeit, Lustlosigkeit, Vereinsamung. Auch der Knick in der Karriereleiter um das 50. Lebensjahr sowie das allgemeine Leeregefühl des Patienten wiesen auf eine Beziehung zur Birke und zum Metall Zinn hin. Deshalb wurde eine Birkenmistel-Therapie verordnet, zusätzlich erhielt der Patient Zinn in einer homöopathischen Dosis.

Nach drei Monaten schien der Geschäftsmann wie verwandelt. Er war wesentlich lebendiger, seine Potenzstörungen waren komplett behoben, er fühlte sich rundum wohl und hatte wieder Kraft und Freude am Leben.

An diesem Fall zeigt sich exemplarisch, dass die Birkenmistel und auch das Zinn von zentraler Bedeutung in Lebenskrisen um das 40. bis 50. Lebensjahr sind. Zinn half gegen die psychischen Folgen des Karriereknicks und gegen die seelische Leere, die Birkenmistel leistete gute Dienste bei den Potenzstörungen. Bei Injektionen mit der Birkenmistel kann es allerdings zu (pseudo)allergischen Erscheinungen kommen, deshalb muss der Arzt sehr vorsichtig sein mit niedrigen Potenzstufen.

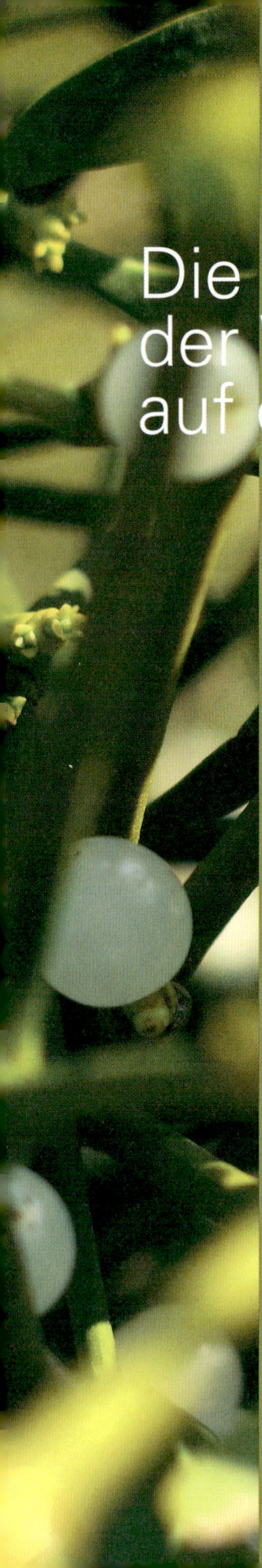

Die Übertragung der Weisheit der Mistel auf den Menschen

▶ Die Geschichte der Menschen ist reich an Beispielen, in denen sich die Weisheit des Kosmos auf sie übertrug. Abläufe im Kosmos, Ereignisse in der Natur, Beobachtung an Tieren und Pflanzen – schon immer hat sich der Mensch daraus Anregungen für sein eigenes Leben geholt. Vögel waren Vorbilder für die Konstruktion von Flugzeugen, der Schiffsrumpf moderner Tanker ähnelt dem Körper des Delphins, Gärtner nutzen bestimmte Mondphasen zum besseren Wachstum von Pflanzen – die Liste der Beispiele, in denen der Mensch von der Schöpfung gelernt hat, ließe sich lange fortsetzen.

In der Gegenwart gibt es zunehmend Anzeichen dafür, dass sich die Natur dem Allmachtswahn der Menschen widersetzt. Vulkanausbrüche, Hurrikane, Flutwellen und Erdbeben machen uns manche Grenzen wieder bewusst, die wir hochmütig überschritten haben. Ein anderes Zeichen der Schöpfung ist vielleicht auch eine Entwicklung, die sich – fast unbemerkt – seit einigen Jahren parallel zum Waldsterben vollzogen hat: das geradezu explosionsartige Mistelwachstum. In vielen Stadtteilen, zum Beispiel in München-Nymphenburg oder in Berlin-Zehlendorf, findet sich kaum ein Baum, der nicht von einer Mistel besetzt ist – wie kugelige Geschwüre nisten sie in den Ästen und Zweigen.

Wer die Natur, die Schöpfung nicht für ein Zufallsprodukt hält, das ohne erkennbaren Sinn aus sich selbst heraus entstanden ist, sondern für ein gigantisches Netzwerk ineinandergreifender Beziehungen und Abhängigkeiten, wird sich die Frage stellen: Warum verbindet sich die Mistel ausgerechnet jetzt mit teilweise bedrohten Bäumen? Die Mistel scheint uns tatsächlich eine Botschaft zu geben, die uns in einer kritischen Zeit helfen kann. Sie lautet: Wärme heilt die Menschen! In der Krebstherapie entfacht die Mistel auf geheimnisvolle Weise in den Zellen ein »Feuer«, das Mistelfieber, das die Selbstheilungskräfte des Menschen entzündet. Wie ein Wärmemantel legen sich dann die Wirkstoffe dieser Zauberpflanze um die Zelle und erwecken sie zu neuem Leben. Die von der Mistel initiierte Rückkehr zu Freude und Lebensmut stärkt den Krebskranken – dieser wunderbare Weisheitstransfer von der Pflanze zum Menschen verleiht dem Kranken neue Kraft und regt ihn zur selbstbestimmten Gestaltung seines Lebens an. Solche Gedanken sind keine Hirngespinste, sondern haben sich in der modernen Krebsbehandlung längst als erfolgreiche Realität erwiesen. Eine wissenschaftliche Studie mit 10000 Patienten (siehe auch Seite 225) ergab zweifelsfrei, dass die sogenannte Selbstregulation, also die Befreiung des Lebens von zu vielen fremden und bestimmenden Einflüssen, der vielleicht stärkste Heilfaktor eines Menschen ist. Dazu kann die Mistel einen entscheidenden Beitrag leisten – mehr noch: Häufig gibt die Mistel sogar erst den Impuls zur Veränderung, zur Umkehr im Leben. Dann werden ihre Wirkstoffe zu Initiatoren eines spirituellen Prozesses, sie bringen dem Menschen die Leib-Seele-Einheit zurück und stärken seine Lebenskraft.

In unserer immer älter werdenden Gesellschaft ist die Mistel wie keine andere Pflanze dazu geeignet, den betagten Menschen neue Kräfte zu geben und ihnen Mut zu machen für die Aufgaben der späten Lebensphase. Erkennbar wird die Wirkung der Mistel, wenn die Menschen wieder aus sich selbst den Antrieb verspüren, die eigene Lebensplanung zu überdenken – und vielleicht neu auszurichten. Parallel dazu kann es zu einer Aufheiterung des Gemüts und sogar zu einer sexuellen Aktivierung kommen. Die Mistel macht in jeder Hinsicht wieder Lust aufs Leben!

Im übertragenen Sinn kann sie zu einem Aphrodisiakum werden, das die »Liebe zur Umwelt« entfacht, sodass zu anderen Menschen, zur Natur und zur Schöpfung wunderbare Beziehungen erwachen. In vorbeugender Form kommt es dann statt zu Tumoren und ihren Kindern, den Tochtergeschwülsten (Metastasen), zu einer Art Gotteskindschaft – und so werden »geistige« Kinder in Form von Lebensideen geboren und entwickelt.

Die heilende Botschaft der Mistel betrifft aber nicht nur den einzelnen Menschen, sondern unsere gesamte Gesellschaft. In den westlichen, reichen Ländern löst sich derzeit ein über Jahrhunderte bewährtes Wertesystem auf – Tugenden wie Freundschaft und Nächstenliebe, Solidarität, Treue und Verständnis für die Schwächen des anderen wurden zunehmend verdrängt von Egoismus und vom rücksichtslosen Kampf ums tägliche Brot. Nicht mehr das Wohl und Wehe der Menschen stehen an erster Stelle, sondern rein wirtschaftliche Ziele wie Rationalisierung, Globalisierung und Renditen – ihnen soll sich alles unterordnen. Diese einseitige Ausrichtung auf

Gewinnmaximierung führt zu einem ungehemmten ökonomischen Wachstum, das jedoch langfristig den Staatsorganismus zerstören wird, weil es das Wertesystem aushebelt und zudem rücksichtslos die Natur und die Schöpfung ausbeutet. Was in der Gesellschaft passiert, nämlich ungezügeltes Wachstum, ähnelt dem Krebsgeschehen im Körper: Hier wie dort ist die Maßlosigkeit ein Kennzeichen für einen karzinomatösen Prozess – die Volksseuche Krebs wütet nicht nur im Menschen, sondern hat längst auch die Gesellschaft infiziert. Es ist bezeichnend, dass gerade junge Leute ihre höchste Bewunderung mit dem Begriff »cool« ausdrücken. Aber die Erkaltung der Gefühle und die oft eisig gewordenen Beziehungen der Menschen untereinander tun uns nicht gut. Wir sind einem Fortschritt zum Opfer gefallen, der sich vielfach als nicht besonders segensreich erweist.

So wie die Mistel kranke Zellen und den erkalteten Menschen wieder durchwärmt und dadurch die Heilung einleitet, scheinen auch die modernen Gesellschaften zu ihrer Gesundung Wärme zu brauchen – vielleicht ist auch dies die Botschaft der Mistel.

Anhang

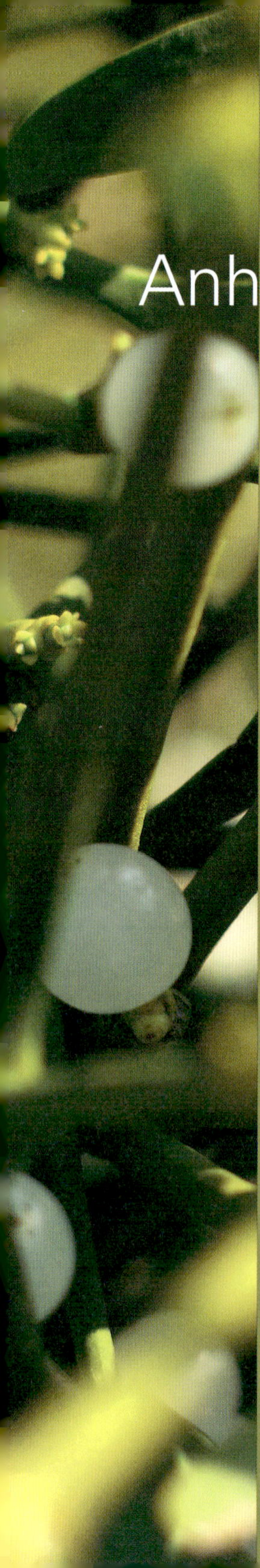

Wie entsteht Krebs?

An der Entstehung von Krebs sind sogenannte Onkogene beteiligt, die in den Zellen krankhafte Veränderungen auslösen. Im Körper eines Menschen haben sich 100 Billionen Zellen zu Geweben und Organen zusammengeschlossen. Sie erneuern sich ständig durch unzählige Zweiteilungen. Damit diese lebenswichtigen Zellteilungen fehlerfrei verlaufen, hat die Natur dem Menschen ein komplexes Regelwerk eingepflanzt – es balanciert das Absterben und Neuwerden von Zellen im rechten Maß aus. Wenn jedoch das Immunsystem des Menschen nicht mehr richtig funktioniert, können Karzinogene, also Krebs auslösende Stoffe (Substanzen im Tabakrauch und in Nahrungsmitteln, ultraviolette und ionisierende Strahlen, spezielle Viren) das Gleichgewicht in den Zellen stören und dazu führen, dass einzelne Zellen völlig aus der Balance geraten, sich ungehemmt auf Kosten gesunder Zellen vermehren und zu bösartigen Tumoren heranwachsen. Häufig wandern die entarteten Zellen im Blut- oder Lymphstrom zu anderen Körperteilen und bilden, oft weit entfernt von ihrem Ursprung, Tochtergeschwülste, sogenannte Metastasen. Krebs tritt in vielen Varianten auf – rund 100 verschiedene Karzinome kennt die Medizin. Manche Krebsarten wachsen sehr langsam und erzeugen keine Metastasen, andere explodieren förmlich, bei Leukämie oder Lymphkrebs äußert sich das Krankheitsbild ganz ohne Tumore als »flüssiger Krebs«.

Krebs – Erkenntnisse und Statistiken

An Krebs kann der Mensch in jedem Lebensabschnitt erkranken. Allerdings steigt die Gefahr mit zunehmendem Alter – das Prostatakarzinom zum Beispiel ist bei Männern eine leider typische Alterskrankheit. Die Heilungs- beziehungsweise Überlebensraten sind bei den verschiedenen Krebskrankheiten sehr unterschiedlich. Kinder mit Leukämie, junge Männer mit Prostatakrebs, Menschen mit Lippen- und Hautkrebs haben heute sehr gute Chancen, wieder gesund zu werden. Auch bei bösartigen Tumoren im Dickdarm oder in der Brust sind in den letzten Jahren die Heilungsraten und Überlebenszeiten deutlich gestiegen. Dagegen gibt es für Patienten mit Krebs in der Bauchspeicheldrüse oder in der Lunge leider immer noch wenig Hoffnung, obwohl selbst in diesen schweren Fällen Besserung, manchmal sogar Heilung möglich ist.

Die viel zu hohe Sterblichkeit bei Krebskranken liegt aber nicht nur an mangelnder ärztlicher Kunst, sondern zu einem beträchtlichen Teil auch an den betroffenen Menschen selbst – viele ignorieren die Risikofaktoren und übernehmen für ihre Gesundheit zu wenig Verantwortung. Längst ist bekannt, dass Rauchen an fast 30 Prozent aller tödlich verlaufenden Krebserkrankungen »schuld« ist – befallen sind nicht nur die Mundhöhle, die Speiseröhre, Kehlkopf und Lunge, sondern auch die Bauchspeicheldrüse, die Harnblase und bei Frauen der Gebärmutterhals. Die meisten Menschen wissen das – und rauchen trotzdem. Weit über 700 000 Männer und Frauen sterben in Europa jährlich an den Folgen ihrer Nikotinsucht – fast immer verbunden mit großem Leid für die Betroffenen und mit immensen Belastungen für die Krankenkassen.

Ähnlich ist es mit den Ernährungsgewohnheiten. Studien und Befunde zeigen unmissverständlich, dass an fast der Hälfte aller Krebserkrankungen auch eine falsche Ernährung und Übergewicht beteiligt sind. Wer trotz dieser Erkenntnis weiterhin munter drauflos (fr)isst und trinkt, ohne ein paar sinnvolle Grundregeln zu beachten – mehr Ballaststoffe, weniger tierisches Fett, mehr Vitamine, mehr frisches Obst und Gemüse –, muss wissen, dass er wirklich ein hohes Krebsrisiko eingeht, und darf sich nicht wundern, wenn sein Körper eines Tages nicht mehr die Kraft hat, den Ausbruch der Krankheit zu verhindern.

Auch Probleme im Beruf können für manche Krebsleiden mitverantwortlich sein. Fachleute schätzen, dass sie an jeder zehnten Erkrankung beteiligt sind. Man denke nur an die Belastung der Bergleute durch Staub oder an Arbeitsplätze, die nicht frei von hygienischen Gefährdungen oder Umweltgiften sind. Auch Manager, die vor lauter Stress die Balance in ihrem Lebensrhythmus verloren haben, müssen damit rechnen, dass ihr Immunsystem immer schwächer wird und schließlich dem Kampf gegen krebserregende Substanzen nicht mehr gewachsen ist.

Zu etwa 5 Prozent sind in Deutschland auch infektiöse Erreger und Viren (Leberkrebs) am Entstehen von Krebskrankheiten beteiligt. Bei Magenkrebs ist der Zusammenhang mit der in jüngster Zeit häufig beschriebenen Infektion durch *Heliobacter-pylori*-Erreger sehr wahrscheinlich.

Die zunehmend verfeinerten Kenntnisse über das menschliche Erbgut zeigen außerdem, dass jede zehnte Krebserkrankung auf eine genetische Veranlagung zurückzuführen ist – kein Wunder also, dass in manchen Familiengeschichten eine ungewöhnliche Häufung von Krebskrankheiten auftritt. Bei bösartigen Karzinomen am Auge, im Darm, in der Brust und in den Eierstöcken kann man fast immer davon ausgehen, dass eine Disposition im Erbgut vorliegt.

Aktuelle Zahlen zeigen, dass es bei den jährlichen Neuerkrankungen an Krebs deutliche Unterschiede zwischen Männern und Frauen gibt. Männer erkranken am häufigsten an Prostatakrebs (20 Prozent), gefolgt von Karzinomen im Darm und in der Lunge (je 16 Prozent). Bei den Frauen steht Brustkrebs (25 Prozent) obenan, dann folgen Darmkrebs (18 Prozent) – alle anderen Karzinome liegen mit 5 Prozent und weniger weit dahinter.

Eine andere Rangfolge zeigt die Statistik der Sterbefälle. Da liegt bei Männern Lungenkrebs mit fast 30 Prozent einsam an der Spitze. Es folgen als Todesursache die Karzinome im Darm (13 Prozent) und in der Prostata (10 Prozent). Bei Frauen allerdings sind die Neuerkrankungen mit den tatsächlichen Todesfällen identisch: Nicht nur bei den Neuerkrankungen steht Brustkrebs an der Spitze, sondern auch bei den Todesursachen (18 Prozent), gefolgt von Darmkrebs (15 Prozent) und Lungenkrebs (10 Prozent).

Statistiken über Neuerkrankungen, Heilung, Überlebenszeiten und Mortalität sind ein Blick in die Vergangenheit. Die derzeit vorliegenden Zahlen spiegeln also das Gestern wider und müssen – aufgrund von medizinischen Fortschritten – nicht unbedingt auch für die Gegenwart oder gar für künftige Entwicklungen gelten.

Wer die Diagnose Krebs erhält, will sich natürlich über die wichtigsten Therapien informieren. Dazu dienen in erster Linie die Gespräche mit Ärzten. Ergänzend dazu wollen wir auf den folgenden Seiten die derzeit häufigsten Therapiemethoden in alphabetischer Reihenfolge kurz vorstellen. Wir haben sie in zwei Gruppen gegliedert: in die klassisch-schulmedizinischen Therapien und in ergänzende beziehungsweise alternative Methoden.

Schulmedizinische Krebstherapien

Chemotherapie

Bei einer Chemotherapie wird der Patient mit sogenannten Zytostatika behandelt, die das übermäßige Wachstum der entarteten Krebszellen hemmen sollen. Zytostatika sind Gifte, die eine Zelle in dem Augenblick zerstören, da sie sich teilt. Leider werden aber nicht nur Krebszellen vernichtet, sondern auch gesunde Gewebeteile.

Die Entdeckung der Chemotherapie als Waffe gegen Krebs leitet sich – nomen est omen – tatsächlich von militärischen Erfahrungen ab. Aus der verheerenden Wirkung von Senfgas auf Menschen entstand nach dem Zweiten Weltkrieg die Idee, Zellgifte auch gegen Karzinome einzusetzen – die Chemotherapie war geboren. Im Körper und in der Seele des Menschen entfachen seither die Zellgifte einen mörderischen Krieg.

Bei einigen Krebskrankheiten (Leukämie, Lymphdrüsenkrebs) werden inzwischen erstaunliche Erfolge erzielt, sodass trotz der erheblichen Nebenwirkungen die radikale Therapie gerechtfertigt ist. Dennoch: An den Chemotherapien scheiden sich die Geister. In jüngsten Studien jedenfalls mehren sich die Zweifel an der Heilwirkung dieser Giftkuren. Dass die oft als *ultima ratio* verabreichten Zellgifte die Lebensqualität des Patienten auf dramatische Weise verschlechtern, weiß man. Neu aber ist, dass sie dem Kranken offenbar kaum eine Lebensverlängerung bringen. Kritiker behaupten sogar, die Fortschritte bei den Chemotherapien lägen lediglich in der Minderung der Leiden und Nebenwirkungen, die sie selbst verursachen. Diese Einschätzung scheint keine Außenseitermeinung zu sein: Immer mehr Ärzte würden laut Umfrage an sich selbst keine »Chemo« vornehmen lassen.

Der teure, von der Pharmaindustrie stark geförderte Einsatz von Zytostatika wird also zunehmend zum Wagnis. Deshalb erscheint ein Umdenken nicht nur aus wissenschaftlichen und finanziellen Gründen dringend erforderlich, sondern vor allem im Interesse der Patienten.

Antikörpertherapie

Antikörper gehören zum menschlichen Abwehrsystem. Sie dienen der gezielten Identifizierung und Vernichtung von Zellen, die dem Körper fremd sind. Schon Paul Ehrlich, der berühmte deutsche Arzt und Forscher, suchte Anfang des letzten Jahrhunderts nach »magischen Kugeln«, die spezifisch gegen den Krebs helfen können. 1975, mit der Entdeckung der therapeutischen Nutzung von Antikörpern, begann deren steiler Aufstieg bei Krebserkrankungen. Der ersichtliche Vorteil einer Antikörpertherapie liegt darin, dass die Antikörper gezielt Tumorzellen angreifen. Besonders großen Erfolg erhoffte man sich von dieser Therapie, nachdem die Tumorbiologie immer besser verstanden worden war. Tumore, die eine bestimmte Größe – mehr als zwei Millimeter – überschreiten, müssen über das Blutsystem mit Sauerstoff und Nährstoffen versorgt werden. Die Tumorzelle sondert dafür einen Stoff ab, den man VEGF *(vascular endothelial growth factor)* nennt. Dadurch wird die Neubildung von Gefäßen, die dann den Tumor ernähren können, gefördert. Entsprechende Antikörper, die diesen Stoff hemmen, verhindern die Tumorweiterbildung – und damit die Neubildung von Gefäßen. Einer der bekanntesten Hemmer ist der Antikörper Bevacizumab.

Antikörper werden aber auch gegen andere Tumorbestandteile gerichtet. Einer von ihnen ist Trastuzumab (Herceptin), ein gentechnisch hergestellter Antikörper. Er wirkt gegen einen Wachstumsfaktor (HER2/neu-Protein), der an der Entwicklung und Reifung von Zellen beteiligt ist. Ungefähr bei einem Viertel aller invasiven Mammakarzinome ist dieser Wachstumsfaktor in hohem Maß vorhanden. Die Antikörpertherapie hemmt ihn und kann so das Wachstum der Tumorzellen vermindern.

Von der Antikörpertherapie erhoffte man sich noch vor wenigen Jahren den Durchbruch in der Krebstherapie. Inzwischen macht sich auch hier Ernüchterung breit. Die hohen Erwartungen können die Medikamente nicht erfüllen – dem Antikörper Bevacizumab wurde in den USA die Zulassung bei Brustkrebs sogar komplett entzogen. Die Therapie ist teuer und schwächt nicht selten nicht nur den Tumor, sondern auch das Herz und andere Organe.

Hormontherapie

Heute weiß man, dass bestimmte Karzinome hormonabhängig wachsen. Je nach Krankheitsbild können Hormon- beziehungsweise Antihormonpräparate den Hormonhaushalt im Körper so verändern, dass die bösartige Geschwulst zurückgeht oder dass die Entstehung von Metastasen verhindert wird. Den derzeitigen Stand der Hormontherapien gegen Krebs hat zum Beispiel das Krebsforschungszentrum Heidelberg ausführlich dargestellt – diese Informationen liegen der folgenden Beschreibung zugrunde.

Als Signalstoffe des Körpers haben Hormone einen entscheidenden Einfluss auf den gesamten Stoffwechsel des Menschen. Mit dem Blut gelangen die in verschiedenen Drüsen gebildeten Hormone an ihren Wirkungsort, wo sie andocken und eine Kette von Reaktionen auslösen. Auch das Wachstum mancher Krebszellen wird von Hormonen gesteuert – und umgekehrt kann eine Blockade der Hormonwirkung das Wachstum der Tumorzellen verhindern oder zumindest reduzieren. Eine solche »Anti«-Hormontherapie hat sich vor allem bei Brust- und Gebärmutterkrebs sowie bei Prostatakarzinomen bewährt. Bei Brust- und Gebärmutterkrebs geht die wachstumsfördernde Wirkung vom weiblichen Hormon Östrogen aus, beim Prostatakrebs vom männlichen Hormon Testosteron. Diese Wachstumsförderung lässt sich durch verschiedene Methoden unterbinden. So kann die Produktion des betreffenden Hormons im Körper verhindert werden, indem man den lokalen Entstehungsort operativ entfernt oder mit Medikamenten »ruhigstellt«. Alternativ ist es möglich, die Hormonwirkung an den befallenen Zellen zu blockieren, und zwar mit speziellen Gegenspielern. Diese Substanzen hemmen die Krebszellen, ohne jedoch die ursprüngliche, sinnvolle Aufgabe der Wachstumshormone zu stören.

Bei Brustkrebs vor dem Ende der Wechseljahre werden die noch aktiven Eierstöcke als Bildungsstätte von Östrogen ausgeschaltet. Früher geschah dies durch die operative Entfernung oder durch Bestrahlungen, heute besteht die Möglichkeit, die Östrogenbildung medikamentös zu unterdrücken. Während der Therapie produzieren dann die Eierstöcke kein Östrogen mehr, sodass die Frau eine künstliche Menopause erlebt. Durch Absetzen der Therapie kann dieser Effekt wieder rückgängig gemacht werden. Wenn bei einer Frau allerdings die Menopause bereits eingetreten ist und die Eierstöcke kein Östrogen mehr produzieren, wird das Hormon noch im Fettgewebe gebildet – doch auch dieser Prozess kann medikamentös blockiert werden.

Bei Prostatakrebs steht die Ausschaltung der Testosteronbildung in den Hoden im Vordergrund. Als Alternative zur Hodenentfernung kommt deshalb die medikamentöse Stilllegung der Hoden in Betracht.

Hormontherapien wollen die Wirkungen der Geschlechtshormone ausschalten – entsprechend sind auch die Nebenwirkungen: Bei der Frau treten dann die typischen Erscheinungen der Wechseljahre auf, beim Mann sind die Symptome ähnlich. Die Beschwerden äußern sich in Schlafstörungen, Schweißausbrüchen und Kopfschmerzen – doch im Verlauf der Therapie zeigt sich oft eine starke Besserung. Allerdings leiden manche Patienten und Patientinnen zeitweilig unter depressiven Symptomen, bis sich ihr Körper an den Hormonentzug gewöhnt hat. Auch Wassereinlagerungen und Gewichtszunahme wurden beobachtet. Die meisten dieser Nebenwirkungen treten nur vorübergehend auf oder können durch kleine Veränderungen im Lebensstil aufgefangen werden. Falls die Nebenwirkungen jedoch zu belastend werden, sollte der oder die Kranke mit dem Arzt über entsprechende Maßnahmen sprechen.

Da die eingesetzten Hormone keine Zellgifte sind, kommt es auch nicht zu den für Chemotherapien typischen Nebenwirkungen wie der Schädigung von Knochenmark und Schleimhäuten. Bestimmte bei Brustkrebs eingesetzte Anti-Östrogene können allerdings, wenn die Behandlungsdauer sehr lang ist, das Risiko für Gebärmutterkrebs erhöhen. Dieses Entartungsrisiko ist jedoch weit geringer als die positiven Effekte der Therapie und kann durch regelmäßige Kontrolluntersuchungen vermindert werden.

Die Heilung einer Krebserkrankung ausschließlich durch eine Hormontherapie ist in der Regel nicht möglich. Als zusätzliche Maßnahme zur Operation erhöht sie aber vor allem bei Brustkrebs die Heilungschance und senkt die Rückfallhäufigkeit. Auch in fortgeschrittenen Krankheitsstadien, zum Beispiel bei Prostatakrebs, kann eine Hormontherapie den Verlauf noch günstig beeinflussen. Vollständige Rückbildungen sind selten, aber Teilrückbildungen oder auch ein Wachstumsstillstand des Tumors beziehungsweise der Metastasen können in vielen Fällen – zumindest für eine gewisse Zeit – erreicht werden. Allerdings werden die meisten Tumore irgendwann »hormontaub«, das heißt, der Tumor wächst trotz der Behandlung weiter. Dann ist eine Weiterführung der jeweiligen Therapie nicht mehr sinnvoll. In dieser Situation kommt entweder ein Wechsel der Hormontherapie in Frage oder, wenn alle hormonellen Möglichkeiten ausgeschöpft sind, eine Chemotherapie oder andere Maßnahmen, mit denen die Beschwerden gelindert werden.

Operation

Die Entfernung eines Tumors mit dem Skalpell kann je nach Art und Stadium der Erkrankung auf vielerlei Weise geschehen – von der »Knopflochchirurgie« über ausgedehnte Schnitte bis zur Amputation. Tumore können überall im Körper auftreten, auch an Stellen, zu denen der Chirurg – zum Beispiel im Hirn – nur schwer oder gar keinen Zugang hat. In solchen Fällen helfen Bestrahlungen oder Chemotherapie. Diese beiden Methoden werden häufig auch dann eingesetzt, wenn ein Tumor vor der Operation erst einmal verkleinert werden soll. Umgekehrt kann eine Krebsgeschwulst, deren komplette Entfernung nicht möglich ist, zunächst operativ verkleinert werden, um die Heilchancen einer anschließenden Strahlen- oder Chemotherapie zu verbessern.

Stammzelltherapie

Chemotherapien und Bestrahlungen haben den Nachteil, dass neben den Krebszellen auch gesundes Gewebe zerstört wird, vor allem die blutbildenden Stammzellen des Knochenmarks – mit der Folge, dass meist das ganze Immunsystem zusammenbricht. Um wieder frisches, gesundes Blut erzeugen zu können, brauchen die Patienten neue Stammzellen, und dazu wird meistens eine Eigentransplantation vorgenommen. Dabei werden dem Patienten vor der Krebsbehandlung aus dem Knochenmark oder aus dem Blut eigene Stammzellen entnommen und später, nach einer intensiven Aufbereitung, als Infusion wieder zurückgegeben. Seltener sind Fremdtransplantationen, bei denen der Patient Stammzellen von einem Spender erhält – vorzugsweise aus der eigenen Familie, weil dann die Gewebemerkmale meist übereinstimmen und vom Immunsystem besser toleriert werden. In jüngerer Zeit werden zunehmend auch gute Erfahrungen mit der Übertragung von Stammzellen aus dem Nabelschnurblut gemacht.

Zu den häufigsten Erkrankungen, bei denen eigene Stammzellen transplantiert werden, gehören der Lymphdrüsenkrebs sowie Tumore des Knochen- und Nervensystems.

Strahlentherapie

Bei der Chemotherapie vergiftet man die Tumorzellen, in der Strahlentherapie werden sie verbrannt. Diese Verbrennung geschieht heute durch unterschiedliche Strahlen (Röntgen-, Gamma-, Elektronenstrahlen und andere), die allesamt die Eigenschaft besitzen, das

Körpergewebe zu durchdringen und durch Hitzeeinwirkung zu zerstören. Leider werden dabei auch gesunde Körperzellen beschädigt oder ganz verbrannt. Es ist für Radiologen und Nuklearmediziner immer schwierig, für jeden Einzelfall den richtigen Bestrahlungsplan zu erarbeiten, der zwar den Tumor vernichtet, aber am gesunden Gewebe keine allzu großen Schäden anrichtet. Als Folge der Bestrahlungen treten beim Patienten neben Unwohlsein auch Symptome auf, die einem Sonnenbrand ähneln – meist reagiert die Haut mit Reizungen, Rötungen und Bräunungseffekten, manchmal fallen an den betroffenen Stellen auch die Haare aus.

Alternativ- und Ergänzungstherapien

Enzymtherapie

Hoffnungsvolle Ansätze in der Krebstherapie sehen Forscher und Ärzte seit geraumer Zeit in den Enzymtherapien. Vor allem die Kombination körpereigener Enzyme hat in der Tumorabwehr zu völlig neuen Erkenntnissen geführt. Mit einem Mix aus verschiedenen Enzymen ist es heute möglich, das Wachstum der Krebszellen deutlich zu bremsen und eine Metastasenbildung entweder zu verzögern oder ganz zu verhindern. Hochdosierte Enzymgemische sind daher in praktisch allen Tumorstadien zur Unterstützung der sonstigen Behandlungen möglich, vor allem begleitend zur Strahlen- und Chemotherapie. Klinische Studien an deutschen und ausländischen Universitäten haben die Wirksamkeit der Enzymtherapien wissenschaftlich dokumentiert.

Homöopathie

Trotz aller Attacken aus Kreisen der Schulmedizin: Vier von fünf Deutschen vertrauen laut Statistik der Homöopathie, die im 18. Jahrhundert von dem deutschen Arzt und Pharmazeuten Christian Friedrich Samuel Hahnemann begründet wurde. Ihr Heilprinzip beruht auf dem Grundsatz: Ähnliches mit Ähnlichem behandeln! Die vom Arzt verabreichten homöopathischen Mittel sollen die Selbstheilungskräfte des kranken Menschen entfalten und auf diese Weise die Genesung einleiten. Auch in der Krebsbehandlung häufen sich in jüngster Zeit Berichte über Erfolge, die durch homöopathische Methoden gelungen sind.

In der Homöopathie steht am Anfang jeder Behandlung eine sorgfältige Anamnese, also die Befragung des Patienten nach seiner Krankengeschichte. Das Gespräch zwischen Arzt und Patient ist allerdings sehr viel intensiver als in der Schulmedizin – sogar die Schilderung von Träumen, Ängsten und Stimmungslagen werden zur Diagnose herangezogen. Die Wahrnehmungen des Homöopathen richten sich im ersten Schritt auf das konkrete Leiden, dann auf den ganzen Körper des Patienten und schließlich versucht der Arzt, auch den Gemütszustand und die Persönlichkeit des kranken Menschen zu erfassen.

Danach folgt der schwierigste Teil einer homöopathischen Behandlung: Aus der Krankenbiografie und seinen eigenen Eindrücken vom Patienten muss der Arzt das Charakteristische, das unverwechselbar Besondere dieses Menschen herausfinden, indem er dessen individuelles Wesen zu erahnen versucht – eine Vorgehensweise, die über das kausal-analytische Denken in der Schulmedizin hinausgeht. Mit seinem Verstand und mit Intuition stößt ein erfahrener Homöopath auf Symptome, die er mit den Eigenarten bestimmter Heilmittel – pflanzlicher und tierischer Wirkstoffe, Mineralien, Metalle – vergleicht, um dann das passende Präparat auszuwählen. Diese homöopathischen Arzneien werden als Kügelchen (Globuli) oder Tropfen verabreicht, jedoch nicht in reiner Form, sondern stark verdünnt. Potenzieren heißt das Verfahren, wenn die Ausgangssubstanz »verschüttelt«, vermischt und immer weiter verdünnt wird. Dabei gilt die homöopathische Regel, dass die Heilmittel umso stärker wirken, je mehr sie verdünnt worden sind. Meistens lässt sich der Ausgangsstoff schon in mittleren Potenzen nicht mehr nachweisen, was der Homöopathie die Kritik einbringt, sie sei unwirksam. Der Streit wird allerdings von vielen sehr gelassen gesehen; denn der fehlende wissenschaftliche Beweis ist ja nicht gleichbedeutend mit fehlender Wirksamkeit.

Obwohl in den unterschiedlichen Schulen der Homöopathie kein einheitliches Behandlungsmuster gegen Krebs besteht, gab es in den letzten zehn Jahren erstaunliche Heilungsgeschichten. Seriöse Homöopathen weisen jedoch immer darauf hin, dass die Gründe für die Rückbildung von Tumoren meist unerklärlich sind und dass vollständige Heilungen nur selten vorkommen. Interessant ist auch, dass die dokumentierten Heilungen eher charismatischen Arztpersönlichkeiten zugeschrieben werden als der Methode an sich.

Ähnlich wie bei der Traditionellen Chinesischen Medizin geht die Homöopathie bei Krebserkrankungen von einer grundlegenden Störung der Lebenskraft aus. Getreu ihrem Grundsatz der Ähnlichkeit verabreicht dann der Homöopath dem kranken Menschen Substanzen aus Mineralien, Pflanzen oder Tieren, um das Immunsystem wieder zu stärken und dadurch den Krebs zu überwinden. In der Regel gilt: Je jünger der Patient ist, je lokalisierter der Tumor auftritt und je langsamer er wächst, desto größer sind die Chancen, das Karzinom mit homöopathischen Mitteln erfolgreich zu behandeln. Doch es sind auch zahlreiche Fälle nachgewiesen, in denen alte Menschen mit Metastasen sehr günstig auf ein gut gewähltes homöopathisches Medikament reagiert haben. Insgesamt sind die Erfolge der Homöopathie bei Krebs allerdings ziemlich bescheiden – das mag auch daran liegen, dass die Mehrzahl der Patienten erst in einem fortgeschrittenen bis hoffnungslosen Krankheitsstadium einen Homöopathen aufsucht.

Hyperthermie

In den letzten Jahren wurden die Krebsbehandlungen um eine immer wichtiger werdende Methode erweitert: die Hyperthermie, bei der die Krebszellen durch Überwärmung zerstört werden. Dabei nutzt die Medizin die Erkenntnis, dass Tumorgewebe besonders hitzeempfindlich ist. Im Temperaturbereich von 40 bis 42 Grad Celsius wird die Zellmembran geschädigt und es kommt durch den Hitzeschock zu Veränderungen – mit der Folge, dass die Krebszellen vom körpereigenen Abwehrsystem besser erkannt und bekämpft werden. Unter der Hitzeeinwirkung reagiert das Tumorgewebe auch sehr viel empfindlicher auf die bei der Chemotherapie eingesetzten Zytostatika und auf Bestrahlungen. Die Wirksamkeit kann durch die Kombination dieser beiden Verfahren sogar verdoppelt werden.

Gesunde Körperzellen werden bei diesen Temperaturen nicht geschädigt. Für die Überwärmung werden in einem aufwändigen technischen Verfahren Mikrowellen, Radiowellen, Infrarotstrahlen und Ultraschallwellen eingesetzt.

Die Hyperthermie kann zu Rückbildungen oder zur Heilung des Karzinoms und der Metastasen führen. Primärtumore lassen sich häufig durch dieses Wärmeverfahren so verkleinern, dass Operationen oder andere Therapien möglich werden. Aus Erfahrung weiß man heute, dass gut die Hälfte aller Krebspatienten auf eine Hyperthermie anspricht. In der Kombination mit anderen Therapien konnte die teilweise oder vollständige Rückbildung des Tumors erreicht werden. Gravierende Nebenwirkungen treten bei der Hyperthermie nicht auf, allerdings führt die Temperaturerhöhung im Körper zu einer starken Belastung von Herz und Kreislauf. Deshalb ist die Hyperthermie bei älteren oder geschwächten Patienten oft nicht einsetzbar.

Misteltherapie

Die bedeutendste und häufigste Komplementärbehandlung bei Krebs ist die Misteltherapie, die aus der Anthroposophischen Medizin hervorgeht. Sie wird in Deutschland heute schon als Ergänzung zu den klassischen Methoden »Stahl, Strahl, Chemo« bei zwei Drittel aller Krebspatienten angewendet. Wir haben diese Methode ausführlich im Hauptteil des Buches beschrieben, zumal sie in ihrer weiterentwickelten Form auch die Möglichkeit einer prophylaktischen Impfung gegen Krebs einschließt.

Phytotherapie

Die Pflanzenheilkunde gehört zu den ältesten medizinischen Systemen. Sie ist in allen Kulturen der Welt beheimatet und verwendet ganze Pflanzen oder deren Teile wie Stängel, Blüten, Blätter, Früchte und Wurzeln. In der Heilkunde werden die Pflanzen in vielen Formen eingesetzt – als Extrakt, abgekocht als Sud, als Kaltwasserauszug, als Aufguss, als Beigabe zur Nahrung und getrocknet als Pulver. Auch in Pillen und Tinkturen, in Wickeln, Salben und Ölen, sogar als Injektionen und Infusionen entfalten die pflanzlichen Wirkstoffe ihre Heilkraft. Dabei wird die Phytotherapie häufig mit der Homöopathie verwechselt, mit der sie ja tatsächlich in gewisser Weise verwandt ist, weil dem Einsatz von pflanzlichen Präparaten da wie dort eine entscheidende Bedeutung zukommt.

Auch bei Krebs kann eine gezielt eingesetzte Phytotherapie nützlich sein, vor allem zur Unterstützung der klassischen schulmedizinischen Methoden. In der Traditionellen Chinesischen Medizin (TCM), die wir am Ende dieses Kapitels beschreiben, spielt die Pflanzenheilkunde sogar eine besonders wichtige Rolle, wenn es um die Genesung von Krebskranken geht.

Die Pflanzenheilkunde lebt sehr stark vom Erfahrungswissen, das von Wissenschaftlern und Forschern oft angezweifelt wird. Im christlichen Kulturkreis hat sich die Pflanzenmedizin vor allem in den Klöstern entwickelt – immer nach der Volksweisheit, dass angeblich gegen jede Krankheit ein Kraut gewachsen ist.

In der Gegenwart steigt das Interesse an der Phytotherapie wieder, weil viele Menschen der hochspezialisierten Apparatemedizin und den nebenwirkungsreichen Chemiemedikamenten misstrauen und sanften Heilverfahren zuneigen. Allerdings versuchen Arzneimittel-Kommissionen und die Pharmaindustrie, die Zulassungsbestimmungen für pflanzliche Medikamente ständig zu verschärfen und sich damit unliebsame Konkurrenz aus der Natur vom Leib zu halten.

Pflanzen besitzen viele Wirkstoffe, die der Heilung von Krankheiten dienen. Es darf jedoch nicht vergessen werden, dass Heilpflanzen auch extrem giftig sein können (zum Beispiel Roter Fingerhut oder Schlafmohn). Daher gilt höchste Vorsicht bei jeder Selbstbehandlung. Als unterstützende Maßnahme gegen Krebs muss der Einsatz von Pflanzenheilmitteln auf jeden Fall mit einem erfahrenen Arzt besprochen werden.

Selbstregulation

Selbstregulation ist eine außerordentlich wirksame Methode, mit der ein Krebskranker ganz bewusst seine ihm innewohnenden Selbstheilungskräfte entfaltet, um die Krankheit zu zähmen.

Krebs ist mehr als »nur« eine Geschwulst, die irgendwo im Körper auftritt – es ist ein Zustand, der den ganzen Menschen betrifft, auch seine Seele. Natürlich muss die Krankheit mit entsprechenden Therapien und Medikamenten gezielt behandelt werden, doch der vielleicht stärkste Heilfaktor liegt im Menschen selbst. Wenn er innerlich resigniert und den Glauben an sich selbst verliert, können auch die besten Ärzte und Medikamente kaum noch helfen. Deshalb ist nur schwer zu verstehen, dass die moderne Medizin solche Kräfte, die kostenlos abgerufen werden können, kaum nutzt. Glücklicherweise besinnen sich inzwischen immer mehr Ärzte auf das überlieferte Heilwissen von der Ganzheit des Menschen. Die einseitige Behandlung nur auf der körperlichen Ebene ist ihnen zu wenig, weil sie den Zusammenhang mit der Seele und dem Geist außer Acht lässt. Diese Form des Heilens beruht auf der Spiritualität des Menschen und unterscheidet Krankheiten nicht in körperliche oder psychische Leiden, sondern sieht den Menschen immer als Leib-Seele-Einheit. Sie versucht folgerichtig, die Krankheitsursache ebenfalls ganzheitlich wahrzunehmen und den Heilungsprozess auf allen Ebenen einzuleiten.

Kaum jemand bezweifelt heute diesen engen Zusammenhang zwischen Leib, Seele und Geist, auch wenn unser Verstand vieles dabei noch nicht begreifen kann. Doch es gilt als sicher, dass die bewusste Entfaltung der Selbstheilungskräfte wesentlich dazu beitragen kann, auch eine Krebskrankheit zu überwinden. Umgekehrt weiß man, dass die ständige Angst, an Krebs zu erkranken (Karzinophobie), mit hoher Wahrscheinlichkeit eines Tages tatsächlich zum Ausbruch des Leidens führt.

Das Vertrauen in die eigene Lebenskraft hat in der Krebsmedizin einen etwas gestelzten Namen erhalten: Selbstregulation. Gemeint ist damit, dass der Mensch wieder zu seinem eigenen Lebensrhythmus zurückkehrt, dass er bewusst den täglichen Stress abbaut und sein Leben selbst in die Hand nimmt – mit allen Freuden und Tränen, mit Gefühlen und Sehnsüchten.

Der international renommierte Professor Dr. Ronald Grossarth-Maticek hat die Bedeutung der Selbstregulation für Krebspatienten erforscht – mit bahnbrechenden Entdeckungen und Ergebnissen. In einer großen Studie mit über 10 000 Krebspatienten im fortgeschrittenen Krankheitsstadium wurde nachgewiesen: Je stärker die Selbstregulation der Betroffenen ausgeprägt war, umso länger überlebten sie ihr Leiden – und zwar ungeachtet der jeweils angewendeten Therapie. Wenn allerdings gleichzeitig noch eine Behandlung mit Mistelpräparaten erfolgte, verlängerte sich die Überlebenszeit noch einmal deutlich. Überraschenderweise zeigte sich in der Studie auch, dass die Patienten, die sich einer zusätzlichen Misteltherapie unterzogen, dadurch auch ihre Selbstregulation verbessert haben.

Diese Erkenntnisse sind für Krebspatienten überaus erfreulich. Zwar sind die tiefen Zusammenhänge zwischen der Selbstregulation und den Mistelwirkstoffen noch nicht umfassend erforscht, aber in der Untersuchung wurde nachgewiesen: Die bewusste Gestaltung des eigenen Lebens, das Vertrauen in sich selbst und in seine Kräfte, die Rückkehr zu Freude, Mut und Gefühlen, die Übernahme von Verantwortung für sich und seine Krankheit – dies alles wirkt sich auf den krebskranken Menschen segensreich und lebensverlängernd aus. Und wenn er diesen Weg zu sich selbst zusätzlich mit einer Misteltherapie kombiniert, sind die Erfolge noch besser. Die Studie ergab, dass Patienten mit hoher Selbstregulation durchschnittlich zwei Jahre länger lebten als vergleichbare Kranke ohne Misteltherapie.

Natürlich kann jeder Patient allein versuchen, sein inneres Gleichgewicht zu finden und sein Leben wieder selbst zu gestalten. Doch oft ist es sinnvoller, die Hilfe eines Arztes oder erfahrenen Therapeuten in Anspruch zu nehmen. Inzwischen wurde sogar ein gesondertes Trainingsprogramm erarbeitet, das dem Patienten hilft, seine Fähigkeit zur Selbstregulation gezielt zu entwickeln. In dieser Anleitung geht es vor allem um richtige Grundeinstellungen im Leben, um die Ausgewogenheit von Verstand und Gefühlen, um die individuellen Stärken und Schwächen und um die goldene Lebensregel vom rechten Maß. Damit der Kranke schrittweise die quälende Fremdbestimmung seines Lebens beseitigt und wieder zu sich selbst findet, muss er sich sehr bewusst mit den Faktoren auseinandersetzen, die seine inneren Kräfte wieder stärken können. Dazu gehört der Abbau von Stress ebenso wie die richtige Ernährung, die Umwandlung zerstörerischer Emotionen, die Auseinandersetzung mit Kränkungen, seelischen Verletzungen und Verlusterlebnissen sowie die Wiederherstellung eines ausbalancierten Lebensrhythmus.

Krebskranke können ihr Leiden durch eine verbesserte Selbstregulation nachweislich sehr positiv beeinflussen. Diese Methode hilft aber nicht nur im bereits eingetretenen Ernstfall, sondern auch als Vorbeugung. Denn je selbstbestimmter und ausgeglichener ein Mensch ist, desto geringer scheint die Gefahr einer Krebserkrankung zu sein. Letztlich geht es bei der Selbstregulation um die Fähigkeit, die negativen Kräfte im Menschen zu verwandeln. Unzufriedenheit, Wut, Resignation, Neid, Verbitterung – in unseren Emotionen stecken gewaltige Energien. Die bewusste Rückkehr zum selbstbestimmten Ich verwandelt diese Energie und nutzt sie für die eigene Gesundheit. Auch die entfesselten Kräfte, die in den Krebszellen das ungehemmte Wachstum antreiben, lassen sich verwandeln – die Selbstregulation des Menschen weist dazu den Weg.

Selbstregulation und Schamanismus

Die Selbstregulation des Krebskranken entspricht nicht nur dem Heilungsgedanken in der Anthroposophischen Medizin, sondern erstaunlicherweise auch der ältesten Heilmethode, die wir kennen: dem Schamanismus. In allen frühen Kulturen ist ein Erfahrungsschatz entstanden, in dem das Wissen um die Spiritualität des Menschen verschmolz mit den Erkenntnissen von den Heilkräften der Natur, der Elemente Erde, Wasser, Feuer und Luft sowie der Kräfte von Pflanzen, Tieren und Steinen. In diesem umfassenden Weltbild geht man davon aus, dass alles lebt und belebt ist. Eine Krankheit tritt als zwangsläufige Folge auf, wenn die Beziehungen des Menschen zu anderen Geschöpfen, zur Natur und zur universalen Ordnung im Kosmos aus dem Gleichgewicht geraten.

Schamanen sind offenbar mit der Fähigkeit ausgestattet, den Geist eines Menschen mit den spirituellen Kräften der Natur zu verbinden – und damit eine Heilung seiner Krankheit zu bewirken. Natürlich arbeiten Schamanen auch mit Kräutern, mit erprobten medizinischen Anwendungen, mit rituellen Behandlungen unter Einsatz von Trommeln, Gesängen und Handauflegen, aber im tieferen Sinn sind sie spirituelle Heiler – immer mit dem Ziel, dass der kranke Mensch mit sich und der Schöpfung wieder in Einklang kommt. Das Heilkonzept des Schamanen ist die Umwandlung der negativen Kräfte, die im Menschen eine Krankheit erzeugt haben, in neue, positive Energien. Der Kranke kann wieder genesen, weil er mithilfe des Schamanen seine ihm innewohnenden Selbstheilungskräfte stärkt. Man mag über solche Methoden lächeln, aber die Heilerfolge von Schamanen sind unbestreitbar. An einigen deutschen Universitätskliniken werden inzwischen verschiedene schamanistische Methoden wissenschaftlich begleitet und erforscht. Und die Weltgesundheitsorganisation (WHO) hat dem Schamanismus in der Behandlung von psychosomatischen Krankheiten seit 1980 dieselbe Bedeutung zuerkannt wie den Therapie der Schulmedizin.

Wir wollen mit der Beschreibung schamanistischer Behandlungen bei Krebskranken keine falschen Hoffnungen wecken, sondern lediglich auf Ähnlichkeiten zu der nachweislich erfolgreichen Selbstregulation hinweisen. Gerade bei Krebs scheinen die ganzheitliche Sicht der Krankheit und die gezielte Entfaltung der Selbstheilungskräfte eine große Chance zur Wiedergenesung zu sein. Es wäre jedoch verkehrt, wenn ein Krebskranker die Schulmedizin umgeht und allein bei einem Schamanen Hilfe sucht, zumal sich gerade auf diesem Gebiet viele Scharlatane tummeln, deren meist teure Heilsversprechen wie Seifenblasen platzen können.

Traditionelle Chinesische Medizin

Laut TCM begünstigen drei Faktoren das Entstehen von Krebs:

- Stoffwechselbelastungen (ausgelöst durch Fehlernährung, Medikamentenrückstände im Körper, Umweltgifte)
- Schleimhautbelastungen (ausgelöst durch chronische Entzündungen, psychische Traumata, Zyklusstörungen)
- Qi-Stagnation (Blockaden des Energieflusses durch Immunprobleme, Konflikte, Unfälle, seelische Probleme).

Krebs wird in der Traditionellen Chinesischen Medizin als Stagnation von Blut und von Qi (Energie) interpretiert. Die Krebszellen selbst gelten als schwach und fürchten drei Dinge: Wärme, Hunger und Sauerstoff. Eine Krebstherapie ist deshalb in der TCM immer darauf bedacht, dem Patienten ausreichend Wärme zuzuführen sowie die bösartigen Zellen durch eine gezielte Ernährung und intensive Sauerstoffzufuhr zu bändigen.

Dabei hat sich Qi Gong, eine besondere Form der Bewegungs- und Atemtherapie, als Ergänzung zu den notwendigen medizinischen Behandlungen bewährt. Qi Gong ist die Vereinigung dreier Elemente: bewusste Atmung, langsame und ruhige Bewegung sowie Konzentration auf beides oder auch auf bestimmte Körperregionen. Diese Techniken erzeugen neben einer wohltuenden Entspannung und psychischen Stabilisierung auch eine verbesserte Durchblutung und Sauerstoffversorgung des Körpers. Besonders eine spezielle Form des Qi Gongs, das Fan Teng Gong, bewirkt im Menschen eine kräftige Aktivierung seines energetischen Zentrums. Schon nach relativ kurzer Zeit regelmäßigen Übens kann der Patient eine starke innere Hitzewallung verspüren. Auf diese Weise werden die Krebszellen direkt angegriffen, und zugleich entwickelt sich im Körper die Fähigkeit zur Selbstheilung.

Die Schulung der Körperwahrnehmung gilt in der TCM als ein wichtiger Lernprozess, der den Menschen für negative Entwicklungen in seinem Körper sensibilisiert. Denn Krebs entsteht nach chinesischer Auffassung durch zu wenig Kontrolle über das Zellwachstum. Durch innere Ruhe, eine ausgeglichene Atmung und eine ausgewogene innere Balance lässt sich der Zellrhythmus stabilisieren. Darin sehen die Chinesen eine wirksame Vorbeugemaßnahme: Qi Gong beruhigt den Menschen, reguliert die Atmung und stärkt damit die innere Ordnungsstruktur.

In China spielt bei der Behandlung von Krebs auch die Ernährung eine wichtige Rolle. Jodhaltige Nahrungsmittel aus dem Meer wie Seetang und Algen sollen vor allem gegen Lymphdrüsenkrebs sehr wirksam sein. Eine positive Wirkung für die Lungen wird dem weißen Baumpilz nachgesagt. Und aus Süßholz und Mungobohnen kann man eine Suppe kochen, die die Nebenwirkung von Chemotherapien und Bestrahlungen lindern soll.

Insgesamt variieren zwar die Ernährungsempfehlungen je nach individueller Stoffwechselsituation, doch generell gilt:

- möglichst viel frisches Gemüse essen, das nicht zerkocht, sondern lediglich blanchiert wurde,
- wenig tierisches Eiweiß zu sich nehmen, Milchprodukte weglassen,
- belastete Lebensmittel vermeiden (Arzneimittelrückstände im Fleisch, Konservierungsmittel und Farbstoffe),
- regelmäßig warmen Tee trinken.

Die Traditionelle Chinesische Medizin vertraut in hohem Maße auch der Phytotherapie. 6000 verschiedene Pflanzen kennt die TCM – und bei einem Drittel sieht sie direkt oder indirekt einen Zusammenhang mit Tumorbehandlungen. Zwar haben die Pflanzen keinen unmittelbaren Antitumoreffekt, aber sie stärken die Widerstandskräfte des Organismus gegen die entarteten Zellen.

Die von der TCM empfohlenen Kräuter werden erst abgekocht, dann trinkt man den Sud in kleinen Schlucken – so entstehen über den ganzen Tag verteilt regelmäßige Heilungsimpulse. Aber TCM-Ärzte warnen: Die Heilkräuter eignen sich nicht zur Selbstmedikation und sind auch nicht frei verkäuflich. Ohne Fachkenntnisse ist es kaum möglich, wirksame Rezepturen zu finden.

Auch die Akupunktur spielt in der TCM-Krebstherapie eine gewisse Rolle, aber dazu ist immer ein erfahrener Fachmann erforderlich, und die Kosten sind gegenüber der Phytotherapie etwa zehnmal so hoch. Außerdem hat eine Akupunktursitzung weniger Langzeiteffekt als eine Tagesdosis von Pflanzen. Durch eine Akupunkturbehandlung, die unmittelbar vor der Chemotherapie durchgeführt wird – am besten werden die Nadeln sogar während der Infusion für einige Zeit in der Haut belassen –, können die Übelkeit und damit der Einsatz der sonst erforderlichen Antiemetika (Mittel gegen Erbrechen und Übelkeit) erheblich reduziert werden. Die

Bedeutung der Akupunktur in der Tumorbehandlung ist darüber hinaus allerdings viel geringer als die Therapie auf der Pflanzenbasis.

In jedem Menschen, so die Auffassung der TCM, fließen Energieströme. Bei der Akupunkturmassage ohne Nadeln wird auf der Haut mit einem Stäbchen der Verlauf solcher Leitbahnen (Meridiane) nachgezogen und angeregt. Dieses Verfahren hat sich für die Behandlung von Narbenschmerzen sowie zur Anregung der Wundheilung in der Tiefe sehr bewährt. Nach der Vorstellung der TCM bildet eine Narbe eine Qi-Blockade, die ohne Behandlung zu einer langfristigen Unterbrechung des Energieflusses führen kann.

Die Traditionelle Chinesische Medizin kennt keine Verfahren, bei denen Tumorzellen direkt zerstört werden oder deren Wachstum gehemmt wird. Ihr Ziel ist es vielmehr, den Organismus in seiner Abwehr der Krebszellen zu stärken. Insoweit kann die TCM auf ideale Weise die Schulmedizin ergänzen – vor allem im Bereich der Nachsorge, der Krankheitsbewältigung und der Sekundärprävention (Verhinderung von Rückfällen).

Bei der Krebstherapie können also Schulmedizin (beispielsweise mit Chemotherapie) und TCM (beispielsweise mit der Einnahme von pflanzlichen Arzneien) Hand in Hand gehen. Die TCM sieht sich nicht als Alternative zu den Methoden der modernen Medizin, sondern als deren Ergänzung. Auch in China werden westliche Therapien bei der Bekämpfung von Krebstumoren angewendet.

Wichtige Adressen

Wer wissen will, wo in seiner Nähe Ärzte praktizieren, die Misteltherapien beziehungsweise Mistelimpfungen durchführen, kann sich an folgende Adressen wenden:

Gesellschaft für biologische Krebsabwehr e. V.
Voßstraße 3
69115 Heidelberg
Telefon 06221-138020
information@biokrebs.de
www.biokrebs.de

Karl und Veronica Carstens-Stiftung
Am Deimelsberg 36
45276 Essen
Telefon 0201-563050
www.carstens-stiftung.de
info@carstens-stiftung.de

GESUNDHEIT AKTIV – Anthroposophische Heilkunst e. V.
Gneisenaustraße 42
10961 Berlin
Telefon 030-6956872-0
verein@gesundheit-aktiv.de
www.gesundheit-aktiv.de

Gesellschaft Anthroposophischer Ärzte
Herzog-Heinrich-Straße 18
80336 München
Telefon 089-7167776-0
www.gaed.de

Stiftung Integrative Medizin
Tübinger Straße 26
70178 Stuttgart
Telefon 0711-70712521
info@stintmed.de
www.stintmed.de

Vereinigung anthroposophisch orientierter Ärzte in der Schweiz (VAOAS)
Pfeffingerweg 1
4144 Arlesheim
Telefon 061 705 75 11
www.vaoas.ch

Gesellschaft für Anthroposophische Medizin in Österreich
Tilgnerstraße 3
1040 Wien
Telefon 0664-4416144
info@anthromed.at

Klinische Anwender der differenzierten Misteltherapie

Klinik Kloster Paradiese
Integrative Onkologie
CA Dr. med. habil. Nils Thoennissen
Im Stiftsfeld 1
59494 Soest
s.raufeisen@onkologie-soest.de

Paracelsusklinik Reichenbach
Gynäkologische Abteilung
CÄ Dr. med. Annett Feist
Plauensche Straße 37
08468 Reichenbach im Vogtland

Alexander-von-Humboldt-Klinik
Bad Steben
Ärztlicher Leiter Dr. Johannes Wilkens
Dr. Gebhardt Steuer Straße 24
95138 Bad Steben
dr.wilkens@humboldtklinik.de

Veramed-Klinik am Wendelstein
Fachklinik für internistische
Onkologie und Naturheilverfahren
CA Martin Müller-Stahl
Mühlenstr. 60
83098 Brannenburg
Telefon 08034-302 706

Institut für Naturheilkunde,
Traditionelle Chinesische
und Indische Medizin
Kliniken Essen-Mitte, Knappschafts-Krankenhaus
Medizinische Fakultät, Universität
Duisburg-Essen
Am Deimelsberg 34 a
45276 Essen
tcm@kliniken-essen-mitte.de

Klinik für Innere Medizin,
Gastroenterologie und Onkologie
Zentrum für Integrative Medizin
CA M.-G. Sterner
Friedensstraße 18
01979 Lauchhammer
Telefon 03573-752800
Innere@Klinikum-Niederlausitz.de

Weitere interessante Informationen
unter www.Mistel-therapie.de

Literaturverzeichnis

Engel, P., et al.: *Joint effects of dietary vitamin D and sun exposure on breast cancer risk. Results from the French E3N cohort,* Cancer Epidemiol. Biomarkers Prev. Januar 2011, 20(1):187–98. doi: 10.1158/1055-9965.EPI-10-1039. Epub 2010 Dec 2

Engel, P., et al.: *Serum 25(OH) vitamin D and risk of breast cancer. A nested case-control study from the French E3N cohort,* Cancer Epidemiol. Biomarkers Prev. September 2010, 19 (9):2341–50. doi: 10.1158/1055-9965.EPI-10-0264

Kempenich, R., Willeke, M., Meyer, U.: *Das Prostatakarzinom und seine Behandlung mit Iscucin® Populi. Einführung und klinische Fälle aus der Praxis,* Der Merkurstab, Heft 3, 2009

Kiene, G., Kienle, H.: Die Mistel in der Onkologie, Schattauer 2003

Krauß, E., Rispens J. A.: *Mensch, Mistel und Wirtsbaum am Beispiel der Ahornmistel,* Der Merkurstab, Heft 1, 2009

Meyer, U.: *Die Eiche – Heilmittel für allergische und dermatologische Erkrankungen,* Der Merkurstab, Heft 5, 2005

Mohr, S. B., et al.: *Does the evidence for an inverse relationship between serum vitamin D status and breast cancer risk satisfy the Hill criteria?* Dermatoendocrinol. April 2012, 4(2):152–7. doi: 10.4161/derm.20449

Mohr, S. B., et al.: *Serum 25-hydroxyvitamin D and prevention of breast cancer: pooled analysis,* Anticancer Res. September 2011, 31(9):2939–48

Rippe, O. (Hrsg.): Die Mistel, eine Heilpflanze für die Krankheiten unserer Zeit, Pflaumverlag 2012

Rispens, J. A.: Bäume verstehen lernen, Schneideredition 2014

Rispens, J. A.: *Die Birke – ein Baum des immerwährenden Frühlings,* Der Merkurstab, Heft 2, 2012

Rispens, J. A.: *Die Eiche – Baum des Überflusses,* Der Merkurstab, Heft 3, 2011

Rispens, J. A.: *Die Pappel,* Der Merkurstab, Heft 3, 2009

Rispens, J. A.: *Weiden – Bäume am Wasser,* Der Merkurstab, Heft 5, 2007

Rispens, J. A.: *Die Linde – Baum des Menschen,* Der Merkurstab, Heft 5, 2006

Schoen-Angerer, Tido von, Wilkens, J., et al.: *High-Dose Viscum album Extract Treatment in the Prevention of Recurrent Bladder Cancer. A Retrospective Case Series,* Perm. J., Herbst 2015, 19(4):76–83, http://dx.doi.org/10.7812/TPP/15-018

Soldner, G., Sommer, M., Wilkens, J.: *Therapeutische Erfahrungen mit der Lindenmistel,* Der Merkurstab, Heft 5, 2006

Soldner, G., Sommer, M., Wilkens, J.: *Die Behandlung des Fibromyalgiesyndroms mit Weidenmistelextrakten,* Der Merkurstab, Heft 4, 2005

Sommer, M., Soldner, G.: *Die Mistel und ihre Wirtsbäume – Differenzierung zur Optimierung der Therapie,* Der Merkurstab, Heft 1, 2000

Steiner, R.: Geisteswissenschaft und Medizin, Gesamtausgabe GA 312, Rudolf Steiner Verlag, Dornach 1999

Wegmann, Ita: *Die ersten Krebsbehandlungen mit Viscum album,* Beiträge zu einer Erweiterung der Heilkunst 40, 1987
Wilkens, J.: Misteltherapie. Sonderheft Krebs, Raum und Zeit, 2014
Wilkens, J.: Die Heilkraft der Christrose, AT Verlag, 2014
Wilkens, J.: *Ulmenmistel, Tabakasche und Zinn. Das Trio der Zukunft für die effektive Bronchialkarzinomtherapie,* Erfahrungsheilkunde 2012, 61, Seite 1–8
Wilkens, J.: Mandera, R.: *Die Ulmenmistel,* Der Merkurstab, Heft 5, 2012
Wilkens, J.: *Stannum metallicum,* Allgemeine Homöopathische Zeitung, 03, 2011
Wilkens, J.: *Die Mandelmistel,* Der Merkurstab, Heft 1, 2010
Wilkens, J.; *Die Tannenmistel,* Der Merkurstab, Heft 6, 2008
Wilkens, J.: *Die Eschenmistel,* Der Merkurstab, Heft 1, 2008
Wilkens, J.: *Tormentilla erecta, die Blutwurz,* Allgemeine Homöopathische Zeitung, 01, 2008
Wilkens, J.: *Homöopathische Differenzierung der Wirtsbäume der Mistel,* Allgemeine Homöopathische Zeitung, 04, 2008
Wilkens, J.: *Von bekümmert bis biegefest. Mistelbäume in der anthroposophischen Krebstherapie,* Deutsche Heilpraktiker-Zeitschrift, 02, 2007
Wilkens, J.: *Die Weidenmistel beim Blasenkarzinom,* Der Merkurstab, Heft 5, 2007
Wilkens, J.: *Taraxacum officinale,* Allgemeine Homöopathische Zeitung, 01, 2005
Wilkens, J.: Misteltherapie. Differenzierte Anwendung der Misteln nach Wirtsbäumen, Sonntagverlag 2004
Wilkens, J.: *Die Differenzierung der Wirtsbäume der Mistel nach homöopathischem Typus, Temperament und Meridian,* Erfahrungsheilkunde, 06, 2003
Wilkens, J.: *Nicotiana tabacum,* Allgemeine Homöopathische Zeitung, 06, 2003

Bildnachweis

Von Jan Albert Rispens stammen die Bilder auf folgenden Seiten:
54, 62, 71, 73, 80, 83, 89, 93, 94, 99, 102, 104, 109, 117, 119, 125, 129, 135, 145 oben, 149, 150, 155, 156, 158, 162, 165, 166, 171
Bild Seite 130 von Fotolia, Ernesto Rosé
Alle übrigen von Johannes Wilkens

Die Autoren

Dr. Johannes Wilkens

1962 geboren, Studium der Theologie und der Humanmedizin. Ärztlicher Direktor der geriatrischen Rehabilitationsklinik Alexander von Humboldt in Bad Steben und in Privatpraxis tätig. Zahlreiche Forschungsarbeiten im Bereich der Homöopathie und der anthroposophischen Medizin. Förderpreisträger der Karl und Veronica Carstens-Stiftung für Arbeiten zur Wundheilung, Förderpreisträger der Continentalen-Versicherungsgruppe für Studien zur homöopathischen Behandlung des Schlaganfalls. Zahlreiche Artikel zu homöopathischen Arzneimitteln sowie Buchveröffentlichungen zu zentralen gesundheitlichen Themen wie der Krebstherapie, zu Schlaganfall, Demenz, Morbus Parkinson, Rückenschmerzen und der Wundheilung. Seit 2005 ständiges Mitglied im erweiterten Vorstand von Natur und Medizin, dem Trägerverein der Carstens-Stiftung, 2007/2008 im Vorstand der GAÄD (Gesellschaft anthroposophischer Ärzte in Deutschland).
www.drjohanneswilkens.de

Gert Böhm

1940 geboren, war Kommunikationsberater und Geschäftsführer eines regionalen Zeitungsverlags, heute freier Journalist und Buchautor. Intensive Auseinandersetzung mit Lebens- und Glaubensfragen und mit den Lebensrhythmen des Menschen. Dabei rückte für ihn immer mehr die Frage nach Sinn und Ursachen von Krankheiten in den Vordergrund, wobei ihn vor allem die alten Heilsysteme und Heilmethoden in den verschiedenen Kulturen der Welt faszinierten. Er reiste zu Wunderheilern auf den Philippinen, lernte Schamanen, Medizinmänner und andere Heiler in allen Teilen der Erde kennen und verbrachte auch einige Zeit im Exil der Tibeter in Dharamsala (Indien), wo er sich mit deren Medizinsystem auseinandersetzte.

Gert Böhm wurde mit dem Bundesverdienstkreuz und mit mehreren Kulturpreisen ausgezeichnet.
www.gert-boehm.de

Stichwortverzeichnis

2. Auflage, 2022

© 2016
AT Verlag AG, Aarau und München
Lektorat: Diane Zilliges, Murnau
Grafische Gestaltung und Satz: AT Verlag
Bildaufbereitung: Vogt-Schild Druck, Derendingen
Druck und Bindearbeiten: Westermann Druck, Zwickau
Printed in Germany

ISBN 978-03800-891-0

Der AT Verlag wird vom Bundesamt für Kultur
für die Jahre 2021–2024 unterstützt.